"十二五"职业教育国家规划立项教材

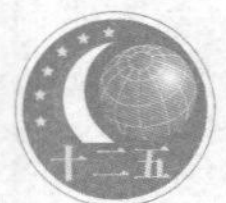

国家卫生和计划生育委员会"十二五"规划教材

全国中等卫生职业教育教材

供营养与保健专业用

健康管理

主　编　韩新荣

副主编　王彩霞

编　者（以姓氏笔画为序）

王彩霞（甘肃卫生职业学院）

任贵强（内蒙古医科大学）

杨苗苗（河南省郑州市卫生学校）

李　莉（四川省成都市铁路卫生学校）

陈　方（山东省青岛卫生学校）

赵　霞（河北省秦皇岛市卫生学校）

韩新荣（内蒙古医科大学）

人民卫生出版社

图书在版编目（CIP）数据

健康管理 / 韩新荣主编 . —北京：人民卫生出版社，2015
ISBN 978-7-117-21639-5

Ⅰ. ①健… Ⅱ. ①韩… Ⅲ. ①健康－卫生管理学－中等专业学校－教材 Ⅳ. ①R19

中国版本图书馆 CIP 数据核字（2015）第 252740 号

人卫社官网	www.pmph.com	出版物查询，在线购书
人卫医学网	www.ipmph.com	医学考试辅导，医学数据库服务，医学教育资源，大众健康资讯

健 康 管 理

主　　编：韩新荣
出版发行：人民卫生出版社（中继线 010-59780011）
地　　址：北京市朝阳区潘家园南里 19 号
邮　　编：100021
E - mail：pmph @ pmph.com
购书热线：010-59787592　010-59787584　010-65264830
印　　刷：北京铭成印刷有限公司
经　　销：新华书店
开　　本：787 × 1092　1/16　　**印张**：15
字　　数：374 千字
版　　次：2016 年 1 月第 1 版　2023 年 1 月第 1 版第 7 次印刷
标准书号：ISBN 978-7-117-21639-5/R · 21640
定　　价：79.00 元
打击盗版举报电话：010-59787491　E-mail：WQ @ pmph.com
（凡属印装质量问题请与本社市场营销中心联系退换）

出版说明

为全面贯彻党的十八大和十八届三中、四中、五中全会精神，依据《国务院关于加快发展现代职业教育的决定》要求，更好地服务于现代卫生职业教育快速发展的需要，适应卫生事业改革发展对医药卫生职业人才的需求，贯彻《医药卫生中长期人才发展规划（2011—2020年）》《现代职业教育体系建设规划（2014—2020年）》文件精神，人民卫生出版社在教育部、国家卫生和计划生育委员会的领导和支持下，按照教育部颁布的《中等职业学校专业教学标准（试行）》医药卫生类（第二辑）（简称《标准》），由全国卫生职业教育教学指导委员会（简称卫生行指委）直接指导，经过广泛的调研论证，成立了中等卫生职业教育各专业教育教材建设评审委员会，启动了全国中等卫生职业教育第三轮规划教材修订工作。

本轮规划教材修订的原则：①明确人才培养目标。按照《标准》要求，本轮规划教材坚持立德树人，培养职业素养与专业知识、专业技能并重，德智体美全面发展的技能型卫生专门人才。②强化教材体系建设。紧扣《标准》，各专业设置公共基础课（含公共选修课）、专业技能课（含专业核心课、专业方向课、专业选修课）；同时，结合专业岗位与执业资格考试需要，充实完善课程与教材体系，使之更加符合现代职业教育体系发展的需要。在此基础上，组织制订了各专业课程教学大纲并附于教材中，方便教学参考。③贯彻现代职教理念。体现“以就业为导向，以能力为本位，以发展技能为核心”的职教理念。理论知识强调“必需、够用”；突出技能培养，提倡“做中学、学中做”的理实一体化思想，在教材中编入实训（实验）指导。④重视传统融合创新。人民卫生出版社医药卫生规划教材经过长时间的实践与积累，其中的优良传统在本轮修订中得到了很好的传承。在广泛调研的基础上，再版教材与新编教材在整体上实现了高度融合与衔接。在教材编写中，产教融合、校企合作理念得到了充分贯彻。⑤突出行业规划特性。本轮修订紧紧依靠卫生行指委和各专业教育教材建设评审委员会，充分发挥行业机构与专家对教材的宏观规划与评审把关作用，体现了国家卫生计生委规划教材一贯的标准性、权威性、规范性。⑥提升服务教学能力。本轮教材修订，在主教材中设置了一系列服务教学的拓展模块；此外，教材立体化建设水平进一步提高，根据专业需要开发了配套教材、网络增值服务等，大量与课程相关的内容围绕教材形成便捷的在线数字化教学资源包，为教师提供教学素材支撑，为学生提供学习资源服务，教材的教学服务能力明显增强。

人民卫生出版社作为国家规划教材出版基地，有护理、助产、农村医学、药剂、制药技术、营养与保健、康复技术、眼视光与配镜、医学检验技术、医学影像技术、口腔修复工艺等24个专业的教材获选教育部中等职业教育专业技能课立项教材，相关专业教材根据《标准》颁布情况陆续修订出版。

营养与保健专业编写说明

2010年，教育部公布《中等职业学校专业目录(2010年修订)》，将卫生保健(0803)更名为营养与保健专业(100400)，目的是面向医院、社区卫生保健机构、养老机构、学校、幼儿园以及餐饮、食品与保健品等行业，培养具有基础营养、公共营养、临床营养知识与技能，服务于健康人群、亚健康人群、疾病患者的德智体美全面发展的高素质劳动者和技能型人才。人民卫生出版社积极落实教育部、国家卫生和计划生育委员会相关要求，推进《标准》实施，在卫生行指委指导下，进行了认真细致的调研论证工作，规划并启动了教材的编写工作。

本轮营养与保健专业规划教材与《标准》课程结构对应，设置公共基础课(含公共选修课)、专业基础课、专业技能课(含专业核心课、专业选修课)教材。其中专业核心课教材根据《标准》要求设置共9种。

本轮教材编写力求贯彻以学生为中心、贴近岗位需求、服务教学的创新教材编写理念，教材中设置了"学习目标""病例/案例""知识链接""考点提示""本章小结""目标测试""实训/实验指导"等模块。"学习目标""考点提示""目标测试"相互呼应衔接，着力专业知识掌握，提高专业考试应试能力。尤其是"病例/案例""实训/实验指导"模块，通过真实案例激发学生的学习兴趣、探究兴趣和职业兴趣，满足了"真学、真做、掌握真本领"的新时期卫生职业教育人才培养新要求。

本系列教材将于2016年2月前全部出版。

全国卫生职业教育教学指导委员会

第一届全国中等卫生职业教育营养与保健专业教育教材建设评审委员会

全国中等卫生职业教育
国家卫生和计划生育委员会“十二五”规划教材目录

总序号	适用专业	分序号	教材名称	版次
1	护理专业	1	解剖学基础 **	3
2		2	生理学基础 **	3
3		3	药物学基础 **	3
4		4	护理学基础 **	3
5		5	健康评估 **	2
6		6	内科护理 **	3
7		7	外科护理 **	3
8		8	妇产科护理 **	3
9		9	儿科护理 **	3
10		10	老年护理 **	3
11		11	老年保健	1
12		12	急救护理技术	3
13		13	重症监护技术	2
14		14	社区护理	3
15		15	健康教育	1
16	助产专业	1	解剖学基础 **	3
17		2	生理学基础 **	3
18		3	药物学基础 **	3
19		4	基础护理 **	3
20		5	健康评估 **	2
21		6	母婴护理 **	1
22		7	儿童护理 **	1
23		8	成人护理(上册)- 内外科护理 **	1
24		9	成人护理(下册)- 妇科护理 **	1
25		10	产科学基础 **	3
26		11	助产技术 **	1
27		12	母婴保健	3
28		13	遗传与优生	3

续表

总序号	适用专业	分序号	教材名称	版次
29	护理、助产专业共用	1	病理学基础	3
30		2	病原生物与免疫学基础	3
31		3	生物化学基础	3
32		4	心理与精神护理	3
33		5	护理技术综合实训	2
34		6	护理礼仪	3
35		7	人际沟通	3
36		8	中医护理	3
37		9	五官科护理	3
38		10	营养与膳食	3
39		11	护士人文修养	1
40		12	护理伦理	1
41		13	卫生法律法规	3
42		14	护理管理基础	1
43	农村医学专业	1	解剖学基础 **	1
44		2	生理学基础 **	1
45		3	药理学基础 **	1
46		4	诊断学基础 **	1
47		5	内科疾病防治 **	1
48		6	外科疾病防治 **	1
49		7	妇产科疾病防治 **	1
50		8	儿科疾病防治 **	1
51		9	公共卫生学基础 **	1
52		10	急救医学基础 **	1
53		11	康复医学基础 **	1
54		12	病原生物与免疫学基础	1
55		13	病理学基础	1
56		14	中医药学基础	1
57		15	针灸推拿技术	1
58		16	常用护理技术	1
59		17	农村常用医疗实践技能实训	1
60		18	精神病学基础	1
61		19	实用卫生法规	1
62		20	五官科疾病防治	1
63		21	医学心理学基础	1
64		22	生物化学基础	1
65		23	医学伦理学基础	1
66		24	传染病防治	1

续表

总序号	适用专业	分序号	教材名称	版次
67	营养与保健专业	1	正常人体结构与功能 *	1
68		2	基础营养与食品安全 *	1
69		3	特殊人群营养 *	1
70		4	临床营养 *	1
71		5	公共营养 *	1
72		6	营养软件实用技术 *	1
73		7	中医食疗药膳 *	1
74		8	健康管理 *	1
75		9	营养配餐与设计 *	1
76	康复技术专业	1	解剖生理学基础 *	1
77		2	疾病学基础 *	1
78		3	临床医学概要 *	1
79		4	康复评定技术 *	2
80		5	物理因子治疗技术 *	1
81		6	运动疗法 *	1
82		7	作业疗法 *	1
83		8	言语疗法 *	1
84		9	中国传统康复疗法 *	1
85		10	常见疾病康复 *	2
86	眼视光与配镜专业	1	验光技术 *	1
87		2	定配技术 *	1
88		3	眼镜门店营销实务 *	1
89		4	眼视光基础 *	1
90		5	眼镜质检与调校技术 *	1
91		6	接触镜验配技术 *	1
92		7	眼病概要	1
93		8	人际沟通技巧	1
94	医学检验技术专业	1	无机化学基础 *	3
95		2	有机化学基础 *	3
96		3	分析化学基础 *	3
97		4	临床疾病概要 *	3
98		5	寄生虫检验技术 *	3
99		6	免疫学检验技术 *	3
100		7	微生物检验技术 *	3
101		8	检验仪器使用与维修 *	1
102	医学影像技术专业	1	解剖学基础 *	1
103		2	生理学基础 *	1
104		3	病理学基础 *	1

续表

总序号	适用专业	分序号	教材名称	版次
105		4	医用电子技术 *	3
106		5	医学影像设备 *	3
107		6	医学影像技术 *	3
108		7	医学影像诊断基础 *	3
109		8	超声技术与诊断基础 *	3
110		9	X 线物理与防护 *	3
111	口腔修复工艺专业	1	口腔解剖与牙雕刻技术 *	2
112		2	口腔生理学基础 *	3
113		3	口腔组织及病理学基础 *	2
114		4	口腔疾病概要 *	3
115		5	口腔工艺材料应用 *	3
116		6	口腔工艺设备使用与养护 *	2
117		7	口腔医学美学基础 *	3
118		8	口腔固定修复工艺技术 *	3
119		9	可摘义齿修复工艺技术 *	3
120		10	口腔正畸工艺技术 *	3
121	药剂、制药技术专业	1	基础化学 **	1
122		2	微生物基础 **	1
123		3	实用医学基础 **	1
124		4	药事法规 **	1
125		5	药物分析技术 **	1
126		6	药物制剂技术 **	1
127		7	药物化学 **	1
128		8	会计基础	1
129		9	临床医学概要	1
130		10	人体解剖生理学基础	1
131		11	天然药物学基础	1
132		12	天然药物化学基础	1
133		13	药品储存与养护技术	1
134		14	中医药基础	1
135		15	药店零售与服务技术	1
136		16	医药市场营销技术	1
137		17	药品调剂技术	1
138		18	医院药学概要	1
139		19	医药商品基础	1
140		20	药理学	1

** 为“十二五”职业教育国家规划教材
* 为“十二五”职业教育国家规划立项教材

前言

进入21世纪以后，我国与世界大部分发达国家人口发展的趋势相似，人口老龄化进程在加速，与此同时，慢性疾病的发病率也在不断上升，如何有效利用国家有限的医疗卫生资源，应对庞大的老龄人口群体和防治慢性疾病，减轻社会经济负担，提高人民群众的生活质量，最大限度地满足社会大众日益增长的医疗卫生保健服务需求，既是新时期赋予我们的历史使命，也是我国医疗卫生体制改革的重心，社会大众期盼获得良好的健康管理服务模式。

"21世纪是健康管理的世纪"，健康管理整合了行为科学、生物医学、人文社会学科的知识、理论和技能，针对人口的健康需求，并且对健康资源进行计划、指挥、组织、协调和控制，实施社会群体和个体健康的检测和分析，提供健康咨询、健康指导、干预健康危险因素，提高人口健康素质的全过程，它把被动的疾病治疗，拓展为主动的健康管理，达到了促进健康维护健康的目的。

本教材以科学发展观为指导，贯彻"加快发展现代职业教育"精神，以服务为宗旨，以就业为导向，遵循技术技能型人才成长规律，按照建立职业教育人才成长"立交桥"的要求，通过教材内容的衔接和贯通，实现中高等职业教育教学标准的有机衔接；精心策划教材内容，优化教材结构，运用现代信息技术创新教材呈现形式，为我国中等卫生职业教育培养实用型卫生技术人才做出贡献。

根据中等卫生职业院校人才培养方案的目标，以及我国卫生服务模式的改变对健康管理人才的需求，在人民卫生出版社的组织下，我们编写了《健康管理》一书，全书共11章，第一章健康管理概论、第二章流行病学和统计学基础由赵霞老师编写，第四章健康风险评估和分析由任贵强老师编写，第三章健康监测和第五章健康干预由王彩霞老师编写，第七章健康管理的应用由杨苗苗老师编写，第八章中医学与健康管理由韩新荣老师编写，第九章健康管理服务与健康产品、第十章医学伦理学与健康管理职业道德由李莉老师编写，第六章健康危险因素干预、第十一章健康管理相关法律法规知识由陈方老师编写。

人民卫生出版社和各参编院校的专家、学者对教材的编写工作给予了大力支持，编写者在编写的过程中参阅了其他学者的同类著作，在此表示诚挚的感谢。由于健康管理在我国刚刚起步，书中存有疏漏和不妥之处，敬请专家、师生和读者批评指正，以便再版时修正完善。

韩新荣

2015年10月

目　录

第一章　健康管理概论

学习目标

1. 掌握:健康管理的定义;健康管理的基本步骤和服务流程。
2. 熟悉:健康管理的应用;健康管理的基本策略。
3. 了解:健康管理的特点;健康管理的兴起与发展。

案例

我国的公共卫生服务规范已经将健康管理纳入到社区卫生服务的常规工作内容中,2012年15个部委共同发布的我国慢性病防控规划中也明确了健康管理的重要性。假如你是健康管理师,请根据以下几点要求,为你的上级主管部门提供相应的信息,以作为决策的基础。

请问:1. 什么是健康管理?

2. 健康管理的服务流程是怎样的?

3. 健康管理有哪些基本策略?

第一节　概　　述

一、健康管理的定义和特点

(一) 健康管理的定义

健康管理最早在20世纪80年代从美国兴起,随后英国、德国、法国和日本等发达国家也积极效仿和实施。健康管理服务的内容也由单一的健康体检与生活方式指导,发展到现在的国家或国际组织全民健康促进战略规划的制定、个体或群体全面的健康检测、健康风险评估与控制管理。

健康管理在国际上虽然已出现三十余年,但目前还没有一个公认和统一的定义。健康管理学目前在国际上还没有形成完整的学科体系,各国研究的重点领域及方向也不尽相同,对健康管理的含义,存在着不同角度的理解,如从公共卫生角度:健康管理是找出健康的相关危险因素,并对其进行连续性监测和有效控制;从预防保健角度:健康管理是通过体检早期发现疾病,并做到早诊断及早治疗;从健康体检角度:健康管理是健康体检的延伸与扩展,健康体检加检后服务就等于健康管理;从疾病管理角度:健康管理是更加积极主动地筛查与及时诊治疾病。这些理解，无论在定义的表述及内涵的界定上均存在一定的局限性，没有一个能被普遍接受。

与其他学科和行业一样，健康管理的发展与社会文明的进步是息息相关的。经济的发展和社会的进步促使医疗服务技术飞速发展，人类的寿命不断延长，我国日益严重的人口老龄化状况对医疗卫生行业提出了更高的要求，人们对健康的需求意愿也比以往任何时期都要强烈。此外，急性传染病和慢性非传染性疾病的威胁及环境的日益恶化也加速了医疗卫生需求的攀升。传统的以疾病为中心的医学模式(生物 - 医学模式)现已无法应对新的挑战，所以，以个体、群体和社会支持的健康为中心的管理模式(生物 - 心理 - 社会医学模式)应运而生。

健康管理是以现代健康理念和中医“治未病”思想为指导，运用医学、管理学等学科的理论、技术和方法，对个体或群体健康状况及影响健康的危险因素进行全面、连续的监测，评估和干预，最终实现以促进人人健康为目的的新型医学服务过程。

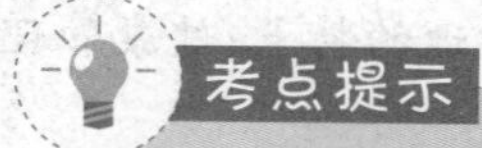

健康管理的定义

对于国家来讲，健康管理是关系到政治、经济和社会的大事。世界卫生组织(WHO)和各国政府开展的“人人健康”项目实际上是一个全国范围的健康管理计划，由政府及各种专业或民间组织通力合作，旨在提高全体人民的健康。对个人来说，健康管理是关系到个人及家庭生活保障及质量的大问题。个人通过参加体检及健康筛检，并按照健康需求及个人实际情况加入相应的管理流程，没有特殊疾病的将进入相应的健康改善及维护流程，进而达到改善健康的目的。

因此，健康管理就是在控制健康风险的基础上对健康资源进行周密的计划、组织、指挥、协调和控制的过程，即对个体或群体健康进行全面的监测、分析、评估、提供健康咨询和指导，同时对健康危险因素进行干预的过程。这里所说的健康风险可以是健康危险因素，如吸烟、酗酒；也可以是疾病状态，如糖尿病或冠心病。健康管理手段可以是对健康危险因素进行分析、量化、评估，或对干预过程进行监督指导，但是，健康管理一般不涉及疾病的诊治过程。

(二) 健康管理的特点

健康管理的特点是标准化、量化、个体化和系统化。健康管理的服务内容和工作流程要依据循证医学、循证公共卫生的标准、学术界已公认的预防和控制指南及规范等来确立和实施。健康评估和干预的结果首先要针对个体和群体的特征及健康需求，同时要注重服务的可重复性及有效性，强调多平台合作提供服务。

考点提示

健康管理的特点

二、健康与亚健康

(一) 健康

健康是生活质量的支柱，是人类最宝贵的财富。健康是亘古至今人类生命史上一个令人神往的不断追求的共同目标。然而什么是健康，并不是每个人都能够正确理解。20世纪前，人们认为“身体没有病，不虚弱，就是健康”。其实，这样的认识是不准确、不全面的。随着社会的发展，人们生活水平的提高，医学模式的转变以及疾病谱与死亡谱的变化，人们的健康观念发生了根本的转变。对健康的定义也不断丰富完善。

1. 健康的概念 1948年,WHO首次提出健康的新概念:“健康不仅仅是没有疾病和虚弱,而是一种身体、心理和社会的完好状态”。1978年,WHO又在国际卫生保健大会上通过的《阿拉木图宣言》中重申了健康概念的内涵,指出“健康不仅仅是没有疾病和痛苦,而是包括身体、心理和社会功能各方面的完好状态”。1989年,WHO又进一步完善了健康概念,指出健康应是“生理、心理、社会适应和道德方面的良好状态”。

2. 健康的标准 世界卫生组织提出的衡量是否健康的十项标准包括:①精力充沛,能从容不迫地应付日常生活和工作。②处事乐观,态度积极,乐于承担任务,不挑剔。③善于休息,睡眠良好。④应变能力强,能适应各种环境变化。⑤对一般感冒和传染病有一定的抵抗力。⑥体重适当,体态均匀,身体各部位比例协调。⑦眼睛明亮,反应敏锐,眼睑不发炎。⑧牙齿洁白,无缺损,无疼痛感,牙龈正常,无蛀牙。⑨头发光洁,无头屑。⑩肌肤有光泽,有弹性,走路轻松,有活力。也就是说健康的人要有强壮的体魄和乐观向上的精神状态,并能与其所处的社会及自然环境保持协调的关系和良好的心理素质。

(二) 亚健康

1. 亚健康的成因 基于上述关于健康的认识,人们发现有相当一部分人既不属于健康状态,也不满足疾病的诊断标准,而是处于两者之间,因此就有“第三状态”、“中间状态”、“过渡状态”、“灰色状态”等概念的诞生。中国学者王育学经过10余年的研究与思考,于1996年将这种介于健康与疾病之间的非健康状态,称为“亚健康”或“亚健康状态”。1997年在北京召开的“首届亚健康学术研讨会”上,“亚健康”概念得到了学术界的一致认同,并被新闻媒体广泛传播。

2. 亚健康的表现 亚健康的主要表现包括:①躯体症状:疲劳、睡眠紊乱、疼痛等。②精神心理症状:抑郁寡欢、焦躁不安、急躁易怒、恐惧胆怯、短期记忆力下降、注意力不集中等。③社会适应能力下降:人际交往频率减低、人际关系紧张等。上述3条中的任何一条持续发作3个月以上,并且经系统检查排除可能导致上述表现的疾病者,可分别被判断为躯体亚健康、心理亚健康及社会交往亚健康状态。

三、健康管理的科学基础

健康管理的科学性是建立在慢性病的两个特点之上的。

(一) 隐蔽性强、病程长为健康管理提供了第一个科学依据

慢性病的发生,一般要经历低危险状态、高危险状态、发生早期改变、出现临床症状,最后形成疾病这一过程。在疾病被确诊之前,往往有一个时间过程,在急性传染病当中,这个过程可以很短,而对于慢性病,这个过程很长,往往需要几年甚至几十年。期间的病情进展多数不被轻易察觉,各阶段之间也并无明显的界限。在形成疾病前,进行针对性的预防干预,有可能阻断、延缓、甚至逆转疾病的发展过程,从而实现维护健康的目的。

(二) 可预防性为健康管理提供了第二个科学依据

在慢性病的危险因素中,大多数是可以干预的。WHO指出高血压、高血糖、高血脂、肥胖、营养不良、缺乏锻炼、吸烟、酗酒等是引起慢性病的重要危险因素。目前,这些危险因素相关的慢性病难以治愈,但其危险因素则是可以预防和控制的。

第二节 健康管理的兴起与发展

一、健康管理的兴起

早在20世纪60年代,美国的保险业率先提出健康管理的概念,医生采用健康评价的方式来指导患者进行自我保健,在很大程度上降低了医疗费用,进而为保险公司控制了风险,为健康管理的发展奠定了基础。

"治未病"思想源自中医学典籍《黄帝内经》。《素问·四气调神大论》指出:"圣人不治已病治未病",指的是医术高明的医生在病情潜伏之时便能掌握病情并及早进行治疗。这段文字是现有文字记载中对"治未病"思想最早的概括。"治未病"思想作为我国医学传统文化重要组成部分,一直传承到今天。治未病思想与健康管理殊途同归,由此入手,发挥治未病思想在健康管理中的引领作用,推进健康管理的发展,是中西医结合的典范。

保健体系目前经历了三个主要阶段。第一阶段为传统医疗服务,主要是对疾病的诊断和治疗,医生运用医学知识为患者提供医疗服务,并不考虑医疗费用的高低。第二阶段为早期的管理式医疗,虽然仍然注重对患者个体的诊断和治疗,但是运用了操作流程、临床治疗指南、病案管理,同时降低了费用。第三阶段为健康管理,在该阶段,保健的对象从个体扩展到了群体,从疾病扩展到了健康。这种服务模式对少数患高额费用疾病的患者以及多数社会保障体系中的健康人群均增加了关注度,最终目的是增加健康人群的数量。由于将服务重点从少数患者扩展到多数具有患病风险的人群,从少数患者扩展到更多的人群,这样就造成了国家、社会、保险公司及个人均受益的共赢局面。

目前,美国健康管理服务有了较大的规模。医疗机构、健康促进中心、大中型企业、社区服务等,都为人们提供形式多样、内容丰富的健康管理项目,如生活方式管理、需求管理、疾病管理、灾难性病伤管理和残疾管理等,已成为美国医疗保健体系中的一股重要力量。

二、健康管理在我国的发展

(一)市场需求奠定了健康管理行业发展的基础

中国对健康管理的需求迫切而且巨大,主要体现在以下几个方面,第一,我国人口学特征的变化。我国已步入老龄化社会,人口老龄化起步晚、速度快、数量大;我国社会养老服务体系建设仍然处于起步阶段,存在着与新形势、新任务、新需求不相适应的问题。第二,慢性病患病率迅速上升,慢性病相关危险因素的流行日益严重,慢性病的死亡率和患病率持续上升。第三,慢性病的疾病负担日益加重。慢性病严重影响我国劳动人口的健康,给个人、家庭及社会造成了沉重负担。第四,健康保障模式的改变。我国从1998年改革公费、劳保医疗制度至今,社会医疗保险覆盖率大幅下降。

(二)先进理念与理论和技术的矛盾对健康管理发展的滞涩

自2001年我国第一家健康管理公司注册到现在,健康管理经历了艰难而重要的5年。其先进的理念和对国内健康服务的全新视角,逐步获得了社会的认可和追捧。从2006年开始,以健康管理为主题的各类会议、培训开始逐渐增多。同时,以"健康管理"命名的公司也日益增多,值得注意的是,目前我国的健康管理水平与国际上存在一定的差距,在健康管理学术理论与技术研究方面尚有很大的进步空间。

(三) 专业人员匮乏是健康管理行业的瓶颈

健康管理是一门综合性的交叉学科,涉及预防医学、临床医学、社会科学等领域,其中循证医学、流行病学、生物统计学、生物信息学、健康促进学、运动学和营养学都是与健康管理密切相关的学科。我国目前仅有2家院校(浙江林学院、重庆城市职业管理学院)设有健康管理方向,并且学科建设尚不完善。浙江林学院健康管理系是我国最早成立的健康管理本科教育机构之一,2005年在旅游专业设立了健康方向,2006年建立旅游管理专业,2008年批准以公共事业管理(健康管理方向)专业招生。

(四) 健康管理市场的有序化过渡

随着我国改革开放和经济的快速发展,人们的生活方式发生了一系列的改变。对健康的需求已由单一的临床治疗型,向疾病预防型、保健型和健康促进型转变。患者群体、保健群体、健康促进群体、特殊健康消费群体和高端健康消费群体逐步形成。预防性医疗服务及体检市场的兴起、健康保险及社保的需求、人们对健康维护服务的需求、医疗市场分化的结果,使得健康群体受到越来越多的关注,也催生了健康管理在国内的诞生。以人的"个性化健康需求"为目标,系统、完整、全程、连续、终身解决个人健康问题的健康管理服务,在中国有着巨大的需求及潜力,也正在并逐步吸引越来越多的投资,产业发展前景远大。

(五) 政府在我国健康管理发展中的作用

胡锦涛在十七大报告中指出:"健康是人全面发展的基础,关系千家万户幸福。"健康的人力是中国改革开放经济起飞的主要动力之一。然而,近20多年来,新生和复现的传染病、慢性非传染性疾病等问题给国民健康和国民经济带来了严重威胁。"13亿中国人的健康,不能光靠打针吃药。面对我国医疗卫生服务的挑战,我们必须认真管理我国的健康资源。"卫生部陈竺部长在《中国健康管理相关机构现状调查报告2007—2008》中及时地提出了这样带有全局性的观点。

以维护健康为宗旨,实现预防为主、主动健康的目标,建立全面、全程、连续和个性化的健康管理服务模式,已成为卫生服务的发展方向,并得到了国内外实践的验证。健康管理服务发展需要大量从事健康管理服务的专业人员的支撑,健康管理师国家职业资格便是在这样的时代背景下产生的,其为健康管理师的职业发展提供了良好的社会环境。

三、健康管理的应用前景

(一) 在健康保险中的应用

健康保险是健康管理在国外应用的一个主要方面。在美国,首先广泛应用健康管理服务的就是保险行业。控制投保人群的健康风险、预测投保人群的健康费用,是健康管理在保险业中的主要用途。在我国,为推动健康保险专业化经营的发展,2004年,中国保监会连续颁发了人保健康、平安健康、正华健康、昆仑健康、阳光健康5家专业健康保险公司的筹建批文。其中,人保健康于2005年率先获准开业,成为我国第一家专业健康保险公司,其业务内容和服务模式起到了一定的"示范"作用。

随着人保健康业务的不断展开和逐渐深入,该公司提出:从健康保险的经营目标看,健康管理通过提供专业化、个性化的健康管理服务,满足客户健康服务的需求;通过实施专业化的健康诊疗风险控制,可以降低保险公司的赔付率,提升利润空间。从健康保险的实际需要看,健康管理涉及医疗服务全过程的管理,理想的风险控制效果,是保险经营各环节中实现费用保障与服务保障相结合的有效手段。高水平的健康管理服务能够体现健康保险专业化经营的水准,也是健康保险专业化经营效益和水平的重要标志。由此不难预计,在不远的将来,健康管理在健康保险中将扮演越来越重要的角色。

(二) 健康管理在企业中的应用

企业及集体单位也可以通过自主或服务外包的方式来开展健康管理。企业通常从生产力及企业形象的角度来考虑是否实施健康管理的决策。企业可根据员工的需求,同一些健康服务单位或独立的健康管理公司签约,让它们为员工提供有效的健康服务进而达到提高生产力及控制医疗保健开支的目的。

(三) 健康管理在社区卫生服务中的应用

社区卫生服务在我国的医疗卫生体系建设中发挥着重要作用,是人民群众接受医疗卫生服务的"守门人",也是社区发展建设的重要组成部分。社区卫生服务以基层医疗机构为主体,全科医师为骨干,合理使用社区资源和技术,以妇女、儿童、老年人和慢性病患者、残疾人等为重点服务对象,以解决社区主要问题,满足基本医疗卫生服务需求为目的,预防、医疗、保健、康复、健康教育、计划生育技术服务六位一体,旨在提供有效、经济、方便、综合、连续的基层卫生服务。

综合社区卫生服务的特点,健康管理可在以下三个方面对人们提供帮助:第一,识别、控制健康危险因素,实施个体化的健康教育;第二,指导医疗需求和服务,辅助临床决策;第三,实现全程健康信息管理。健康管理个性化的健康评估体系与完善的信息管理系统,有望成为社区利用健康管理服务的突破点。

第三节 健康管理的基本步骤

健康管理是一种前瞻性的卫生服务模式,它以相对较少的投入获得较大的健康效益,从而降低了医疗费用,提高了医疗保险的覆盖面和承受力。健康管理包括以下三个基本步骤。

一、健康监测

健康监测的目的是了解和掌握健康状况。开展健康状况检测和信息收集,只有真正了解个人的健康状况才能有效地开展健康维护。个人健康信息包括一般情况(姓名、性别、年龄、职业等)、当前健康状况和疾病史、生活方式(饮食习惯、体力活动、吸烟等)、体格检查(身高、体重、血压等)和血、尿实验室检查。

二、健康风险评估和分析

健康风险评估和分析的目的是关心和评价健康状况。根据收集的个人健康信息,对个人的健康状况以及未来患病或死亡的危险进行量化、评估,帮助个体认识健康风险,纠正不健康的行为生活方式,制订个性化的健康干预措施,并对其效果进行评估。

在健康管理的发展过程中,涌现出了很多种健康风险评估的方法。传统的健康风险评估一般以死亡为结果,多用来估计死亡率。近年来,随着循证医学、流行病学和生物统计学的发展,大量数据的积累,使得更精确的健康风险评估成为了可能。健康风险评估技术的研究转向发病率或患病率的计算方法上。传统的健康风险评价方法已被以疾病为基础的患病危险性评估逐步取代。

患病危险性的评估,也被称为疾病预测,是慢性病健康管理的技术核心。其特征是估计具有一定健康特征的个体在一定时间内发生某种健康状况或疾病的可能性大小。健康及疾病风险评估及预测有两类方法，见表 1-1。第一类方法建立在评估单一健康危险因素与发病率的基础上，用相对危险度来表示这些单一因素与疾病的关联强度，得出的各相关因素的加权分数即为患病的危险性。由于这种方法简单实用，不需要对大量数据进行分析，是早期健康管理发展的主要健康风险评价方法，目前也仍被很多健康管理机构和项目所使用。第二类方法建立在多因素数理分析的基础上，即采用统计学概率论的方法来得出疾病与危险因素之间的关系模型，能同时包括多种健康危险因素。所采用的数理方法，除了常见的多元回归外，还包括基于模糊数学的神经网络方法及 Monte Carlo 模型等。这类方法的典型代表是 Framingham 的冠心病模型。

表 1-1　两类常用健康评价方法的比较

评价方法	定义	方法	结果表示
单因素加权法	判断个人死于某些特定健康状况的可能性	多为借贷式记分法，不采用统计概率论方法计算	多以健康评分和危险因素评分的方式
多因素模型法	判定一定特征的人患某一特定疾病或死亡的可能性	采用疾病预测模型法，以数据为基础，定量评价，可用于效果评价(费用及健康改善)	患病危险性，寿命损失计算，经济指标计算

患病危险性评估的一个突出特点是结果是定量的、可比较的。由此可根据评估的结果将服务对象分成高危、中危及低危人群，分别施以不同的健康改善方案，并对其效果进行评价。个性化的健康管理计划不但为个体提供了预防性干预的行动原则，也为健康管理师和个体之间的沟通提供了一个有效的工具。

三、健康指导

健康指导的目的是改善和促进健康。在前两部分的基础上，采取多种形式帮助个体采取行动、纠正不良的生活方式，控制健康危险因素，实现个人健康管理计划的目标。和一般健康教育和健康促进不同的是，健康管理过程中的健康干预是个性化的，即根据个体的健康危险因素，由健康管理师进行指导，设定目标，并动态追踪效果。如健康体重管理，通过个人健康管理日记、参加专项健康维护课程及跟踪随访措施来达到健康改善的效果。一位糖尿病高危个体，除血糖偏高外，还有超重和吸烟等危险因素，因此除控制血糖外，对个体的指导还应包括减轻体重和戒烟等内容。

健康管理的这三个基本步骤可以通过互联网的服务平台及相应的用户端计算机系统来实施。应该强调的是，健康管理是一个长期的、连续的、周而复始的过程，即在实施健康干预措施一段时间后，要进行评价效果、调整计划和干预措施。只有周而复始，长期坚持，才能达到预期的健康管理效果。

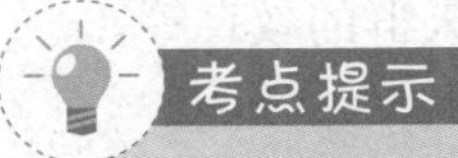

健康管理的基本步骤

第四节　健康管理的服务流程

一般来说，健康管理的服务流程由以下五个部分组成：

一、健康体检

健康体检是以人群健康需求为基础，按照早发现、早干预的原则来选定体检项目。检查结果对后期的健康干预活动具有明确的指导意义。健康管理体检项目可根据个人的年龄、性别、职业特点等进行调整。目前大多数体检服务所提供的信息能够满足这方面的需求。

二、健康评估

通过分析个人健康史、家族史、生活方式等问卷获取的资料，可为服务对象提供一系列的评估报告，包括用来反映各项检查指标的个人健康体检报告、个人总体健康评估报告等。

三、健康管理咨询

在完成上述步骤后，个人可得到不同层次的健康咨询服务，可以去健康管理服务中心接受咨询，也可以由健康管理师通过电话与其沟通。内容包括以下几方面：解释个人健康信息、健康评估结果及其对健康的影响，制订个人健康管理计划，提供健康指导，制订随访跟踪计划等。

四、健康管理后续服务

健康管理的后续服务内容主要取决于被服务者的情况以及资源的多少，可以根据个人或人群的需求提供不同的服务。后续服务的形式可通过互联网查询个人健康信息并接受健康指导，定期寄送健康管理通讯与健康提示以及提供个性化的健康改善计划。监督随访是健康管理后续服务的一个常用手段。随访的主要内容是检查健康管理计划的实施状况，检查主要危险因素的变化情况。健康教育课堂也是后续服务的一项重要措施，在营养改善、生活方式改变与疾病控制方面均有良好效果。

五、专项健康管理服务

除常规的健康管理服务外，还可以根据具体情况为个体或群体提供专项的健康管理服务。这些服务的设计通常按患者及健康人来划分。对患有慢性病的个体，可选择针对特定疾病或危险因素的服务，如冠心病管理、精神压力缓解、戒烟、营养与膳食指导等。对没有慢性病的个体，可选择的服务也较多，如个人健康教育、生活方式改善咨询、疾病高危人群的教育等。

> **考点提示**
> 健康管理的服务流程

第五节　健康管理的基本策略

健康管理的基本策略是通过评估和控制健康风险，从而达到维护健康的目的。研究发现，糖尿病、高血压、冠心病及肿瘤等常见慢性非传染性疾病都与吸烟、饮酒、饮食不均衡、缺少锻炼等几种健康危险因素有关。慢性病的发生往往是“一因多果、一果多因、多因多果、互为因果”。各种危险因素与慢性病之间的内在关系已基本明确，见图 1-1。慢性病的发生、发展一般存在从正常健康人→低危人群→高危人群→疾病→并发症的自然规律。从其中任意

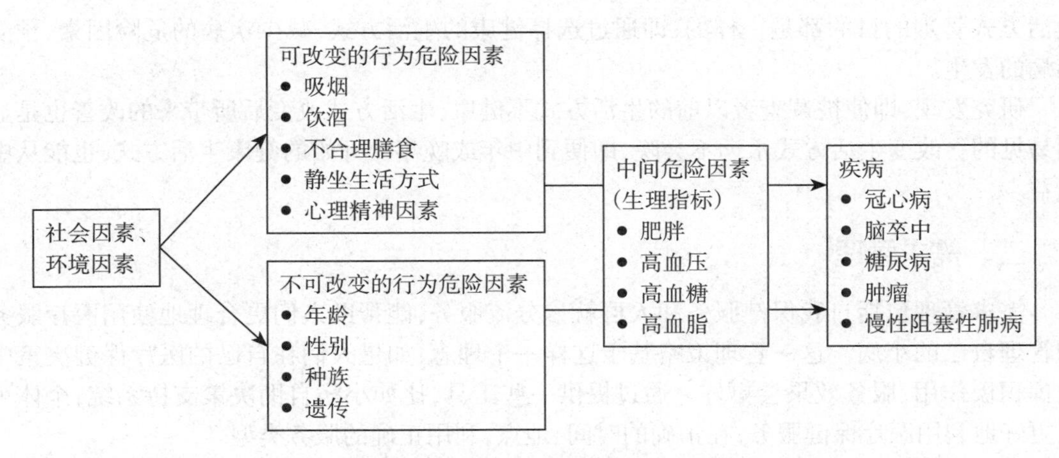

图 1-1 常见慢性病及其共同危险因素之间的内在关系

一个阶段实施干预，都能产生明显的效果，干预越早，效果越好。

健康管理的基本策略一般包括以下六种，分别为生活方式管理、需求管理、疾病管理、灾难性病伤管理、残疾管理和综合的人群健康管理。

一、生活方式管理

从卫生服务的角度来说，生活方式管理是指以个人为核心的卫生保健活动。该定义强调个体选择行为方式的重要性，因为后者直接影响人们的健康。生活方式管理通过健康促进技术，比如行为矫正和健康教育，来引导人们改变不良行为，减少危险因素对健康的损害，预防疾病，促进健康。与危害的严重性相对应，膳食、体力活动、吸烟、饮酒、精神压力等是目前对我国人民进行生活方式管理的主要方面。

生活方式管理有三个主要特点，第一，以个体为中心。强调个体的健康责任和作用。第二，预防为主，有效整合三级预防是生活方式管理的核心内容。一级预防旨在控制健康危险因素，将疾病控制在尚未发生之时；二级预防旨在通过早发现、早诊断、早治疗进而防止或减缓疾病进展；三级预防即防止伤残，促进功能恢复，延长寿命。针对个体或群体的特点，有效地整合三级预防，而非支离破碎地采取某个级别的预防措施，是生活方式管理的真谛。第三，通常与其他健康管理策略联合应用。与许多需要付出高昂费用的医疗保健措施相反，预防措施通常是便宜而有效的，它们要么节约成本，要么能够收获更多的效益。

在实践中，通常用于促进人们改变行为生活方式的技术主要有以下四种：①教育，传递知识，确立态度，改变行为。②激励，通过正面强化、反面强化、反馈促进、惩罚等措施进行行为矫正。③训练，通过一系列的参与式训练与体验，培训个体掌握行为矫正的技术。④营销，利用社会营销的技术推广健康行为，营造健康的大环境，促进个体改变不健康的行为。

生活方式管理可以说是其他群体健康管理策略的基础部分，生活方式的干预技术在生活方式管理中有着举足轻重的地位。单独应用或联合应用这些技术，可以帮助人们朝着有利于健康的方向改变生活方式。

在实际应用中，生活方式管理可以以多种形式出现，也可以融入到健康管理的其他策略中去。例如，生活方式管理可以纳入疾病管理策略中，用于减少疾病的发生率；也可以在需求管理项目中出现，提醒人们进行合理的预防性医学检查等。无论应用了何种方法与技术，生活方式管理的目的都是一样的，即通过选择健康的生活方式，减少疾病的危险因素，预防疾病的发生。

研究发现，即使被调查者以前的生活方式不健康，生活方式改变后所带来的改善也是显而易见的。改变生活方式永远不会晚，即便到中年或晚年才开始的健康生活方式，也能从中受益。

二、需求管理

需求管理包括自我保健服务和人群就诊分流服务，能帮助人们更合理地使用医疗服务和管理自己的小病。这一管理策略基于这样一个理念：如果人们在自己的医疗保健决策中发挥积极作用，服务效果会更好。通过提供一些工具，比如小病自助决策支持系统，个体可以更好地利用医疗保健服务，在正确的时间、地点，利用正确的服务类型。

需求管理实际上是通过帮助个体或群体维护自身健康并寻求恰当的卫生服务，同时控制卫生成本，实现卫生服务的合理利用。需求管理的目标是减少昂贵的且并非必需的医疗服务，改善人群的健康状况。需求管理常用的手段包括：寻找手术的替代疗法、帮助患者减少特定的危险因素、鼓励自我保健等。

影响人们卫生服务需求的主要因素包括以下四种：

1. 患病率　某病的患病率反映了人群中该病的发生水平。但这并不表明患病率与服务利用率之间有较强的相关性，大多数疾病是可以预防的。

2. 感知到的需要　个体感知到的卫生服务需要是影响卫生服务利用效率的最重要的因素，它反映了个体对疾病重要性的看法。许多因素影响着人们感知到的需要，主要包括：了解的关于疾病危险和卫生服务益处的知识、感知到的推荐疗法的疗效、评估疾病问题的能力、感知到的疾病的严重性、独立处理疾病问题的能力及信心等。

3. 患者偏好　患者偏好强调的是患者在决定其在医疗保健措施中的重要作用。医生的职责是帮助患者了解该种治疗方法的益处和风险，最终的决定权在患者手里。研究结果表明，如果患者被充分告知了某种治疗方法的利弊，患者会选择创伤小、风险低、费用少的治疗方法。

4. 健康因素以外的动机　一些健康因素以外的因素，比如个人请病假的能力、残疾补助、疾病补贴等都能影响人们寻求医疗保健的决定。保险中的自付比例同样是影响卫生服务利用水平的一个重要因素。

需求管理可以通过一系列的服务手段和工具，去指导人们对卫生保健的需求。常见的方法有：24 小时电话就诊分流服务、转诊服务、基于互联网的卫生信息数据库、健康课堂等。

三、疾病管理

美国疾病管理协会（Disease Management Association of America，DMAA）对疾病管理的定义是："疾病管理是一个协调医疗保健干预和与患者沟通的系统，它强调患者自我保健的重要性。疾病管理支撑医患关系和保健计划，强调运用循证医学和增强个人能力的策略来预防疾病的恶化，它以持续性地改善个体或群体健康为基准来评估临床、人文和经济方面的效果。"该协会还进一步表示，疾病管理必须包含"人群识别、循证医学的指导、医生与服务提供者协调运作、患者自我管理教育、过程与结果的预测和管理以及定期的报告和反馈"。由此可以看出，疾病管理具有以下三个主要特点：

1. 目标人群是患有特定疾病的个体。

2. 不以单个病例和(或)其单次就诊事件为中心,而是关注个体或群体连续性的健康状况与生活质量。

3. 医疗卫生服务及干预措施的综合协调至关重要。大多数国家卫生服务系统有着多样性与复杂性的特点,使得协调来自于多个卫生服务提供者的医疗服务与干预措施的一致性与有效性特别艰难。然而,正因为协调的困难,也显示了疾病管理协调的重要性。

四、灾难性病伤管理

灾难性病伤管理实质上是疾病管理的一个特殊类型,它关注的是"灾难性"的疾病或伤害。这里的"灾难性"可以是对健康的危害十分严重,也可以是其造成的医疗卫生花费巨大,如肿瘤、肾衰竭、严重外伤等情况。

疾病管理的特点对于灾难性病伤管理同样适用。因为灾难性病伤本身所固有的一些特点,如发生率低,需要长期的、复杂的医疗卫生服务,服务的可及性受家庭、经济、保险等方面的影响等,注定了灾难性病伤管理的艰难性。

一般来说,优秀的灾难性病伤管理项目应具有以下几个特征:①转诊及时。②综合考虑各方面因素,制订出适宜的医疗卫生服务计划。③具备一支包含多种医学专科和综合业务能力的服务团队,能够有效应对可能出现的各种医疗服务需要。④最大限度地帮助患者进行自我管理。⑤尽可能做到患者及其家人满意。

五、残疾管理

残疾管理的目的是减少工作地点发生残疾事故的频率和由此导致的费用代价。从雇主的角度讲,残疾的真正代价主要是失去生产力的损失,必须由其他职工替代那些由于短期残疾而缺勤的员工。应根据伤残程度分别处理,希望尽可能减少因残疾造成的劳动和生活能力下降。

造成残疾时间长短不同的原因主要包括医学因素和非医学因素。其中医学因素包括疾病或损伤的严重程度、选择的治疗方案、康复过程、接受有效治疗的容易程度等。非医学因素包括社会心理因素、职业因素、工作压力、工作任务的不满意程度等。

六、综合的人群健康管理

综合的人群健康管理是通过协调上述不同的健康管理策略,对个体提供更为全面的健康和福利管理。这些策略都是以人的健康需求为中心而发展起来的。健康管理实践中应该考虑采取综合的人群健康管理模式。在美国,雇主需要对员工进行需求管理,医疗保险机构要开展疾病管理,大型企业要进行残疾管理,人寿保险公司、雇主和社会福利机构要提供灾难性病伤管理。

人群健康管理成功的关键在于能够系统性地收集健康状况、健康风险、疾病严重程度等方面的信息,并评估这些信息和临床及经济结局的关联,以确定个体健康、伤残、疾病、并发症、返回工作岗位或恢复正常功能的可能性大小。对疾病管理而言,健康管理需要一套完整的医疗卫生服务干预系统。

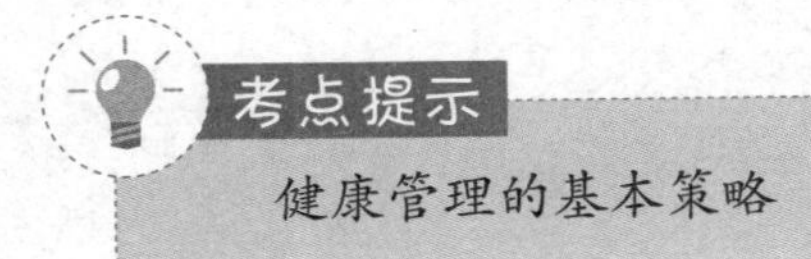

本章小结

健康管理是以现代健康概念和中医"治未病"思想为指导,运用医学、管理学等相关学科的理论、技术和方法,对个体或群体健康状况及影响健康的危险因素进行全面连续的监测、评估和干预,实现以促进人人健康为目标的新型医学服务过程。健康管理的科学性建立在慢性病的两个特点上。健康管理有健康监测,健康风险评估和分析和健康指导三个基本步骤。健康管理的服务流程包括健康体检、健康评估、健康管理咨询、健康管理后续服务、专项健康管理服务。健康管理的基本策略包括六种,分别是生活方式管理、需求管理、疾病管理、灾难性病伤管理、残疾管理和综合的人群健康管理。

(赵 霞)

目标测试

A1 型题

1. 一级预防的主要对象是

A. 健康人　　B. 高危人群　　C. 患病者
D. 残疾人　　E. 儿童

2. 生活方式干预技术用于促进人们改变生活方式,常用的有

A. 训练,传递知识,确立态度,改变行为
B. 营销,通过一系列的参与式训练与体验,培训个体掌握行为矫正的技术
C. 教育,利用社会营销的技术推广健康行为,营造健康的大环境,促进个体改变不健康行为
D. 鼓励,通过一系列的参与式训练与体验,培训个体掌握行为矫正的技术
E. 激励,通过正面强化、反面强化、反馈促进、惩罚等措施进行行为矫正。

A2 型题

3. 李女士,50岁,某公司的业务主管,硕士研究生,有城镇医疗职工保险和商业保险,近年来,因工作繁忙,运动量少,因工作关系经常饮酒,无吸烟史。体检发现:血压160/90mmHg,空腹血糖6.9mmol/L,总胆固醇6.32mg/L。请问李女士没有的下列健康危险因素有

A. 高血压　　B. 肥胖　　C. 高血糖
D. 高血脂　　E. 饮酒

第二章　流行病学和统计学基础

学习目标

1. 掌握:流行病学的基本概念、基本研究方法与应用;统计学的基本概念与统计描述。
2. 熟悉:筛检实验的真实性评价;常用统计推断方法。
3. 了解:流行病学和统计学的基本原理;统计推断的基本原理。

第一节　医学统计学基础知识

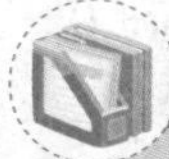

案例

某神经内科医师观察291例脑梗死病人,其中102例病人用西医疗法,其他189例病人采用西医疗法加中医疗法,观察一年后,单纯用西医疗法组的病人死亡13例,采用中西医疗法组的病人死亡9例,请分析两组病人的死亡率差异是否有统计学意义?

请问:1. 该资料的类型是什么?

2. 请将该资料整理成四格表。

3. 请选择合适的统计学方法并进行统计推断。

医学统计学是应用概率论和数理统计的基本原理和方法,结合医学实际,阐述统计设计的基本原理和步骤,研究资料或信息的收集、整理与分析的一门学科。

一、统计学方法概述

(一) 统计学的基本概念

1. 总体和样体　根据研究目的确定的、同质的全部研究对象称作总体。如研究2003年中国45岁以上人群的血清总胆固醇含量,测定值的全部构成了一个总体。总体中的个体数有限,称为有限总体;总体中的个体数无限,则为无限总体(假设总体、虚拟总体)。如研究糖尿病患者的空腹血糖测定值,由于对时间和空间未加限制,全部糖尿病患者的空腹血糖测定值则是一个无限总体。

根据随机化的原则从总体中抽出的有代表性的一部分观察单位组成的子集称作样本,如从糖尿病患者中随机抽取的一组患者,测得的空腹血糖测定值。抽取样本的过程称为抽样。用样本来推断总体的特征称作统计推断。

2. 同质和变异　严格地讲,除了实验因素外,影响被研究指标的非实验因素相同被称为同质。但在人群健康的研究中有些非实验因素是难以控制或未知的，如遗传、营养、心理等。因此，在实际研究工作中，对被观测指标有影响的、主要的、可控制的非实验因素达到相同或基本相同就可以认为是同质。同质是研究的前提。在同质的基础上，被观察个体之间的差异被称作变异。如同性别、同年龄、同地区、同体重儿童的肺活量有大有小，称为肺活量的变异。变异性是统计数据的特性。

3. 参数和统计量　总体的统计指标称为参数，如总体均数(μ)，总体率(π)，总体标准差(σ)等；样本的统计指标称为统计量，如样本均数($\bar{x}$)，样本率(P)，样本标准差(S)等。如某地2002年全部正常成年男子的平均红细胞数即为总体参数，而从该总体中随机抽取的144名正常成年男子的平均红细胞数为样本统计量。一般情况下，参数是未知的，需要用统计量去估计。用统计量推断参数的方法，统计学上称为参数估计和假设检验。

4. 误差　医学科学研究中的误差，通常指测量值与真实值之差，其中包括系统误差和随机测量误差，以及样本指标与总体指标之差，即抽样误差。

抽样研究时，只对样本进行观察研究，然后用样本信息推断总体特征。从同一总体中抽样，得到某变量值的统计量和总体参数之间有差别，称为随机抽样误差，简称抽样误差。抽样误差同样是不可避免的，但有一定的规律性。统计学中可以根据抽样误差的分布规律，对总体进行统计推断。

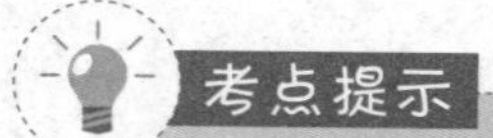

统计学的基本概念

5. 概率　概率是描述随机事件发生可能性大小的度量，常用P表示。P值的范围在0和1之间，$P \leq 0.05$或$P \leq 0.01$的随机事件，通常称作小概率事件，即发生的可能性很小，统计学上认为小概率事件在一次抽样当中是不可能发生的。

(二) 资料类型

统计分析需要有足够量反映不确定性的数据。无论用何种方式收集数据，都应根据研究目的，划清同质总体的范围，确定研究对象和观察单位。观察对象的特征或指标称为变量。对变量的测量或观察结果称为变量值。变量值可以是定量的，也可以是定性的，分为数值变量和分类变量。

数值变量的变量值是定量的，表现为数值的大小，一般有度量衡单位。如高血压患者的年龄(岁)、身高(cm)、体重(kg)、血压(mmHg)等。这类变量的观察值构成的资料也被称为计量资料或定量资料。

分类变量的变量值是定性的，表现为互不相容的类别或属性。根据类别之间是否有程度上的差别，又分为无序分类变量和有序分类变量。

无序分类变量的各类别之间无程度上的差别，有二分类和多分类两种情况。二分类观察结果只有两种相互对立的属性，如阴性和阳性、男性和女性、死亡和存活、正常和异常等。多分类的定性观察结果有两种以上互不包容的属性，如血型分为A、B、O、AB型等；然后分别计算各类别中的例数，这样得到的数据资料称为计数资料或无序分类资料。计数资料一般没有度量衡单位，是一种间断性的资料。

有序分类变量的各类别之间有程度上的差别，如对患者的治疗效果，可分为治愈、显效、有效和无效4个等级，然后分别计算各等级中的患者人数，这种数据资料称为等级资料或有序分类资料。

(三) 统计工作的基本步骤

研究设计、收集资料、整理资料和分析资料是统计工作的4个基本步骤。这4个步骤是

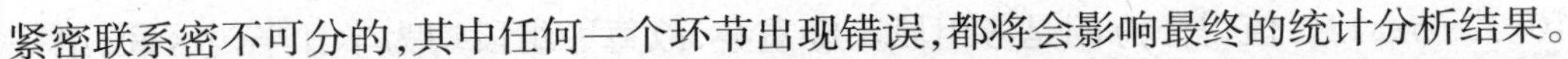

紧密联系密不可分的，其中任何一个环节出现错误，都将会影响最终的统计分析结果。

1. 设计　统计工作最关键的一步，是整个研究工作的基础。通常包括调查设计和实验设计。调查设计主要是了解现场工作的实际情况。实验设计主要是了解干预措施的效果。

2. 收集资料　收集资料指选择得到资料的最佳途径和获取完整、准确、可靠资料的过程。医学统计资料的主要来源包括统计报表（如法定传染病报表、医院工作报表、职业病报表等）、医疗卫生工作记录（如卫生监测记录、门诊日志、住院病历等）以及专题调查或实验研究。

3. 整理资料　资料整理的目的是将收集到的原始资料系统化、条理化，便于进一步计算统计指标和深入分析。

4. 分析资料　根据研究设计的目的、要求、资料的类型和分布特征，选择正确的统计方法进行分析。常常从两个方面分析，一是进行统计描述，即计算平均值、发病率等；二是进行统计推断，即推断总体的特征，如推断总体均数等。

二、数值变量资料的统计描述

统计描述就是计算相应的统计指标（如均数和相对数），并选用适当的统计图表，描述样本的数量特征及分布规律，是统计分析的基础。

（一）频数分布

1. 频数分布表　所谓频数是指某变量值出现的次数或个数。频数分布就是变量在其取值内各组段的分布情况，频数分布可以用频数分布表、频数分布图来表示。分析资料的第一步是编制频数分布表。

例 2-1　某高校预防医学研究室为研究 20 岁女大学生听反应时的变化规律，随机抽取 110 名 20 岁健康女大学生进行听反应时（ms）测试，结果如下，试编制频数表。

138.7	185.6	159.1	171.5	157.0	164.3	165.6	160.1	166.3	156.5
167.4	189.0	130.9	177.5	116.7	199.1	198.3	225.0	212.0	177.5
171.0	191.3	138.0	180.0	144.0	191.0	171.5	147.0	172.0	195.5
206.7	190.5	217.0	190.0	153.2	179.2	240.2	212.8	171.0	237.0
165.4	187.3	145.5	176.1	201.0	163.0	178.0	162.0	188.1	176.5
215.0	188.5	180.5	172.2	177.9	193.0	190.5	167.3	170.5	189.5
217.0	186.0	180.0	180.1	186.3	182.5	171.0	147.0	160.5	153.2
143.5	190.0	146.4	157.5	148.5	150.5	177.1	200.1	137.5	173.7
185.5	182.4	225.7	179.5	181.6	229.5	214.3	217.6	210.1	204.3
197.6	183.0	205.3	195.1	199.5	201.2	200.4	181.5	183.4	190.2
189.4	205.2	180.4	185.6	179.5	173.2	170.5	175.3	194.6	187.5

（1）计算全距（range，R）：找出观察值中的最大值和最小值，二者之差为全距或极差，常用 R 表示。本例最大值为 240.2ms，最小值为 116.7ms，R=240.2−116.7=123.5（ms）。

（2）确定组段和组距：根据样本量的多少确定组段数，百余例的资料一般设 8~15 个组段，若例数更多则组数可适当增加。各组段的起点称为“下限”，终点称为“上限”，某组段的组中值为改组段的（上限 + 下限）/2，相邻两组段的下限值之差称为组距（class interval）。一般用等距，且用“全距 / 组段数”的整数值为组距，本例若分为 10 个组段，则组距 =

123.5/10=12.35≈12。值得注意的是各组段不能重叠，故每一组段均为半开半闭区间，第一组段应包括全部观察值中最小值，最末组段应包括全部观察值中最大值，并写出其下限与上限。

(3) 列表：确定组段和组距后，将原始数据进行汇总，确定每一例数据应归属的组段，得到各个组段的例数即频数，结果见表2-1。

表2-1 某高校20岁女大学生听反应时(ms)频数分布表

组段	频数(f)	组中值(x)	fx	fx^2
116~	1	122	122	14 884
128~	4	134	536	71 824
140~	8	146	1168	170 528
152~	10	158	1580	249 640
164~	18	170	3060	520 200
176~	28	182	5096	927 472
188~	20	194	3880	752 720
200~	9	206	1854	381 924
212~	7	218	1526	332 668
224~	3	230	690	158 700
236~248	2	242	484	117 128
合计	110	—	19 996	3 697 688

2. 频数分布图　为了更直观地反映表2-1的分布特点，可进一步绘制频数分布图，绘制方法是以听反应时组段为底，相应频数或频率密度为高作一系列密闭的矩形，如图2-1所示。频数分布图又称直方图。

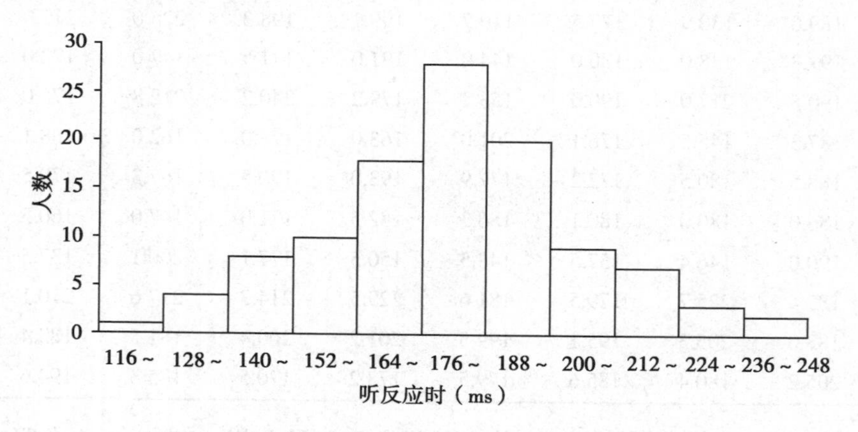

图2-1 某高校20岁女大学生听反应时的频数分布图

从图2-1中可以看出110名女大学生听反应时的频数分布特点为：大多数人的听反应时向中央集中，称为集中趋势(central tendency)；有部分人的听反应时较低或较高，向两端离散，称为离散趋势(tendency of dispersion)。对于计量资料可从集中趋势和离散趋势两个方面去分析其规律。

（二）描述集中趋势的指标

平均数（average）是描述一组同质观察值的平均水平或集中趋势的指标。常用的平均数包括：算术均数、几何平均数和中位数。

1. 算数均数　算术均数简称均数（mean）。总体均数用希腊字母 μ 表示，样本均数用 $\bar{x}$（读作 x bar）表示。适用于对称分布，尤其是正态分布或近似正态分布的数值变量资料，如正常人某些生理、生化指标值（如身高、红细胞数、血糖浓度等）的频数分布。

均数的计算方法有直接法和加权法。这里只介绍直接法。

当样本量较小（一般 $n<30$）时，可以直接将各观察值相加后除以变量值的个数。计算公式为：

$$\bar{x}=\frac{x_1+x_2+\cdots+x_n}{n}=\frac{\sum x}{n} \qquad \text{公式 2-1}$$

式中：希腊字母 $\sum$（读作 sigma）表示求和；x_1、x_2、⋯、x_n 为各观察值；n 为样本含量，即变量值的个数。

例 2-2　测定 5 名健康人第一小时末红细胞沉降率，分别是 6、3、2、9、10（mm），求其均数。

$$\bar{x}=\frac{6+3+2+9+10}{5}=6\ (\text{mm})$$

2. 几何均数　几何均数用 G 表示，适用于数据经过对数变换后呈正态分布的资料，也可用于变量值之间呈倍数或近似倍数变化（等比关系）的资料，如抗体的平均滴度、药物的平均效价等。

几何均数的计算方法有直接法和加权法。这里只介绍直接法。

当样本量较小（一般 $n<30$）时，是 n 个观察值乘积的 n 次方根。计算公式为：

$$G=\sqrt[n]{x_1\cdot x_2\cdots x_n}=\lg^{-1}\left(\frac{\lg x_1+\lg x_2+\cdots+\lg x_n}{n}\right)=\lg^{-1}\left(\frac{\sum \lg x}{n}\right) \qquad \text{公式 2-2}$$

例 2-3　有 7 份血清的抗体效价分别为 1∶5、1∶10、1∶20、1∶40、1∶80、1∶160、1∶320，求平均抗体效价。

将各抗体效价的倒数代入公式（2-2），得

$$G=\lg^{-1}\left(\frac{\sum \lg x}{n}\right)=\lg^{-1}\left(\frac{\lg 5+\lg 10+\lg 20+\lg 40+\lg 80+\lg 160+\lg 320}{7}\right)=40$$

故 7 份血清的平均抗体效价为 1∶40。

3. 中位数与百分位数　中位数用 M 表示，将一组观察值从小到大排列，位次居中的观察值就是中位数。它常用于描述偏态分布或分布状态不明；观察值中有个别特大或特小值；一端或两端无确定数据资料的平均水平。例如，某些传染病或食物中毒的潜伏期、人体的某些特殊测定指标（如发汞、尿铅等），其集中趋势多用中位数来表示。

中位数的计算方法有直接法和加权法。这里只介绍直接法。

当样本量较小（一般 $n<30$）时，先将观察值从小到大顺序排列，当 n 为奇数时位置居中的那个观察值即是中位数；当 n 为偶数时，位置居中的两个观察值的平均数为中位数。

例 2-4　7 名患者某项心理测试得分分别为 1、3、5、8、10、12、22，求其中位数。

本例 $n=7$，为奇数，$M=8$。

若又测试了一例为 24，则 n=8，为偶数，$M = \frac{8+10}{2} = 9$。

百分位数是一个位置指标，用 P_x 表示。将一组观察值从小到大排列，一个百分位数 P_x 将全部观察值分为两部分，理论上有 $x\%$ 的观察值比它小，有 $(100-x)\%$ 的观察值比它大。故百分位数是一个界值。中位数实际上是一个特定的百分位数，即 P_{50}。第 5，第 25，第 75，第 95 百分位数分别记为 P_5，P_{25}，P_{75}，P_{95}，是统计学上常用的指标。

对于任何分布的资料都可以用中位数反映平均水平。中位数不受个别特大或特小值的影响，只受位置居中的观察值波动的影响。若资料呈对称或正态分布，理论上讲，中位数应和算术均数相等。百分位数用于描述一组资料在某百分位置上的水平，常用于医学参考值范围的估计。

（三）描述离散趋势的指标

平均水平指标仅描述了一组数据的集中趋势，可以作为总体的一个代表值。由于变异的客观存在，还需要描述资料的离散程度或变异情况，只有把集中趋势指标和离散趋势指标结合起来才能全面反映计量资料的分布特征。

1. 全距　亦称极差，全距用 R 表示，是一组资料的最大与最小值之差。全距越大，说明资料的离散程度越大。但全距仅考虑两端数值之间的差异，未考虑其他数据的变异情况，不能全面反映一组资料的离散程度，且不稳定易受极端值大小的影响。样本含量越大，抽到更加极端变量值的可能性就大，全距可能会越大。故全距通常与其他离散趋势指标联合使用。

2. 四分位数间距　四分位数间距用 Q 表示，若将一组资料分为四等份，上四分位数 $Q_U(P_{75})$ 和下四分位数 $Q_L(P_{25})$ 之差就是 Q。Q 值越大，说明资料的离散程度越大。通常用于描述偏态分布资料的离散程度。该指标的计算未用两端的数值，一方面比全距稳定，另一方面，若偏态分布资料的一端或两端无确切的数值，只能选择 Q 作为离散趋势指标。由于 Q 值的计算仅采用上、下四分位数，未考虑每个观察值，故也不能全面反映资料的离散趋势。

3. 方差和标准差　为了全面考虑到每一个观察值，离散情况可考虑用总体中每个观察值 x 与总体均数 μ 之差的总和（称为离均差总和）反映资料的离散程度。若计算离均差平方和，结果不为 0，但受观察例数多少的影响，为了消除这一影响，取离均差平方和的均数，称作方差。总体方差用 σ^2 表示，样本方差用 S^2 表示。

由于每一离均差都经过平方，使原来观察值的度量单位（如 cm、mmHg 等）也都变为单位的平方值。为了还原为本来的度量单位和便于解释，将方差开平方，取平方根的正值，这就是标准差。总体标准差用 σ 表示，样本标准差用 S 表示。

标准差说明计量资料的变异程度，标准差越大，说明变量值之间的变异程度越大，资料越分散，均数代表性越差；标准差越小，说明变量值之间的变异程度越小，资料越不分散，进而说明用均数反映资料的平均水平代表性越好。标准差的计算方法有直接法和加权法。这里只介绍直接法。

当样本含量较小时，可直接用原始资料计算标准差。计算公式为：

$$S = \sqrt{\frac{\sum x^2 - \frac{\left(\sum x\right)^2}{n}}{n-1}} \qquad \text{公式 2-3}$$

式中：x 为各观察值；$\sum x$ 为观察值之和；$\sum x^2$ 为观察值平方之和；n 为样本含量。

例 2-5　以例 2-2 为例，计算 5 名健康人第一小时末红细胞沉降率的标准差。

本例 $n=5$，$\sum x=30$，$\sum x^2=230$，代入（公式 2-3）得：

$$S=\sqrt{\frac{230-\frac{(30)^2}{5}}{5-1}}=3.54\ (\mathrm{mm})$$

标准差的用途概括起来有 4 个方面：反映一组观察值的离散程度，标准差小，离散程度小，均数的代表性好；用于计算变异系数；计算标准误；结合均值与正态分布的规律估计医学参考值的范围。

4. 变异系数　变异系数用 CV 表示。用于比较度量单位不同或均数相差悬殊的两组（或多组）资料的变异程度。计算公式为：

$$CV=\frac{S}{\bar{x}}\times 100\%\qquad \text{公式 2-4}$$

例 2-6　通过同一心理测试，一年级（7 岁）学生的平均分为 60 分，标准差为 5.95 分，五年级（11 岁）学生的平均分为 85 分，标准差为 6.02 分，试比较两个年级学生的心理测试分数的变异程度。

一年级　$CV=\frac{5.95}{60}\times 100\%=9.92\%$

五年级　$CV=\frac{6.02}{85}\times 100\%=7.08\%$

> **考点提示**
> 数值变量资料统计描述的常用指标

故一年级学生心理测试分数的变异程度比五年级学生心理测试分数的变异程度大。

三、分类变量资料的统计描述

（一）常用相对数指标

分类变量资料经整理汇总以后得到的通常为绝对数，如发病人数、治愈人数、阳性人数等。绝对数仅能反映研究对象的基本信息，在进行资料之间的对比和分析时往往带来不便。因此，在计数资料的分析中常将绝对数处理为相对数之后再做比较。

用相对数描述分类变量的水平可以消除由于基数不同导致不同资料间的不可比性，如甲、乙两地某病的发生例数分别为 100 例和 150 例，仅从发病例数难以比较两地的发病严重程度，如果已知两地的人口数分别为 125 000 人和 200 000 人。可得出两地的发病率分别为 0.80‰和 0.75‰，就容易判断出甲地的发病情况比乙地严重。常用的相对数有率、构成比、相对比三种。

1. 率　率是频率指数，以反映某事物或现象发生的频率和强度。计算公式为：

$$\text{率}=\frac{\text{发生某现象的观察单位数}}{\text{可能发生某现象的观察单位总数}}\times k\qquad \text{公式 2-5}$$

式中 k 为比例基数，可以根据习惯用法和观察例数等选择百分率（%）、千分率（‰）、万分率（1/万）或 10 万分率（1/10 万）等计算。习惯上一般病死率、治愈率用百分率，出生率、死亡率用千分率，恶性肿瘤死亡率用万分率或十万分率。

例 2-7　某地 40 岁以上人口有 37 331 人，因患恶性肿瘤而死亡的有 74 人，求 40 岁以下恶性肿瘤死亡率。

$$\text{恶性肿瘤死亡率} = \frac{74}{37\ 331} \times 100\ 000 = 198.2/10\ \text{万}$$

2. 构成比　说明事物内部各组成部分所占全部的比重或比例。常以百分数表示，故又称百分比，计算公式为：

$$\text{构成比} = \frac{\text{事物内部某一组成部分的观察单位数}}{\text{事物内部各部分观察单位总数}} \times (100\%) \qquad \text{公式 2-6}$$

例 2-8　某医生积累了某地两年来药物不良反应资料，汇总整理如表 2-2，试分析几种药物不良反应病人的分布情况。

表 2-2　某地两年来部分药物不良反应情况统计表

药品种类 (1)	初期观察人数 (2)	不良反应人数 (3)	发生率(%) (4)	构成比(%) (5)
抗感染药	800	16	2.00	10.26
中成药	780	64	8.21	41.02
循环系统药	322	40	12.42	25.64
其他药	1800	36	2.00	23.08
合计	3702	156	4.21	100.00

欲了解药物不良反应发生的水平和程度，根据(公式 2-5)，用各种类药物不良反应人数除以对应初期观察人数，得出表 2-3 第四栏“发生率”。可见，循环系统药不良反应发生率最高，达到 12.42%。

欲了解发生药物不良反应的人中各种药物不良反应的比重，根据(公式 2-6)，用药物不良反应发生人数除以药物不良反应总人数，得出表 2-3 第五栏“构成比”。可见，四类药物中以中成药不良反应构成比最大，说明中成药发生不良反应的病人在所有发生药物不良反应的病人中分布最多，占 41.02%。

3. 相对比　指两个有关指标之比，用来描述两者的相对水平，用以说明一个指标是另一个指标的几倍或几分之几。两个指标可以是绝对数、相对数或平均数；可以性质相同，如不同年份某地某病死亡率之比，也可以性质不同，如某医院医护人员数与病床数之比。计算公式为：

$$\text{相对比} = \frac{\text{甲指标}}{\text{乙指标}}(\text{或} \times 100\%) \qquad \text{公式 2-7}$$

计算相对比时，如果甲指标高于乙指标，计算结果大于 1 多用倍数表示，说明甲是乙的几倍；如果甲指标低于乙指标，计算结果小于 1 多用百分数表示，说明甲是乙的百分之几。

例 2-9　某地 1999 年城市新生儿死亡率为 4.69‰，农村新生儿死亡率为 14.52‰，试计算相对比。

$$\text{相对比} = \frac{14.52}{4.69} = 3.1(\text{倍})$$

说明农村新生儿死亡率是城市新生儿死亡率的 3.1 倍；如果用以下方式计算相对比，得：

$$\text{相对比} = \frac{4.69}{14.52} \times 100\% = 32.3\%$$

说明城市新生儿死亡率是农村新生儿死亡率的 32.3%。

(二)应用相对数的注意事项

1. 分母不宜过小 由于相对数是计算两个有联系指标的比值得到的,只有当分母足够大时,结果才比较稳定,能够正确反映实际情况。当观察例数过少时,不适合计算相对数,而要用绝对数表示。例如,某医师用新疗法治疗两名肝癌患者,一例有效,如果报道其有效率为 50%,显然是不可靠的。

2. 不能以构成比代替率 构成比说明事物内部各组成部分所占的比重,它不能用来说明单位时间内某现象发生频率的大小。要回答某现象在单位时间内是否容易发生,应计算率的指标。

3. 正确计算总体率 要计算表 2-2 的药物不良反应总率时,应当用合计的药物不良反应人数除以总人数,即 156/3702 × 100%=4.21%,而不能用各年龄组的患病率相加后平均的方法求总率。

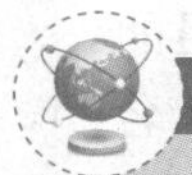

知识链接

率的标准化法

在医学科研或社区护理工作中,当比较的两组或多组对象内部构成(如年龄、性别、工龄、病情轻重、病程长短等)不同,且影响到分析结果时,直接比较两个合计率是不合理的,可以用率的标准化法加以校正,采用某影响因素的统一标准构成以消除构成不同对合计率的影响,使资料间具有可比性,经标准化后的率称为标准化率。标准化率只能表明相互比较资料间的相对水平,而不代表其实际水平。如果各年龄组对应的率出现明显交叉,如低年龄组死亡率甲地高于乙地,而高年龄组则甲地低于乙地,此时宜分别比较各年龄组死亡率,而不用标准化法进行比较。如果是抽样研究资料,两样本标准化率的比较也应作假设检验。

4. 注意资料的可比性 资料的可比性是指在作两组或多组资料比较时,除处理因素以外,其他对结果有影响的非处理因素在各组间应尽可能相同或相近。主要是保证所比较资料的内部构成要相同,若内部构成不同,则不能直接进行总率比较,只能分性别、分年龄别进行率的比较,或进行率的标准化后再作对比。

5. 假设检验的应用 样本率或构成比的比较应进行假设检验样本率或构成比是由抽样得到的,可能存在抽样误差,所以样本率或构成比比较时,不能仅凭借数值相差的大小下结论,应进行假设检验。

考点提示

分类变量资料统计描述的常用指标

四、数值变量资料的统计推断

(一)假设检验的基本思想和基本步骤

假设检验是统计推断的核心,其目的是比较总体参数之间有无差别。

例 2-10 通过以往大量调查,已知某地 45~60 岁男子平均收缩压为 126mmHg。今随机抽取该地某单位 25 名 45~60 岁男子,测得其平均收缩压为 131mmHg,标准差为 20mmHg,问该单位男子平均收缩压是否比以往人群高?

该样本某单位 45~60 岁男子收缩压均值与已知以往大量调查的 45~60 岁男子收缩压均值不同,差异的来源有两种可能:一是由于抽样误差所致;二是该样本所代表的某单位

45~60 岁男子总体收缩压均数与当地以往 45~60 岁男子收缩压均值不同。究竟是哪一种可能引起的呢?可以通过假设检验来判断。

1. 建立假设,确定检验水准 检验假设有两种:一种是无效假设,或称为零假设,记作 H_0,即假设差异是由于抽样误差所致,总体参数相同,在例 2-10 中,指该单位 45~60 岁男子的总体收缩压均值与当地以往 45~60 岁男子的总体收缩压均值相等($\mu=\mu_0$);另一种是备择假设,记作 H_1,即差异不是由于抽样误差所致,总体参数不同($\mu\neq\mu_0$ 或 $\mu>\mu_0$ 或 $\mu<\mu_0$)。如果根据专业知识,μ 既可能大于 μ_0 也可能小于 μ_0,则这种检验称为双侧检验;若认为 μ 只可能大于 μ_0 或只可能小于 μ_0,称这种检验为单侧检验。如果根据专业知识不能确定单侧的情况时应采用双侧检验。

确定检验水准亦称显著性水准,用希腊字母 α 表示。实践中常取 0.05 或 0.01,它将小概率事件具体化,即规定概率不超过 α 就是小概率。

2. 选定检验方法,计算检验统计量 根据研究设计类型、资料特征和统计推断的目的,选用适当的检验方法和计算公式。假设检验的具体方法通常以选定的检验统计量来命名,如 t 检验、u 检验、F 检验和 χ^2 检验。实际应用时,应注意各种检验方法的适用条件。本例 t=1.25。

3. 确定概率值 P P 值的含义是指从 H_0 所规定的总体中做随机抽样,获得等于及大于(或等于及小于)现有样本的检验统计量值的概率。本例查附表 2-1(t 界值表),得 $t_{0.05/2,24}$=2.064>1.25,P>0.05。

4. 做出统计推断 假设检验的统计推断是对“H_0 是否真实”做出判断。这种判断是通过比较 P 值与检验水准 α 的大小来进行的。当 $P\leqslant\alpha$ 时,按所取检验水准 α,拒绝 H_0,接受 H_1,可以认为差异有统计学意义,两总体均数不相等;当 $P\geqslant\alpha$ 时,按所取的检验水准 α,不拒绝 H_0,差异无统计学意义,尚不能认为两总体均数不相等。然后结合实际资料作出专业结论。

本例按 α=0.05,不拒绝 H_0,差异无统计学意义,尚不能认为该单位 45~60 岁男子总体收缩压均数与当地以往 45~60 岁男子收缩压均值不同。

(二) 样本均数与总体均数的比较

计量资料的假设检验中,最简单、最常用的方法是 t 检验,样本均数与总体均数比较的 t 检验,又称单个样本 t 检验(one sample t test),适用于样本均数与已知总体均数 μ_0 的比较,其比较的目的是检验样本均数 $\bar{x}$ 所代表的总体均数 μ 是否与已知总体均数 μ_0 有差别。已知总体均数 μ_0 一般为标准值、理论值或经大量观察得到的较稳定的指标值。单个样本 t 检验的应用条件:总体标准差未知且 n 较小;样本来自正态总体。其统计量 t 值的计算公式为:

$$t=\frac{\bar{x}-\mu_0}{S_{\bar{x}}}=\frac{\bar{x}-\mu_0}{S/\sqrt{n}} \qquad \text{公式 2-8}$$

$$\nu=n-1$$

其中 S 为样本标准差,n 为样本量。

例 2-11 对例 2-10 作 t 检验。

(1) 建立假设,确定检验水准

H_0:$\mu=\mu_0$,即该样本所代表的某单位 45~60 岁男子总体收缩压均数与当地以往 45~60 岁男子收缩压均值相同;

H_1:$\mu\neq\mu_0$,即该样本所代表的某单位 45~60 岁男子总体收缩压均数与当地以往 45~60 岁男子收缩压均值不同。

$\alpha = 0.05$

(2) 选定检验方法,计算检验统计量

$$t = \frac{\bar{x} - \mu_0}{S_{\bar{x}}} = \frac{\bar{x} - \mu_0}{S/\sqrt{n}} = \frac{131 - 126}{20/\sqrt{25}} = 1.25$$

$$\nu = n - 1 = 25 - 1 = 24$$

(3) 确定概率值 P: 查附表 2-1(t 界值表),得 $t_{0.05/2,24} = 2.064$,本例,$t = 1.25$,$t < t_{0.05/2,24}$,$P > 0.05$。

(4) 做出统计推断:按 $\alpha = 0.05$,不拒绝 H_0,差异无统计学意义,尚不能认为该单位 45~60 岁男子总体收缩压均数与当地以往 45~60 岁男子收缩压均值不同。

(三) 两独立样本均数的比较

两独立样本 t 检验(two independent sample t-test),又称成组 t 检验,它适用于完全随机设计的两样本均数的比较,其目的是检验两样本所来自总体的均数是否相等。完全随机设计是将受试对象随机地分配到两组中,每组对象分别接受不同的处理,分析比较两组的处理效应。

两独立样本 t 检验要求两样本所代表的总体均服从正态分布,且两总体方差 $\sigma_1^2 = \sigma_2^2$ 即方差齐性(homogeneity of variance)。若两总体方差不等,即方差不齐,可采用 t' 检验或进行变量变换或用秩和检验方法处理。

两独立样本 t 检验是假设两总体均数相等,即 H_0:$\mu_1 = \mu_2$,也可表述为 $\mu_1 - \mu_2 = 0$,这里可将两样本均数的差值 $\overline{x_1} - \overline{x_2}$ 看成一个统计量,$S_{\overline{x_1} - \overline{x_2}}$ 就是两样本均数差值的标准误,则在 H_0 成立的条件下,两独立样本均数 t 检验可视为样本均数 $\overline{x_1} - \overline{x_2}$ 与已知总体均数 $\mu_1 - \mu_2 = 0$ 的单个样本 t 检验,其统计量 t 值的计算公式为:

$$t = \frac{|(\overline{x_1} - \overline{x_2}) - (\mu_1 - \mu_2)|}{S_{\overline{x_1} - \overline{x_2}}} = \frac{|\overline{x_1} - \overline{x_2}|}{S_{\overline{x_1} - \overline{x_2}}} \qquad \text{公式 2-9}$$

$$\nu = n_1 + n_2 - 2$$

其中

$$S_{\overline{x_1} - \overline{x_2}} = \sqrt{S_c^2\left(\frac{1}{n_1} + \frac{1}{n_2}\right)} \qquad \text{公式 2-10}$$

$$S_c^2 = \frac{\sum x_1^2 - \frac{\left(\sum x_1\right)^2}{n_1} + \sum x_2^2 - \frac{\left(\sum x_2\right)^2}{n_2}}{n_1 + n_2 - 2} \qquad \text{公式 2-11}$$

S_c^2 称为合并方差(pooled variance),公式(2-11)可用于已知两样本观察值原始资料时计算,当两样本标准差 S_1 和 S_2 已知时,合并方 S_c^2 为:

$$S_c^2 = \frac{(n_1 - 1)S_1^2 + (n_2 - 1)S_2^2}{n_1 + n_2 - 2} \qquad \text{公式 2-12}$$

例 2-12 分别测得 15 名健康人和 13 名Ⅲ度肺气肿病人痰液中 α_1 抗胰蛋白酶含量(g/L),结果如表 2-3 所示,问健康人与Ⅲ度肺气肿病人痰液中 α_1 抗胰蛋白酶含量是否不同?

(1) 建立假设,确定检验水准

H_0:$\mu_1 = \mu_2$,即健康人与Ⅲ度肺气肿病人 α_1 抗胰蛋白酶含量相同;

H_1:$\mu_1 \neq \mu_2$,即健康人与Ⅲ度肺气肿病人 α_1 抗胰蛋白酶含量不同。

表 2-3 健康人与Ⅲ度肺气肿患者 α_1 抗胰蛋白酶含量(g/L)

编号	健康人	编号	Ⅲ度肺气肿病人
1	2.7	1	3.6
2	2.2	2	3.4
3	4.1	3	3.7
4	4.3	4	5.4
5	2.6	5	3.6
6	1.9	6	6.8
7	1.7	7	4.7
8	0.6	8	2.9
9	1.9	9	4.8
10	1.3	10	5.6
11	1.5	11	4.1
12	1.7	12	3.3
13	1.3	13	4.3
14	1.3		
15	1.9		

$\alpha=0.05$

(2) 选定检验方法,计算检验统计量

$$S_c^2=\frac{(n_1-1)S_1^2+(n_2-1)S_2^2}{n_1+n_2-2}=\frac{(15-1)\times 1.01^2+(13-1)\times 1.11^2}{15+13-2}=1.12$$

$$S_{\overline{x_1}-\overline{x_2}}=\sqrt{S_c^2\left(\frac{1}{n_1}+\frac{1}{n_2}\right)}=\sqrt{1.12\times\left(\frac{1}{15}+\frac{1}{13}\right)}=0.4$$

$$t=\frac{|\overline{x_1}-\overline{x_2}|}{S_{\overline{x_1}-\overline{x_2}}}=\frac{|2.07-4.32|}{0.4}=5.63$$

$\nu=n_1+n_2-2=15+13-2=26$

(3) 确定概率值 P:查表 2-4t 界值表,得 $t_{0.05/2,26}=2.056$,本例,$t=5.63$,$t>t_{0.05/2,26}$,$P<0.05$。

表 2-4 t 界值表

自由度 ν	概率 P				
	单侧	0.05	0.025	0.01	0.005
	双侧	0.10	0.05	0.02	0.01
1		6.314	12.706	31.821	63.657
2		2.920	4.303	6.965	9.925
3		2.353	3.182	4.541	5.841
4		2.132	2.776	3.747	4.604
5		2.015	2.571	3.365	4.032
6		1.943	2.447	3.143	3.707

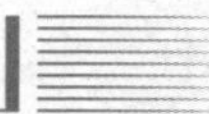

续表

自由度 ν	概率 P 单侧	0.05	0.025	0.01	0.005
	双侧	0.10	0.05	0.02	0.01
7		1.895	2.365	2.998	3.499
8		1.860	2.306	2.896	3.355
9		1.833	2.262	2.821	3.250
10		1.812	2.228	2.764	3.169
11		1.796	2.201	2.718	3.106
12		1.782	2.179	2.681	3.055
13		1.771	2.160	2.650	3.012
14		1.761	2.145	2.624	2.977
15		1.753	2.131	2.602	2.947
16		1.746	2.120	2.583	2.921
17		1.740	2.110	2.567	2.898
18		1.734	2.101	2.552	2.878
19		1.729	2.093	2.539	2.861
20		1.725	2.086	2.528	2.845
21		1.721	2.080	2.518	2.831
22		1.717	2.074	2.508	2.819
23		1.714	2.069	2.500	2.807
24		1.711	2.064	2.492	2.797
25		1.708	2.060	2.485	2.787
26		1.706	2.056	2.479	2.779
27		1.703	2.052	2.473	2.771
28		1.701	2.048	2.467	2.763
29		1.699	2.045	2.462	2.756
30		1.697	2.042	2.457	2.750
40		1.684	2.021	2.423	2.704
50		1.676	2.009	2.403	2.678
60		1.671	2.000	2.390	2.660
70		1.667	1.994	2.381	2.648
80		1.664	1.990	2.374	2.639
90		1.662	1.987	2.368	2.632
100		1.660	1.984	2.364	2.626
200		1.653	1.972	2.345	2.601
500		1.648	1.965	2.334	2.586
∞		1.645	1.960	2.326	2.576

(4) 做出统计推断：按 $\alpha=0.05$，拒绝 H_0，接受 H_1，差别有统计学意义，可以认为健康人与Ⅲ度肺气肿病人 α_1 抗胰蛋白酶含量不同。

五、分类变量资料的统计推断

分类变量资料的假设检验中，最常用的是卡方(χ^2)检验，卡方检验常用于检验两个或多个样本率(或构成比)之间有无差别。这里只介绍两个样本率(或构成比)之间的比较，即四格表资料的 χ^2 检验。

(一) 四格表资料 χ^2 检验的基本公式

例 2-13　某医院用两种疗法治疗慢性支气管炎，中西药结合组治疗 100 例，治愈 48 例；西药组治疗 120 例，治愈 40 例，结果见表 2-5。问两种疗法对慢性支气管炎的治愈率是否不同？

表 2-5　两种疗法治疗慢性支气管炎的治愈率比较

组别	治愈人数	未治愈人数	合计	治愈率(%)
中西药结合组	48(40)	52(60)	100	48.0
西药组	40(48)	80(72)	120	33.3
合计	88	132	220	40.0

48	52
40	80

1. χ^2 检验的基本思想　表 2-4 内有 4 个格子的数据是基本数据，其余数据都是由这 4 个基本数据计算得来的，这种资料称为四格表(fourfold table)资料。χ^2 检验的检验统计量为 χ^2，其基本公式为：

$$\chi^2=\sum\frac{(A-T)^2}{T}$$　公式 2-13

自由度为：　$\nu=(\text{行数}-1)(\text{列数}-1)$　公式 2-14

式中 A 为实际频数，如上例中的 4 个基本数据就是实际频数；T 为理论频数，是根据假设检验 $H_0:\pi_1=\pi_2$ 推算出来的。表 2-6 资料中无效假设为两种疗法的治愈率相同，都等于合计的治愈率 40%(88/220)。据此，中西药结合组治疗 100 人，理论上应该有 100×40.0%=40 人治愈；西药组治疗 120 人，理论上应该有 120×40.0%=48 人治愈，由此可得出理论频数 T 的计算公式：

$$T_{RC}=\frac{n_R n_C}{n}$$　公式 2-15

式中 T_{RC} 为第 R 行(row)第 C 列(column)的理论频数，n_R 为相应行的合计，n_C 为相应列的合计，n 为总例数。按公式 2-15，计算表 2-6 中的理论频数：

第 1 行第 1 列格子的理论频数　$T_{11}=\frac{100\times 88}{220}=40$

第 1 行第 2 列格子的理论频数　$T_{12}=\frac{100\times 132}{220}=60$

第 2 行第 1 列格子的理论频数　$T_{21}=\frac{120\times 88}{220}=48$

第 2 行第 2 列格子的理论频数　$T_{22}=\frac{120\times 132}{220}=72$

由公式2-13可以看出，χ^2反映了实际频数和理论频数的吻合程度。若假设检验H_0成立，实际频数与理论频数的差值会很小，则χ^2也会较小；反之，若假设检验H_0不成立，实际频数与理论频数就会相差较大，则χ^2也会较大。由公式2-13还可以看出，χ^2值的大小还取决于$\frac{(A-T)^2}{T}$个数的多少（自由度的大小）。由于各$\frac{(A-T)^2}{T}$均是正值，故自由度ν愈大，χ^2也会愈大；所以只有考虑了自由度ν的影响，χ^2值才能正确地反映实际频数A和理论频数T的吻合程度。

2. 四格表资料χ^2检验的基本步骤

(1) 建立假设，确定检验水准

H_0：$\pi_1=\pi_2$，即中西药结合组和西药组治愈率相同；

H_1：$\pi_1\neq\pi_2$，即中西药结合组和西药组治愈率不同。

$\alpha=0.05$

(2) 选定检验方法，计算检验统计量

$$\chi^2=\sum\frac{(A-T)^2}{T}=\frac{(48-40)^2}{40}+\frac{(52-60)^2}{60}+\frac{(40-48)^2}{48}+\frac{(80-72)^2}{72}=4.89$$

ν=(行数 -1)(列数 -1)=1

(3) 确定概率值P：查χ^2界值表，得$\chi^2_{0.05,1}=3.84$，本例，$\chi^2=4.89$，$\chi^2>\chi^2_{0.05,1}$，$P<0.05$。

(4) 做出统计推断：按$\alpha=0.05$，拒绝H_0，接收H_1，差异有统计学意义，可以认为两种疗法对慢性支气管炎的治愈率不同。

（二）四格表资料χ^2检验的专用公式

对四格表资料进行χ^2检验，还可用专用公式求χ^2值，省去求理论频数的过程，以简化运算。专用公式为：

$$\chi^2=\frac{(ad-bc)^2n}{(a+b)(c+d)(a+c)(b+d)}$$ 公式2-16

式中，a、b、c、d分别为四格表的四个实际频数，总例数$n=a+b+c+d$。

例2-14 对例2-13用四格表资料专用公式进行χ^2检验。

将数据代入公式2-16得

$$\chi^2=\frac{(48\times80-52\times40)^2\times220}{100\times120\times88\times132}=4.89$$

计算结果与公式2-13计算结果相同。

（三）四格表资料χ^2检验的校正公式

利用公式2-13与公式2-16算得的χ^2值在$n>40$且所有理论频数$T\geqslant5$时是准确的；而当$n>40$但$1<T<5$时，χ^2需做连续性校正。四格表资料χ^2检验基本公式的校正公式为公式2-17，专用公式的校正公式为公式2-18。当$n<40$或$T<1$时，用Fisher确切概率法。

$$\chi^2=\sum\frac{(|A-T|-0.5)^2}{T}$$ 公式2-17

$$\chi^2=\frac{\left(|ad-bc|-\frac{n}{2}\right)^2n}{(a+b)(c+d)(a+c)(b+d)}$$ 公式2-18

考点提示

常用的统计推断方法

六、常用统计表和统计图

统计表和统计图是统计描述的重要方法。医学科学研究资料经过整理和计算各种统计指标后，所得结果除了用适当的文字说明外，常将统计资料及其指标以表格列出（称为统计表，statistical tables），或将统计资料形象化，利用点的位置、线断的升降、直条的长短或面积的大小等形式直观表示事物间的数量关系（称为统计图，statistical graph）。统计表与统计图可以代替冗长的文字叙述，表达清楚，对比鲜明。

（一）统计表

1. 统计表的结构　统计表外观由标题、标目、线条、数字和备注等部分组成。

（1）标题：简明扼要地说明表的中心内容，必要时注明研究事物现象发生的时间、地点等。标题一般写在表的正上方。

（2）标目：即表内所列的项目，分横标目和纵标目两种。横标目位于表的左侧，用来指明表内同一横行数字的含义，它在表中作主语，表示被研究事物。纵标目则用来指明表内同一纵列数字的含义，它在表中作谓语，表示被研究事物的各项统计指标。如果将横、纵标目连在一起阅读，可以组成一句完整而通顺的话。此外还要求标目的文字应简明，有单位的应给予注明。

（3）线条：一般采用三横线表，即顶线、底线和标目线，不得使用竖线和斜线。如果某些标目或数据需要分层表示，可用短横线分隔。

（4）数字：表内数字一律用阿拉伯数字表示，同一指标的小数位数保留、单位和精度应一致，上下位次要对齐，表内不留空格。缺省数据用“…”表示，不存在数据用“–”表示，数值零用“0”表示。

（5）备注：是对表的内容所做的补充说明，一般不列入表内，必要时可用“*”号标出，写在表的下面。

统计表分为简单表和复合表两种，简单表由一组横标目和一组纵标目组成，见表 2-6。复合表主语按两种或两种以上的标志分组，见表 2-7。

表 2-6　2001 年某省不同地区的卫生系统反应性评分比较

地区	调查人数	评分均值
省会城市	333	703.63
一般城市	152	507.15
县及乡村	971	679.06
合计	1456	666.73

表 2-7　2001 年某省不同地区、不同性别的卫生系统反应性评分比较

地区	男		女	
	调查人数	评分均值	调查人数	评分均值
省会城市	217	706.60	116	698.07
一般城市	100	517.15	52	487.92
县及乡村	371	669.88	600	684.74
合计	688	659.26	768	673.43

2. 统计表的编制原则　①重点突出，简单明了。即一张表一般包括一个中心内容，使

人一目了然,不要包罗万象。②主谓分明,层次清楚。即主语和谓语的位置一般不要错乱,标目安排及分组层次要清楚,并且要符合专业知识结构要求。③数据表达规范、文字和线条尽量从简。

(二) 统计图

统计图是用几何图形的位置、大小、长短、面积等特征来表现数据信息,将数据形象化。

1. 统计图的结构　统计图的形式多种多样,通常由5部分组成:①标题:概括图的内容,应简明确切,一般置于图域的下方。一篇文献中有多幅统计图时,标题前应标注序号。②图域:即制图空间,从视觉舒适度出发,图域的长宽比例一般为7∶5。③标目:统计图一般有横轴和纵轴。纵轴的左侧和横轴的下方分别放置纵标目和横标目,并指明纵、横轴表示的指标与单位。④刻度:常用算术尺度和对数尺度,刻度值一般标注于纵轴外侧和横轴上侧。⑤图例:对于较复杂的统计图,常用图例来说明图中不同线条或颜色所表达的内容。图例一般放置在横标目的下方,图域中若有较多的空间,亦可放在图域中。

2. 常用统计图的种类及绘制要求　按图示形式有直条图、百分条图、圆图、普通线图、半对数线图、直方图和散点图等。应根据资料的性质和分析目的选择适当的图形。

(1) 直条图:直条图是用等宽直条(柱)的长短表示指标值的大小,适用于彼此相互独立的现象间相同指标的比较。直条尺度必须从0开始,各直条宽度相等。直条可横放或竖放。根据表2-8绘制成直条图如图2-2。

表2-8　1995年三城市婴儿死亡率

城市	婴儿死亡率(‰)
长春	16.01
吉林	21.03
松源	35.86

(2) 构成图:用于表示全体中各部分的比重,适用于构成比资料,常用的构成图有圆图和百分条图。根据表2-9绘制成圆图如图2-3,根据表2-10绘制成百分条图如图2-4。

表2-9　某医院2004年收治传染病构成比(%)

传染病类型	构成比(%)	传染病类型	构成比(%)
肠道	59.49	虫媒	5.06
呼吸	21.52	其他	3.80
血液	10.13		

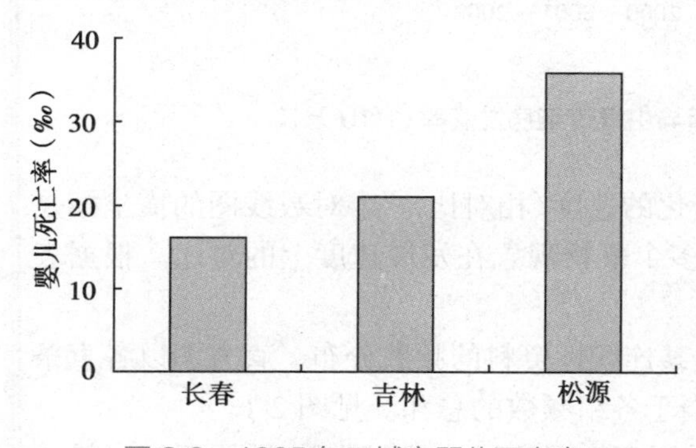

图2-2　1995年三城市婴儿死亡率

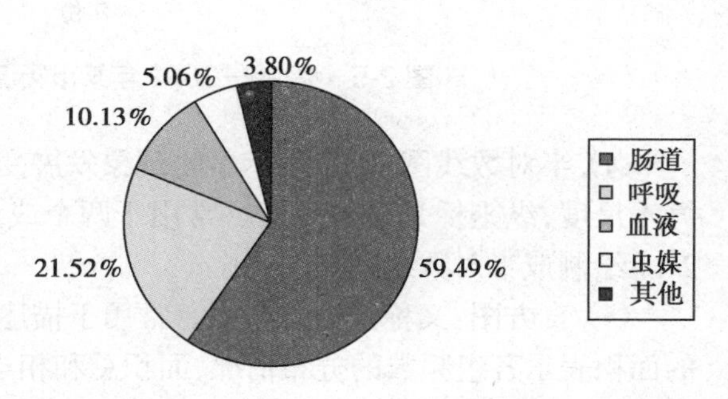

图2-3　某医院2004年收治传染病构成比(%)

表 2-10 某医院 2000 年与 2004 年收治传染病构成比(%)

传染病类型	2000 年	2004 年	传染病类型	2000 年	2004 年
肠道	44.59	59.49	虫媒	3.61	5.06
呼吸	20.48	21.52	其他	3.61	3.80
血液	27.71	10.13			

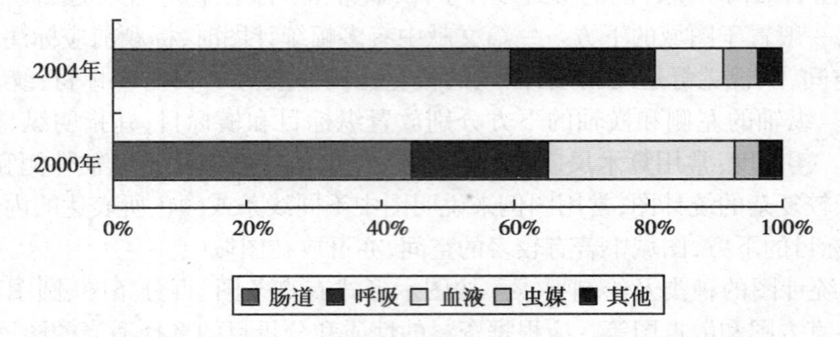

图 2-4 某医院 2000 年与 2004 年收治传染病构成比(%)

(3) 线图:用线段的升降来描述某指标随时间或条件而变动的趋势,或某现象随另一现象变迁的情况。根据表 2-11 绘制成线图如图 2-5。

表 2-11 1995—2002 年某市肠道与虫媒传染病发病率(1/10 万)

年份	肠道传染病	虫媒传染病	年份	肠道传染病	虫媒传染病
1995	109.15	12.18	1999	76.46	7.91
1996	99.89	8.75	2000	61.01	6.72
1997	90.40	8.28	2001	59.47	6.51
1998	83.04	8.54	2002	53.47	6.61

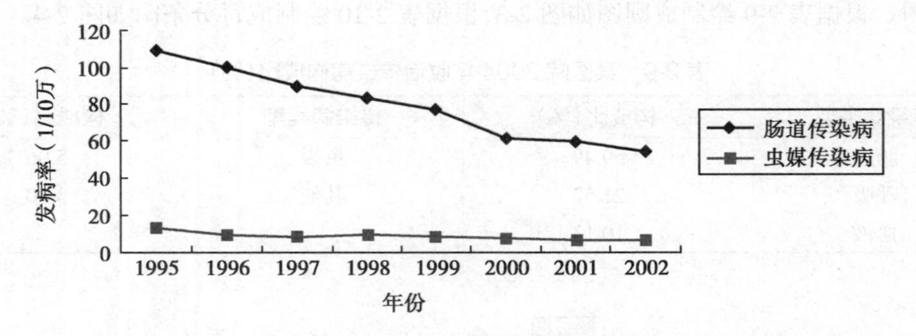

图 2-5 1995—2002 年某市肠道与虫媒传染病发病率(1/10 万)

(4) 半对数线图:用于表示事物现象发展变化的速度(相对比)。半对数线图的横坐标是算术尺度,纵坐标是对数尺度。常用于两个或多个事物现象在发展速度上的对比。根据表 2-11 绘制成半对数线图如图 2-6。

(5) 直方图:又称频数分布图。常用于描述某连续性资料的频数分布。直方图以各直条的面积表示各组频数的分布情况,面积总和相当于各组频数的总和。见图 2-1。

(6) 散点图:是用点的密集程度和趋势表示两事物现象间的相互关系,适用于双变量统

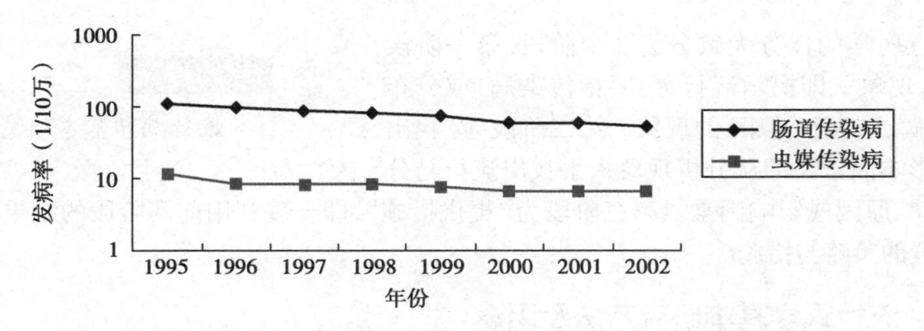

图 2-6 1995-2002 年某市肠道与虫媒传染病发病率（1/10 万）

计分析资料。根据表 2-12 绘制成散点图如图 2-7。

表 2-12 10 例糖尿病患者血糖浓度与胰岛素水平的关系

血糖（mmol/L）	6.44	7.88	8.49	9.21	10.16	15.82	11.38	12.21	12.49	14.54
胰岛素（mU/L）	25.1	19.8	23.2	24.4	22	11.2	16.8	15.2	13.7	16.7

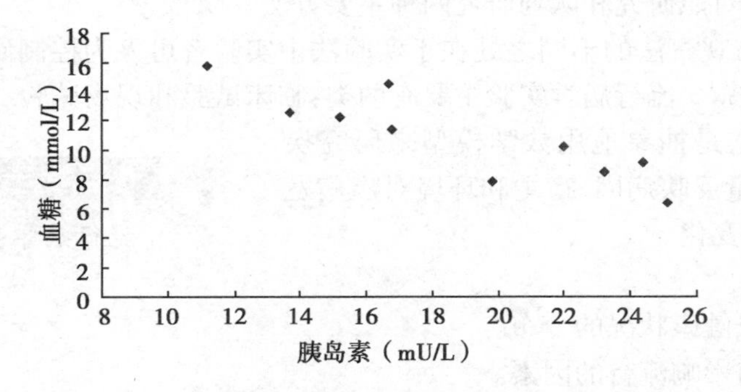

图 2-7 10 例糖尿病患者血糖浓度与胰岛素水平的关系

第二节 流行病学基础知识

案例

某医生对肥胖与高血压的关系进行了队列研究，其中肥胖组 100 人，冠心病发病人数 25 人；非肥胖组 100 人，冠心病发病人数 9 人，全人群的冠心病发病率为 18.8%。

请问：1. 该案例应用了哪种流行病学研究方法？

2. 将该资料整理成相应的资料归纳整理表。

3. 肥胖与冠心病之间是否存在统计学关联？如果存在，关联强度有多大？

一、流行病学的基本概念与任务

流行病学的定义是随时代的发展和医学模式的转变而发展的。我国流行病学家根据现代医学卫生实践，对流行病学所下的定义是：“流行病学是研究人群中疾病与健康状况的分布及其影响因素，并研究防制疾病及促进健康的策略和措施的科学。”

流行病学的任务大致分为3个阶段，第一阶段为“揭示现象”，即揭示流行（主要指传染病）或分布（其他疾病、伤害和健康）的现象。第二阶段为“找出原因或影响因素”，即从分析现象入手找出流行与分布的规律、原因或影响因素。第三阶段为“提供措施”，即合理利用前两阶段的结果，找出预防或处置的策略与措施。

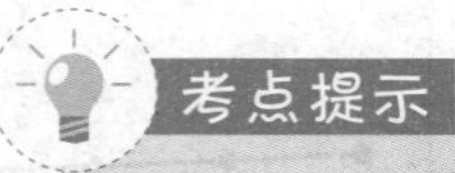

流行病学基本概念

二、流行病学基本研究方法及用途

（一）基本研究方法

1. 观察法

（1）描述性研究：是流行病学研究的基础。通过描述疾病和健康状况在人群中的分布，为建立病因假设提供线索，为疾病防治提出重点地区、时间和人群，亦为制定卫生决策提供参考。描述性研究中常用的方法有：现况研究、筛检和生态学研究。

（2）分析性研究：对描述性研究提出的病因或流行因素的假设进行进一步分析检验的研究方法。包括病例对照研究和队列研究两种主要方法。

2. 实验法　与观察法的不同之处在于实验法中实验者可人为控制研究因素的条件，因而结果更为真实可靠。流行病学实验主要有两类：临床试验和现场试验。

3. 数理法　它是抽象地用数学模型来研究疾病流行的规律，定量反映病因、宿主和环境对疾病发生的影响及其动态变化。

考点提示

流行病学基本研究方法

（二）用途

1. 描述疾病或健康状况的分布。
2. 探讨病因与影响流行的因素。
3. 临床诊断、治疗和估计预后。
4. 疾病监测。
5. 卫生政策和策略的制定和评估。

三、常用指标

（一）发病率

1. 定义　发病率表示在一定期内、一定人群中某病新病例出现的频率。公式为：

$$发病率=\frac{一定期间内某人群中某病新病例数}{同时期暴露人口数}\times k \qquad 公式\ 2\text{-}19$$

式中 k=100%，1000/千，或10 000/万，……分子是一定期间内的新发病人数。若在观察期间内一个人多次患病时，则应多次计为新发病例数，如流感、腹泻等。对发病时间难确定的一些疾病可将初次诊断时间作为发病时间。分母中所确定的暴露人口是指可能会发生该病的人群，对那些不可能患该病的人，不应计入分母。但在实际工作中，描述某些地区的某病发病率时，分母多用该地区该时间内的平均人口。发病率可按不同特征（年龄、性别、职业、民族、种族、婚姻状况、病因等）分别计算，此即发病专率。但对比不同资料时，应进行发病率的标准化。

2. 用途　在流行病学中，可用作描述疾病的分布，通过比较某病不同人群的发病率来探讨发病因素，提出病因假说，评价防制措施的效果。

（二）患病率

1. 定义　患病率亦称现患率。是指某特定时间内总人口中，曾患有某病（新、旧病例）所占的比例。可按时间不同分为期间患病率和时点患病率。时点患病率在实际中其时间长度为不超过 1 个月。而期间患病率通常超过一个月。见公式 2-20 和公式 2-21。

$$时点患病率=\frac{某一时点一定人群中现患某病新旧病例数}{该时点人口数}\times k \qquad 公式\ 2\text{-}20$$

$$期间患病率=\frac{某观察期间一定人群中现患某病的新旧病例数}{同期的平均人口数}\times k \qquad 公式\ 2\text{-}21$$

期间患病率实际上等于某一特定期间内开始时的患病率加上该期间内的发病率。影响患病率升高、降低的原因包括：①升高的因素：病程延长、未治愈者的寿命延长、新病例增加、病例迁入、健康者迁出、诊断水平提高、报告率提高；②降低的因素：病死率增高、新病例减少、健康者迁入、病例迁出。

2. 患病率与发病率、病程的关系　当某地某病的发病率和该病的病程在相当长时间内保持稳定时，患病率、发病和病程的关系为：患病率 = 发病率 × 病程，即 $P=ID$。

3. 用途　患病率通常用来表示病程较长的慢性病的发生或流行情况。

（三）死亡率

1. 定义　死亡率表示在一定期 间内，在一定人群中，死于某病的频率，是测量人群死亡危险最常用的指标。公式为：

$$死亡率=\frac{某期间内(因某病)死亡总数}{同期平均人口数}\times k \qquad 公式\ 2\text{-}22$$

2. 用途　死于所有原因的死亡率是一种未经过调整的率，也称粗死亡率。死亡率也可按不同特征分别计算死亡专率。比较不同地区死亡率时因人口构成不同，也需要先对死亡率进行标化。死亡率是用于衡量某一时期、一个地区人群死亡危险性大小的一个指标。既可反映一个地区不同时期人群的健康状况和卫生保健工作的水平，也可为该地区卫生保健工作的需求和规划提供科学依据。

（四）病死率

1. 定义　病死率表示一定时期内（通常为 1 年），患某病的全部病人中因该病死亡者的比例。公式为：

$$病死率=\frac{某时期内因某病死亡人数}{同期患某病的病人数}\times 100\% \qquad 公式\ 2\text{-}23$$

2. 用途　该指标表示确诊疾病的死亡概率，它可表明疾病的严重程度，也可反映医疗水平和诊断能力，通常多用于急性传染病，较少用于慢性病。

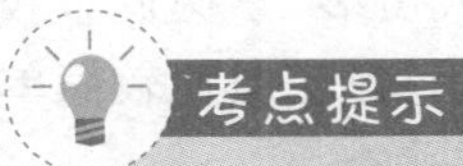

流行病学常用指标的应用

四、现况调查

（一）现况调查的概念

现况调查属于描述性研究，是流行病学研究方法中的一种基础性研究方法。指在某一时点或短时期内，按照研究设计的要求，在一定的人群中应用普查或抽样调查的方法，收集有关疾病或健康状况的资料，以描述疾病或健康状况的分布及观察某些因素与疾病或健康状况之间的关联。现况调查在流行病学研究方法中应用比较广泛。进行现况调查时,所调查的疾病或健康状态与某些特征或因素是同时存在的,即在调查时因与果并存,因而在病因分析时只能对病因提出初步线索,不能得出有关病因因果关系的结论。

现况调查强调在一定时间内完成,这个时间要尽可能短,若调查的时间跨度过大,就会给调查结果的分析和解释带来困难。现况调查主要用于调查疾病现患情况和人群的健康状态,也可用于调查感染率、带菌状况或免疫水平等。一般说来,现况调查多适用于病程较长而发病频率较高的疾病。

(二) 现况调查的目的

1. 描述疾病或健康状况的分布。

2. 发现病因线索。

3. 确定并监测高危人群。

4. 确定各项生理指标和正常参考值范围。

5. 评价疾病监测、预防接种等防治措施的效果。

6. 为卫生保健工作的计划和决策提供科学依据。

(三) 现况调查的特点

1. 调查开始时一般不设对照组。

2. 调查周期尽可能的短。

3. 确定因果关系时受到限制。

4. 对不会发生改变的暴露因素(如性别、种族、血型等),可以提示因果关系。

(四) 现况调查的类型

1. 普查

(1) 概念:普查(census)是为了解某病的患病率或某人群的健康状况,于一定时间内对一定范围的人群中每一成员所作的全面调查或检查。特定时间应该较短,甚至指某时点,一般为1~2天或1~2周,大规模的普查最长不应超过2~3个月。

(2) 目的:①早期发现和及时治疗病例,这是普查的主要目的。②了解疾病的分布。③了解健康水平,建立生理指标的正常值范围。④了解某病的患病率以及流行病学特征。

(3) 优点:①普查可以同时调查几种疾病,并能发现人群中的全部病例,使其能及早得到治疗。②由于是调查某一人群的所有成员,所以确定调查对象比较简单。③通过对普查资料制成相应的图、表,可较全面地描述和了解疾病的分布与特征,有时还可揭示明显的规律,为病因分析提供线索。

(4) 缺点:①当普查工作量大,调查期限短暂时,工作不易细致,难免遗漏,造成偏倚。②参加普查工作人员多,掌握调查技术和检验方法的熟练程度不等,调查质量不易控制。③通常普查所用的诊断工具比较简单,诊断不能达到要求的标准。④对患病率低,诊断技术复杂的病不宜开展普查。

2. 抽样调查

(1) 概念:抽样调查(sampling survey)是现况调查中最常用的方法,它是从研究人群的全体对象中随机抽取有代表性的一部分人进行调查,根据调查结果估计出该人群某病的患病率或某些特征的情况,是一种以局部推论整体的调查方法。在实际工作中,如果不是为了查出人群中全部患者,而是为了揭示某种疾病的分布规律或流行水平,就不需要采用普查的方法,而采取抽样调查的方法。

(2) 优点:①抽样调查比普查花费少、速度快。②由于抽样调查范围远远小于普查范围,容易集中人力、物力、时间,因而具有调查精确细致等优点。

(3) 缺点:①不适用于患病率低的疾病。②不适用于个体间变异过大的人群调查。③设计、实施和资料的分析均较复杂。

(4) 抽样方法:单纯随机抽样、系统抽样、整群抽样、分层抽样和多级抽样。

1) 单纯随机抽样:是最简单的抽样方法,也是其他抽样方法的基础。它是从总体 N 个单位中随机抽取 n 个单位构成所需的样本。使用随机数字表是比较简单、可靠并且常用的随机化方法。

2) 系统抽样:又称机械抽样或等距抽样,是按一定比例或一定间隔抽取调查单位的方法。利用这种方法,从 N 个总体中选取 n 个单位作为样本时,首先给每个单位进行编号,然后确定抽样间距 r,即确定每隔 r 个单位抽取一个单位进入样本,再应用随机的方法从 1 至 r 中随机选出一个数,把它作为抽样起点,之后每隔 r 个单位选一个单位进入样本。系统抽样方法的优点是简便易行,如果样本的观察单位在总体中分布均匀,则抽样误差比单纯随机抽样法小。

3) 整群抽样:抽样的单位不是个体,而是由个体所组成的集体(即群体),如村、车间、班级、连队、居民小组等。这些群体是从相同类型的群体中随机抽出的,被抽到单位的所有成员都是研究对象。整群抽样的主要优点是便于组织,节约人力、物力和财力,容易控制调查质量,因而多用于大规模调查。缺点是当样本含量一定时,其抽样误差一般大于单纯随机抽样。

4) 分层抽样:是将调查的总体按照不同的特征,例如性别、年龄、疾病的严重程度等分成若干层,然后在各层中运用单纯随机抽样或系统抽样法抽取一定数量的观察单位,合起来组成样本。

5) 多级抽样:又称多阶段抽样。是将上述抽样方法综合运用的方法。具体方法是从总体中先抽取范围较大的单元,称为一级抽样单元,再从每个抽中的一级单元中抽取范围较小的二级单元,最后抽取其中部分范围更小的三级单元作为调查单位。进行大规模调查时常用此种抽样方法。

(5) 样本含量的估计:任何一项抽样调查必须考虑到样本含量,样本含量过大会造成人力和物力的浪费,而且由于工作量大,不能保证调查质量而使结果出现偏倚;而样本含量过小则抽样误差偏大,调查结果不真实。

样本含量的决定因素:①预期现患率。②变异程度:调查个体之间的差别,即总体标准差(σ)越大,所需要的样本含量就越大;反之,则样本含量可以小些。③精确度 α。α 一般定为 0.05 或 0.01。α 越小,精确度越高。④把握度($1-\beta$):β 为第二类错误(假阴性错误)的概率,一般规定 β 为 0.10。

确定样本含量的方法:①经验法。②公式法。③查表法。

(五) 资料的收集、整理与分析

1. 资料的收集

(1) 资料收集的内容:现况调查的最基本内容是调查对象有无某种疾病或特征,并尽可能分级或定量。此外,还须收集社会环境等其他资料的数据,以便说明分布状况和干扰因素的作用。分析性的现况调查以研究病因为目的,所以还须调查对某些可疑危险因子的暴露情况。

收集有关资料时应包括以下几个方面:①个人的基本情况:如年龄(或出生日期)、性别、文化程度、婚姻状况、家庭人数及组成、家庭经济状况等。②职业情况:具体工作性质、种类、职务、从事该工作年限、与职业有关的特殊情况等。③生活习惯及保健情况:饮食情况、吸烟史及吸烟量、饮酒史及饮酒量、个人对自我保健的重视程度及开展情况、医疗保健条件、身体锻炼情况等。④妇女生育情况:调查某些疾病常需收集月经史、生育史、使用避孕药具及激素的情况等。⑤环境资料:有时须收集生活环境和工作环境的某些数据,最好用定量指标表示。⑥人口学资料:抽样总体的人口数、按不同人口学特征分组的人口数,便于计算发病率、患病率、死亡率、病死率等指标。

(2) 资料收集的方法:①常规登记和报告资料:利用疾病报告登记、体检记录、医疗记录或其他现成的有关记录获得所需资料。②专题询问调查与信函调查:根据调查目的和疾病种类制定调查表收集资料。调查中应注意调查对象的"无应答"率,它是影响数据收集的重要因素。一般认为调查的"无应答"率不得超过5%,否则将会影响结果的真实性。③临床检查资料:收集调查对象各种有关的医学检查数据资料。

2. 资料的整理与分析　通过现况调查所获得的资料,可以按下列步骤进行整理分析:①核查:对原始资料进行检查与核对,并进行逻辑检错,提高原始资料的正确性和完整性。要查漏补缺、删去重复、纠正错误,以保证资料的质量。②整理:按照统计分析的需要,对原始资料进行整理,划分组别、制订整理表和统计表等。③计算各种指标:计数资料常用指标如患病率、阳性率、检出率等;计量资料常用指标如均数、标准差等。④分析:采用分类、分析、综合、比较和各种归纳推理方法等以及有关统计分析技术,分析疾病或健康状况的规律性。

最后根据研究目的和对资料的统计分析,对调查结果进行合理的解释,作出调查研究结论。

考点提示

常用的抽样方法

五、病例对照研究

(一) 病例对照研究的概念

病例对照究(case-control study)是以现在确诊的患有某特定疾病的人群作为病例组,以不患该种疾病但具有可比性的人群作为对照组,调查两组人群过去暴露于某种可能危险因素的比例,判断暴露危险因素是否与疾病有关联及其关联程度大小的一种观察性研究方法。

(二) 病例对照研究的方法

通过调查病例组和对照组过去某些因素的暴露史,包括暴露史的有无或暴露程度(剂量),比较病例组与对照组的暴露率 a/(a+c)与 /(b+d)。如果病例组暴露比例在统计学上显著高于对照组,则可认为这种暴露与所研究疾病存在统计学关联,进而分析暴露与疾病的关联强度,从而推断暴露与疾病的关系。见图 2-8。

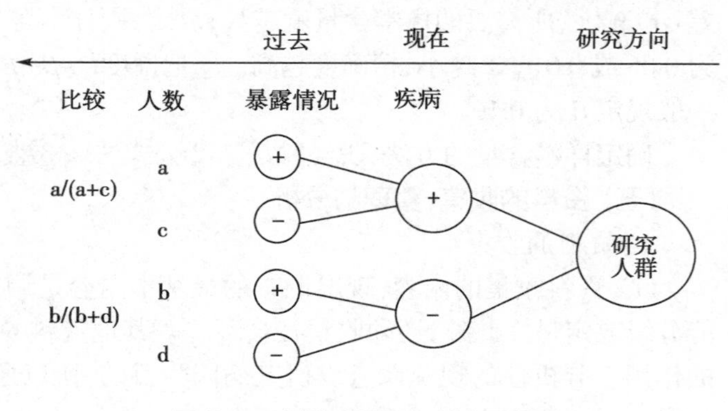

图 2-8　病例对照研究方法示意图

(三) 病例对照研究的特点

1. 在疾病发生后进行,研究开始时已有一批可供选择的病例。

2. 研究对象按发病与否分成病例组与对照组。

3. 被研究因素的暴露状况是通过回顾获得的。

4. 若按因果关系进行分析，结果已发生，是由果及因的推理顺序。

5. 经两组暴露率或暴露水平的比较，分析暴露与疾病的联系。

(四) 资料的分析

1. 描述性分析　描述研究对象(病例组和对照组)的一般特征，如性别、年龄、职业、出生地、居住地、疾病类型等在两组的分布情况，一般以均数和构成比表示。并对研究对象进行均衡性检验，目的是考核病例组与对照组在研究因素之外的一些因素和特征是否一致和齐同，即两组间是否存在可比性，一般通过 t 检验、χ^2 检验进行分析，对两组间确有统计学差异的一些因素或特征，分析时要考虑其对研究结果的影响。

2. 统计推断

(1) 先将资料整理成四格表，见表 2-13。

表 2-13　病例对照研究资料归纳整理表

因素或特征	病例	对照	合计
暴露	a	b	$a+b=n_1$
非暴露	c	d	$c+d=n_0$
合计	$a+c=m_1$	$b+d=m_0$	$a+b+c+d=t$

(2) 统计学假设检验：检验病例组和对照组的暴露率是否有统计学差异，采用四格表资料的 χ^2 检验，见公式 2-16。

若两组间有统计学差异，说明该暴露因素与疾病的关联不是由抽样误差导致的，则可以进一步计算暴露与疾病的关联强度。公式为：

$$\text{比值比 } OR = \frac{\text{暴露组的暴露比值}}{\text{对照组的暴露比值}} = \frac{a/c}{b/d} = \frac{ad}{bc} \quad \text{公式 2-24}$$

OR 的意义与相对危险度(RR)完全相同，即暴露着发生某种疾病的危险性是非暴露者的多少倍。

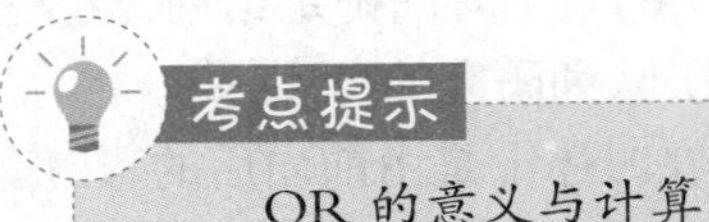

(五) 病例对照研究的优缺点

1. 优点

(1) 特别适用于罕见病的研究。

(2) 研究时间较短，节省人力物力，容易组织，所需样本较少，出结果较快。

(3) 在一次调查中可以调查一个(或多个)因素与一种疾病的联系；此外，当一种疾病病因不明需探讨多种因素的作用时比较适用。

2. 缺点

(1) 不适用于研究人群中暴露比例很低的因素。

(2) 暴露信息是通过调查对象回忆得到的，难以避免回忆偏倚。

(3) 通常病例不能代表全部病例，对照也不能代表所属的人群，因而易产生选择偏倚。

(4) 由于不知道总人口数和病例数，因而一般不能计算发病率、死亡率，故不能直接分析相对危险度，只能计算 OR。

(5) 不能确切地证实某因素与某疾病的因果关系。

六、队列研究

(一) 队列研究的概念

队列研究(cohort study)是选定暴露和未暴露于某种因素的两种人群,追踪其各自的发病结局,比较两者发病结局的差异,从而判断暴露因素与发病有无因果关联及关联大小的一种观察性研究方法。

(二) 队列研究的方法

研究对象是加入研究时未患所研究疾病的一群人,根据是否暴露于所研究的病因(或保护因子)或暴露程度而划分为暴露组与非暴露组,然后在一定期间内随访观察不同组别的该病(或多种疾病)的发病率或死亡率。如果暴露组的率显著高于未暴露组(或小剂量组)的率,则可认为这种暴露与疾病存在联系,并在符合一些条件时有可能是因果联系。是一种由"因"及"果"的研究方法。见图2-9。

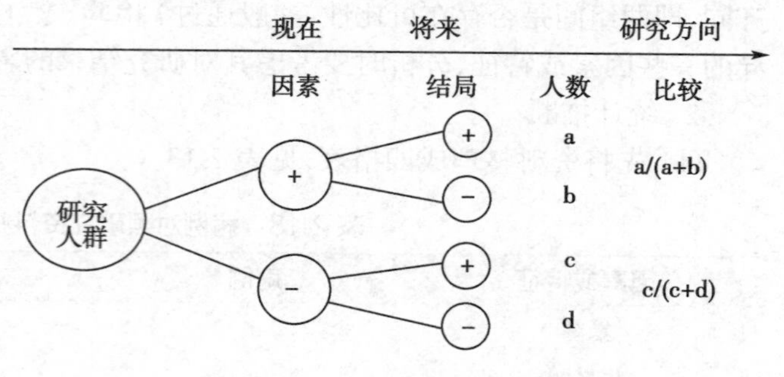

图 2-9 队列研究方法示意图

(三) 队列研究的类型

1. 前瞻性队列研究　研究对象的确定与分组由研究开始时是否暴露来决定,研究结局需随访观察一段时间才能得到。

2. 历史性对列研究　研究工作现在开始,而研究对象是过去某个时间进入队列的。特点是追溯到过去某时期决定人群对某因素的暴露史,然后追踪至现在的发病或死亡情况。

3. 双向性队列研究　该方法是以上两种方法的结合。根据历史档案确定暴露与否,随访至将来的某个时间确定结局,故又称混合性队列研究。

(四) 队列研究的特点

1. 在时序上是由前向后的,在疾病发生前开始进行,故属于前瞻性研究。
2. 属于观察性对比研究,暴露与否是自然存在于研究人群,而不是人为给予的。
3. 研究对象是根据暴露与否分组,这与实验性研究的随机分组不同。
4. 是从"因"到"果"的研究。
5. 追踪观察的是两组间的发病率或死亡率差异。

(五) 资料的分析

1. 描述性分析　队列研究的描述性分析同病例对照研究,即将研究对象(暴露组和非暴露组)的性别、年龄、职业等一般人口学特征,研究结局、失访等事件的发生情况进行描述。在此基础上计算各组的发病率或死亡率等指标。

2. 统计推断

(1) 先将资料整理成四格表,见表 2-14。

(2) 统计学假设检验:检验暴露组和非暴露组的发病率是否有统计学差异,采用四格表资料的 χ^2 检验,见公式 2-16。

3. 暴露与疾病的关联强度　若两组间有统计学差异,说明该暴露因素与疾病的关联不

表 2-14 队列研究资料归纳整理表

因素或特征	病例	非病例	合计	发病率
暴露组	a	b	$a+b=n_1$	a/n_1
非暴露组	c	d	$c+d=n_0$	c/n_0
合计	$a+c=m_1$	$b+d=m_0$	$a+b+c+d=t$	

是由抽样误差导致的，则可以进一步计算暴露与疾病的关联强度。通常用以下几个指标来表示。

考点提示

RR 的意义与计算

(1) 相对危险度(RR):RR 指暴露组发病或死亡的危险是非暴露组的多少倍，是率比。设 $I_e=a/n_1$，$I_0=c/n_0$。则 RR 的计算公式见公式 2-25,RR 与关联强度的关系见表 2-15。

$$RR=\frac{I_e}{I_0}=\frac{a/n_1}{c/n_0} \qquad \text{公式 2-25}$$

表 2-15 RR 与关联强度

RR		关联强度
0.9~1.0	1.0~1.1	无
0.7~0.8	1.2~1.4	弱
0.4~0.6	1.5~2.9	中
0.1~0.3	3.0~9.9	强
<0.1	10~	很强

RR>1 说明疾病的危险度因暴露而增加;RR<1 说明疾病的危险度因暴露而减少;RR=1 说明疾病的发生与暴露与否无关。

(2) 归因危险度(AR):AR 表示危险特异地归因于暴露因素的程度。即暴露人群与非暴露人群比较，所增加的疾病发生数量，如果暴露因素消除，就可减少这个数量的疾病的发生，是率差，公式如下：

$$AR=I_e-I_0=\frac{a}{n_1}-\frac{c}{n_0} \qquad \text{公式 2-26}$$

(3) 归因危险度百分比(AR%)

AR% 表示暴露人群中的发病或死亡归因于暴露的部分占全部发病或死亡的百分比，公式如下：

$$AR\%=\frac{I_e-I_0}{I_e}\times 100\%=\frac{RR-1}{RR}\times 100\% \qquad \text{公式 2-27}$$

(4) 人群归因危险度(PAR)

PAR 表示总人群发病率中归因于暴露的部分，公式如下：

$$PAR=I_t-I_0 \qquad \text{公式 2-28}$$

I_t:总人群发生率

I_o:非暴露组发生率

(5) 人群归因危险度百分比(PAR%)

PAR% 表示 PAR 占总人群全部发病(或死亡)的百分比，它反映实际人群中单纯由于暴

露因素所致的发病占人群中发病总数的百分比,公式如下:

$$PAR = \frac{I_t - I_0}{I_t} \times 100\%$$ 公式 2-29

暴露对一个具体人群的危害程度,以及消除这个因素后可能使发病率或死亡率减少的程度,除了与 RR 和 AR 有关外,还与人群中暴露者的比例有关,暴露比例越大,危害程度越大,反之亦然。

(六) 队列研究的优缺点

1. 优点

(1) 较适用于常见病。

(2) 在疾病发生前按是否暴露于某因素分组,由“因”及“果”观察,故回忆偏倚少,论证因果关系的能力强。

(3) 能测量两组间的相对危险度和特异危险度,直接估计暴露因素与发病的关联强度,所得结果真实可靠,可以充分而直接地分析病因。

(4) 可以同时调查多种疾病与一种暴露的关联,一次调查可观察多种结局。

(5) 并能了解人群疾病的自然史。

(6) 可计算“剂量 - 反应关系”,故其检验病因假说的能力比病例对照研究强。

2. 缺点

(1) 不适用于研究人群中发病率很低的少见病的病因研究。

(2) 观察时间长而难以避免失访,不易收集到完整可靠的资料。

(3) 设计的科学性要求高,实施复杂,耗费人力、财力,花费的时间长;暴露人年计算工作量较为繁重。

(4) 每次只能研究一个或一组暴露因素,有多种病因的疾病不适用此方法。

七、筛检试验

(一) 筛检试验的概念

筛检(screening)是运用快速简便的试验、检查或其他方法,在一般人群中将表面上健康,但患有或可疑患有某疾病的人鉴别出来,以便进一步诊断和治疗的一种方法。用于筛检的试验称为筛检试验(screening test)。筛检通常是在人群中针对某种潜在疾病所开展的一种简便、快速的筛选和探查,目的是为了早期发现患者,早期治疗患者。

(二) 筛检试验的特点

1. 从疾病的防治过程看,筛检属于第一级预防和第二级预防的范畴。

2. 从筛检的对象和目的来看,筛检具有突出的公共卫生学意义。

3. 从筛检的实施来看,筛检强调检测方法快速、简便、经济、安全。

4. 筛检试验的目的是将可疑有病而实际无病的人与患者区别开来。

(三) 筛检试验的用途

1. 早期发现病人　可提高治愈率,降低死亡率。

2. 筛检高危人群　这是一级预防的重要措施。

3. 研究疾病的自然史　包括临床前期、临床期及临床后期各阶段的疾病发展过程。

4. 开展流行病学监测　人群疾病的监测,还包括隐性感染及病原学监测等,定期对人群进行筛检可发现隐性感染者。

(四) 筛检试验的应用原则

1. 筛检的疾病应是当地当时重大的公共卫生问题。
2. 筛检的疾病应具备有效的治疗方法。
3. 筛检阳性者应有进一步检查的方法和条件。
4. 筛检疾病的自然史应清楚。
5. 筛检的疾病应有较长潜伏期或可识别的临床前期指征。
6. 有适当的、安全有效的且易于接受的筛检方法。
7. 预期有良好的效益,方法经济、三早预防、改善预后。

(五) 筛检试验的评价

对筛检试验的评价,除考虑安全可靠、简单快速及方便价廉外,主要从试验的真实性、可靠性及效益三个方面进行评价。

1. 真实性评价　真实性又称为准确度和效度。真实性是指一种测量工具的实际测量结果与真值之间的接近程度。主要评价指标包括灵敏度、特异度、假阳性率(误诊率)和假阴性率(漏诊率)、约登指数和似然比。应先将资料整理成筛检试验结果真实性评价模式表,见表 2-16。

表 2-16　筛检试验结果真实性评价模式表

筛检试验	金标准诊断		合计
	病人	非病人	
阳性	真阳性(a)	假阳性(b)	a+b
阴性	假阴性(c)	真阴性(d)	c+d
合计	a+c	b+d	a+b+c+d=N

(1) 灵敏度:又称真阳性率,指在金标准确诊的病人当中筛检为阳性的百分率。反映筛检方法能将实际有病的人正确地判为患者的能力(发现病人)。计算公式如下:

$$灵敏度 = \frac{a}{a+c} \times 100\% \qquad 公式\ 2\text{-}30$$

(2) 特异度:又称真阴性率,指在金标准确诊的非病人当中筛检为阴性的百分率。反映筛检方法能将实际无病的人正确地判为非患者的能力(排除非病人)。计算公式如下:

$$特异度 = \frac{d}{b+d} \times 100\% \qquad 公式\ 2\text{-}31$$

(3) 假阴性率:又称漏诊率,指在金标准确诊的患者中筛检为阴性的百分率。假阴性率 =1- 灵敏度。反映筛检方法将实际有病的人错误地判为非患者的概率(漏诊病人)。计算公式如下:

$$假阴性率 = \frac{c}{a+c} \times 100\% = 1 - 灵敏度 \qquad 公式\ 2\text{-}32$$

(4) 假阳性率:又称误诊率,指在金标准确诊的非患者中筛检为阳性的百分率。假阳性率 =1- 特异度。反映筛检方法将实际无病的人错误地判为患者的概率(误诊病人)。计算公式如下:

$$假阳性率 = \frac{b}{b+d} \times 100\% = 1 - 特异度 \qquad 公式\ 2\text{-}33$$

(5) 约登指数：又称正确诊断指数。约登指数 = 灵敏度 + 特异度 −1，取值范围为 0~1，指数越大，其真实性越高。反映筛检试验确定真病人和非病人的总能力。

(6) 似然比：是指患者中出现某种检测结果的概率与非患者中出现相应结果的概率之比，说明患者出现该结果的机会是非患者的多少倍。分为阳性似然比和阴性似然比。

阳性似然比是真阳性率与假阳性率之比，说明正确判断阳性的可能性是错判阳性可能性的倍数，表明试验结果呈阳性时患病与不患病机会的比例，比值越大，患病的概率越大。阴性似然比是假阴性率与真阴性率之比，表示错判阴性的可能性是正确判断阴性可能性的倍数，即试验结果呈阴性时患病与不患病机会的比例。

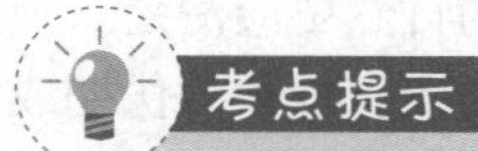

筛检试验的真实性评价指标及其意义

2. 可靠性评价　可靠性又称重复性或信度，是指在完全相同的条件下，重复进行某项试验时获得相同结果的稳定程度。常用的评价指标包括变异系数、符合率、Kappa 值。

(1) 变异系数（CV）：适用于数值变量资料的可靠性分析。变异系数越小可靠性越好。公式见 2-4。

(2) 符合率：适用于分类变量资料可靠性的分析。是筛检试验判定的结果与金标准诊断的结果相同的人数占总受检人数的比例。符合率越高，可靠性越好。计算公式为：

$$\text{符合率} = \frac{a+d}{a+b+c+d} \times 100\% \qquad \text{公式 2-34}$$

(3) Kappa 值：观察者对研究结果判断的一致性既可用符合率表示，也可用 Kappa 值来描述，与符合率相比，因 Kappa 值考虑了机遇因素对一致性的影响并加以校正，从而提高了判断的有效性。

影响试验可靠性的因素：①受试者的生物学变异：受试者的各种生理、生化测量值均随测量时间、条件等变化而不断变化，即由一个测量员使用同一测量方法测量同一个人的血压、脉搏、血胆固醇水平，可因受试者的生物学变异和不同的测量时间而出现变异。②试验方法与条件的变异：包括试验的温度、湿度；试剂与药品的质量及配制方法；仪器是否校准以及操作者的熟练程度等。③观察者的变异：指由观察者对测量结果判断的不一致所致的差异。包括不同观察者之间对同一试验结果判断不一致和同一观察者在不同时间、条件下重复进行同一试验时所得结果的不一致性。

3. 效益　筛检试验是否切实可行，必须事先考虑其应用效益，可通过预测值来进行描述。

预测值是指在已知试验结果时来估计患病可能性的大小。预测值包括阳性预测值（PPV）和阴性预测值（NPV）。阳性预测值是指试验为阳性者真正患病的概率；阴性预测值是指试验为阴性者真正无病的概率。

4. 提高试验效率的方法

(1) 联合试验：①并联试验：指同时做几项试验时，只要其中有一项试验呈现阳性即视为阳性。并联试验可提高灵敏度，但特异度降低；在实际工作中，当急需对患者迅速做出诊断时，或需要灵敏度较高的试验，但目前可供利用的试验方法灵敏度较低时，可采用并联试验。②串联试验：指先后采用几项试验时，只要有一项试验呈现阴性即视为阴性。串联试验可提高特异度，但灵敏度降低。该方法主要用于无需对患者做出快速诊断，而强调诊断的准确性时；当误诊能造成严重后果，需要高特异度的方法时，可采用串联试验。

(2) 选择患病率高的人群：当诊断试验的灵敏度和特异度固定时，随着患病率的升高，阳性预测值增大，阴性预测值减小。在临床上为获得更多的病例，可通过选择高危人群、有特殊临床症状和体征的人群进行筛查，以及设立专科门诊、对疑难病例的转诊或会诊等手段来提高被检查人群的患病率。

本章小结

统计学是医学领域常用的一门科学，统计工作的4个基本步骤为研究设计、收集资料、整理资料和分析资料。分析资料又包括统计描述和统计推断。数值变量资料的统计描述常用指标有算术均数、几何平均数、中位数、全距、四分位数间距、方差和标准差；分类变量资料的统计描述常用指标有率、构成比、相对比。数值变量资料的统计推断常用方法是 t 检验，分类变量资料的统计推断常用方法是卡方检验。统计表为“三线表”，常用的统计图包括直条图、百分条图、圆图、普通线图、半对数线图、直方图和散点图。流行病学常用的方法包括观察法、实验法、数理法。观察法又分为描述性研究和分析性研究，分析性研究包括病例对照研究和队列研究。常用的指标有发病率、患病率、死亡率、病死率。筛检通常是在人群中针对某种潜在疾病所开展的一种简便、快速的筛选和探查，用于筛检的试验称为筛检试验。对筛检试验的评价，主要从真实性、可靠性及效益三个方面进行评价。

(赵 霞)

目标测试

A1 型题

1. 对于一种危害严重的疾病，采取针对病因的措施后，评价其预防效果的指标是
   A. 患病率　　B. 死亡率　　C. 发病率
   D. 病死率　　E. 感染率
2. 某医学资料数据大的一端没有确定数值，描述其集中趋势适用的统计指标是
   A. 均数　　B. 中位数　　C. 几何均数
   D. 百分位数　　E. 频数分布

A2 型题

3. 某医生选择了150名被诊断为新生儿黄疸的儿童和同期住院的150名非黄疸儿童，然后调查他们母亲的产科记录，以确定各种产前和围生期的暴露情况。该研究属于
   A. 筛检　　B. 队列研究　　C. 病例对照研究
   D. 现况研究　　E. 观察性研究

A3/A4 型题

(4~5 题共用题干)

已知正常成年男子血红蛋白均值为140g/L，今随机调查某厂成年男子25人，测其血红蛋白均值为125g/L，标准差15g/L，比较该厂成年男子血红蛋白均值与一般成年男子是否不同。

4. 该资料的类型为
   A. 分类变量资料　　B. 计数资料　　C. 等级资料

D. 数值变量资料　　E. 有序资料

5. 应采用的统计学方法为

A. 卡方检验　　B. 校正卡方检验　　C. Fisher 确切概率法

D. 两独立样本的 t 检验　　E. 单样本的 t 检验

B1 型题

(6~7 题共用备选答案)

A. 假阳性率　　B. 特异度　　C. 灵敏度

D. 假阴性率　　E. 约登指数

6. 指将实际无病的人判断为非病人的能力的是

7. 将实际有病的人判断为病人的能力的是

第三章 健康监测

学习目标

1. 掌握:建立健康档案的方法。
2. 熟悉:建立健康档案的基本要求、健康档案管理的基本原则。
3. 了解:健康信息及数据的概念。

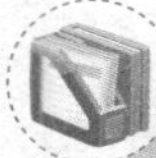

案例

梁某,男,48岁,某企业高管,身高1.75m,体重90kg,工作压力较大,经常加班,社会应酬多,近来出现食欲差,疲乏无力、失眠、头晕等不适,遂至某健康管理公司咨询。

请问:1. 如何了解梁某的健康状况?

2. 如何建立梁某的健康档案?

第一节 概 述

健康管理是以人的健康为中心,长期连续、螺旋上升的全人、全程、全方位的健康服务,只有了解个人或群体的健康状况才能有效地维护健康,因此,开展健康状况监测和信息收集是健康管理的第一步。

一、健康信息

“信息”一词有着悠久的历史,早在西汉时期就出现了,距今已有两千多年了。在日常用语中,“信息”多指“音讯、消息”。信息是普遍存在于人类社会的现象,是客观世界中各种事物的运动和变化的反映,是物质的一种属性。信息论的创始人香农认为“信息是能够用来消除不确定性的东西”。在管理信息系统领域,一种被普遍接受的观点认为,“信息是经过加工的数据,它对接收者有用,对决策或行为有现实的、潜在的价值。”

(一) 健康信息的概念

健康信息是信息学的一个分支,是指与人的健康相关的各类信息,包括人口学特征、健康体检、生活行为方式和医疗卫生服务的信息,是与健康管理相关的各种数据、指令和知识的总称。

(二) 健康信息的主要内容

健康信息一般分为两大部分:健康管理服务的环境和资源信息及实施健康管理服务中

采用利用的信息。

1. 环境和资源信息　社区环境信息、居民健康状况信息、居民卫生行为信息、卫生资源信息、卫生服务信息、卫生产出信息、卫生管理信息。

2. 个体危险因素信息　个人行为和生活方式、环境因素、生物遗传信息、医疗卫生服务、原有疾病史、生育史、家庭疾病史等。

(三) 健康信息的特点

健康信息除了具有信息的基本特征,如可识别、可存储、可传递、可利用、可共享外,还具有:

1. 个体属性　健康管理的大多数信息都来自每一个居民个体,每个人都不一样,因此,个体属性是健康信息的一个特点。我们在进行健康信息管理时必须重视这个特点,要为每一个接受健康管理的居民建立健康档案,并根据个体的变化及时更新健康档案。

2. 连续属性　健康管理服务是一种连续性的服务,健康档案就是健康管理服务开展的基础,个人的健康档案开始于出生,记录了最初的信息,并且伴随其一生,直到生命终止。一份完整的健康档案是一个人从出生到死亡的整个过程,包括其健康状况的发展变化情况及所接受的各项卫生服务记录的总和,因此,健康管理服务的信息具有连续属性。

3. 群体属性　健康管理信息是在一定范围内产生的,它具有共同的自然环境、社会人文环境、社区资源条件的背景及影响因素,这些社区基础信息的共同性,会产生带有社区群体属性的健康信息,例如缺碘地区的居民易患地方性甲状腺肿。

(四) 健康信息的作用

1. 是决策和计划的基础　制定健康干预决策和计划是健康管理中最重要的职能和任务,但它必须以全面反映客观实际的信息为依据,一般来说,决策的水平和质量取决于信息工作的水平和质量。

2. 是控制和监督健康管理工作的依据　任何一项健康管理工作的完成,都可能遇到一些意料之外的因素干扰,所以要对计划进行协调和控制,控制的基础便是获取的信息。

3. 是评价系统实现的手段　健康干预决策与计划的制定以可靠、有效的信息为依据,为了实现预期目标,必须对规划的执行过程进行监督和评价,要进行评价,必须以获取的健康信息为支持。

二、数据

(一) 数据的含义

数据是对客观事物的符号表示,是用于表示客观事物的未经加工的原始素材,如图形符号、数字、字母等。数据也可以是通过物理观察得来的事实和概念,是关于现实世界中的地方、事件、其他对象或概念的描述。在计算机科学中是指所有能输入到计算机并被计算机程序处理的符号的介质的总称。

为了了解世界,交流信息,人们需要描述事物。在计算机中,为了存储和处理这些事物,就要抽出对这些事物感兴趣的特征组成一个记录来描述。例如:在学生的档案中,如果人们最感兴趣的是学生的姓名、性别、年龄、出生年月、籍贯、所在系、入学时间,就可以这样描述:(杨兵,男,1995,辽宁,计算机系,2014),这里的学生记录就是数据。

(二) 数据的处理

数据处理是对数据的采集、存储、检索、加工、变换和传输。数据处理的基本目的是从大量的、可能是杂乱无章的、难以理解的数据中抽取并推导出对于某些特定的人们来说是有价值、有意义的数据。

数据处理贯穿于社会生产和社会生活的各个领域。在健康管理领域,数据处理技术的发展及其应用的广度和深度,极大地影响着健康管理的水平。

(三) 数据库的建立

数据库是按照数据结构来组织、存储和管理数据的仓库,它产生于距今六十多年前,随着信息技术和市场的发展,特别是二十世纪九十年代以后,数据管理不再仅仅是存储和管理数据,而转变成用户所需要的各种数据管理的方式。数据库有很多种类型,从最简单的存储有各种数据的表格到能够进行海量数据存储的大型数据库系统都在各个方面得到了广泛的应用。

数据库技术是管理信息系统、办公自动化系统、决策支持系统等各类信息系统的核心部分,是进行科学研究和决策管理的重要技术手段。常见的医学研究的原始数据见表 3-1。

表 3-1　152 名儿童接种卡介苗情况记录

编号	儿童姓名	母亲文化	出生日期	出生体重	出生身高	免疫时间	反应结果
1	刘 ++	初中	2015.3.12	3.5kg	52cm	2015.3.13	阳性
2	张 ++	大学	2015.4.17	2.90kg	48cm	2015.4.18	阳性
3	王 ++	高中	2014.6.18	3.15kg	50cm	2014.9.10	阴性
4	赵 ++	小学	2015.3.23	4.10kg	56cm	2015.3.24	阳性
⋮							
152	魏 ++	大学	2015.2.14	3.4kg	53cm	2015.2.15	阳性

第二节　健康信息的收集与管理

一、信息来源与收集方法

(一) 信息来源

由于人的健康和疾病问题一般是在接受相关卫生服务过程中被发现和被记录,所以健康管理相关信息主要来源于各类卫生服务记录,健康体检记录和专题健康调查记录,常见的与健康管理相关的信息来源主要有以下六部分:

1. 基本信息　个人基本情况登记表。

2. 儿童保健　出生医学证明、新生儿疾病筛查记录表、儿童健康体检记录表、体弱儿童管理记录表。

考点提示

与健康管理相关的信息来源

3. 妇女保健　婚前医学检查表、妇女健康检查表、计划生育技术服务记录表、产前检查记录表、分娩记录表、产后访视记录表、产后 42 天检查记录表、孕产妇高危管理记录表、产前筛查与诊断记录表。

4. 疾病控制　个人预防接种记录表、传染病报告卡、结核病患者登记管理记录表、艾滋病防治记录表、血吸虫病患者管理记录表、慢性丝虫病患者随访记录表、职业病报告卡、尘肺病报告卡、职业健康检查表、伤害监测报告卡、农药中毒报告卡、行为危险因素监测报告卡、居民死亡医学证明书。

5. 疾病管理　高血压患者随访表、糖尿病患者随访表、肿瘤报告与随访表、精神分裂症患者随访表、老年人健康管理随访表。

6. 医疗服务　门诊病历、住院病历、住院病案首页、成人健康检查表。

(二) 信息收集方法

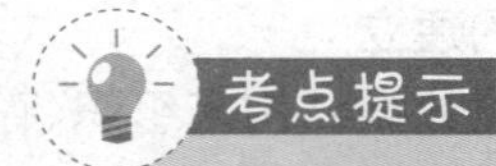

信息收集方法

信息收集是指对真实、实用、有价值的信息通过一定的渠道，按照一定的程序，采用科学的方法进行有组织、有目的、有计划采集的全过程。健康管理相关信息主要来源于各类卫生服务记录，当需要解决某些专门问题时，需要通过专题调查来获得资料，专题调查的方法有以下三种：

1. 访谈法　是以谈话为主要方式来了解人、事、行为或态度的一种调查方法。访问者多通过走访、信件或现代通讯工具直接与被调查者进行口头交谈而获得信息的方式，可以单独访问，也可以与多个调查对象进行访谈。

2. 实地观察法　是由调查员到现场对观察对象进行直接观察、检查、测量或计数而取得资料，观察者基本上是单方面进行观察活动，被观察者都是被动处于观察者的视野中，用本方法取得的资料较为真实可靠，但需要花费较多的人力、物力和财力。如在现场进行体检、收集标本或对儿童进行身高体重的测量都属于本方法。

3. 问卷法　是调查者运用事先设计好的问卷向被调查者了解情况或征询意见，属于书面调查方法。主要用于了解研究对象的基本情况、人们的行为方式、对某些事件的态度等。

二、信息录入与清理

1. 信息录入　健康信息收集完成后就要进行信息的录入，一般而言，在调查问卷设计阶段就已经编写了编码，并在调查问卷里留出空格，要求调查者按照编码手册填入相应的数值，与此对应，根据调查问卷同时也设计了数据库，因此，在信息录入阶段将按照数字使用数据库将调查问卷录入到计算机。

信息录入是整个研究过程容易发生错误，又是最枯燥的一个环节，常发生的错误有读不懂手写文字、编码错误、遗漏数据、重复录入数据等。为了保证信息录入的准确性，必须进行健康信息的鉴别和核实。

2. 信息清理　检查录入信息准确性的过程称为信息清理，进行信息清理的方法有以下三种。

(1) 通过其他人重新输入数据或通过专人来检查差错：当出现前后不符的情况时，要重新参考源文件及调查问卷，直至找出错误并更正为止。

(2) 目测检查数据文件：检查文件中的记录是否存在相同的格式，是否能发现空白数据，如果应用固定栏目格式，只要出现任何缩写形式的目录就会发现误用位置栏而发生的编码错误，这时应重新输入正确的数据。

(3) 应用计算机进行查错：在数据库程序设计阶段，确定每一个变量特定范围内的编码来确认其属性，以规定所要接受的合理编码。在录入数据时，它们会自动检查编码的正确性，如果发现错误，就会发出响声提示输入者及时更正。还可以用逻辑检查的方法进行查错，如子宫肌瘤的患者应该是女性，如果输入男性，就有逻辑错误。

第三节 健康档案的建立与管理

居民健康档案是卫生保健服务中不可缺少的工具，是居民健康管理过程的规范、科学记录，建立健康档案的重要性已经为广大医务界人士所认同。

一、建立健康档案的意义

1. 完整而系统的健康档案，能够帮助健康管理者全面系统地了解居民的健康问题及其患病的相关背景信息。它有助于增进健康管理者与居民的沟通交流，使健康管理者正确理解个人及家庭健康问题，做出明智的临床决策。

2. 完整而系统的健康档案，有助于促进社区卫生服务的规范化，而且规范的居民健康档案是宝贵的科研资料。为前瞻性研究居民健康状况，探讨危险因素提供了理想的资料，可以帮助健康管理者不断地回顾和积累临床管理患者的经验，了解疾病的自然史，以及评价健康管理者自己诊治的正确性和效果，不断发展自我经验和学识。

3. 完整而系统的健康档案，有助于全面评价社区居民的健康问题。通过掌握和了解社区居民的情况，主动挖掘个人、家庭的问题，对健康问题作出全面评价。

4. 完整而系统的健康档案，有助于制订准确实用的卫生保健计划，合理利用社区有限的卫生资源，提高社区卫生服务的管理水平。作为社会卫生规划的资料来源，完整的健康档案不仅记载了居民健康状况以及与之相关的健康信息，还记载了有关社区卫生机构、卫生人力等社区资源的信息，从而为社区诊断、制订社区卫生服务计划提供基础资料，也为充分利用社区资源提供了必要条件。

二、建立健康档案的基本要求

（一）科学性

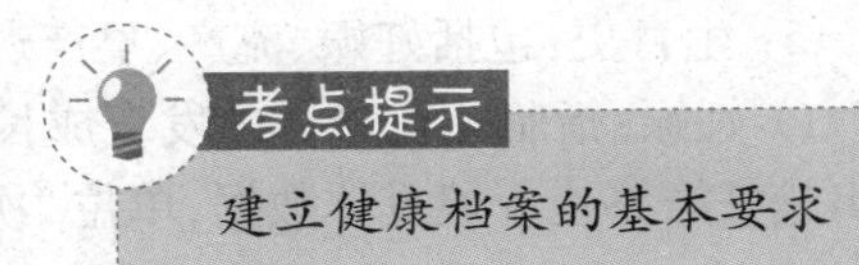

居民健康档案作为医学信息资料，应按照医学科学的通用规范进行记录。各种图表制作、文字描述、计量单位使用都要符合有关规定，做到准确无误，符合标准。实际工作中经常使用的健康问题的名称，要符合疾病分类的标准，健康问题的描述符合医学规范。

（二）真实性

健康档案是由各种原始资料组成的，这些原始资料应能真实地反映居民当时的健康状况，如实地记载居民的病情变化、治疗经过、康复状况等详尽的资料。在记录时，对于某些不太明晰的情况，一定要通过调查获取真实的结果，绝不能想当然地加以描述。已经记录在案的资料，绝不能出于某种需要而任意改动。健康档案除了具有医学效力，还具有法律效力，这就需要保证资料的真实可靠。

（三）连续性

以问题为导向的记录方式及其使用的一些表格与传统的以疾病为导向的记录方式有显著区别。以疾病为导向的记录方式是以患者某次患病为一个完整资料保存下来的，对患者整个生命过程中的健康变化很难形成一个连续性的资料。而以问题为导向的记录方式是把居民的健康问题进行分类记录，每次患病的资料可以累加，从而保持了资料的连续性。而且通过病情流程表，可以把健康问题的动态变化记录下来。

（四）完整性

居民健康档案在记录方式上虽然比较简洁，但记录的内容必须完整。这种完整性一是体现在各种资料必须齐全，一份完整的健康档案应该包括个人、家庭和社区三个部分；二是所记录的内容必须完整，如居民个人健康档案应包括患者的就医背景、病情变化、评价结果、处理计划等。

（五）可用性

一份理想的健康档案不应成为一叠被隔离在柜子里、长期贮存起来的“死资料”，而是保管简便，查找方便，能充分体现其使用价值的“活”资料，这就需要我们对健康档案的设计要科学、合理，记录格式要简洁、明了。

三、建立健康档案的方法

（一）个人健康档案的建立

个人健康档案是指一个人从出生到死亡的整个过程中，其健康状况的发展变化情况以及所接受的各项卫生服务记录的总和。个人健康档案包括个人基本信息表、生活方式记录表和健康体检表。

1. 健康档案基本信息　见表3-2。

(1) 健康档案编码：采用16位编码制统一为健康档案进行编码，以国家统一的行政区划编码为基础，以街道为范围，居委会为单位，编制居民健康档案唯一编码。

(2) 身份证号：将建档个人的身份证号码作为统一的身份识别码，为在信息平台下实现资源共享奠定基础。统一使用二代身份证，为18位数字。

(3) 民族：填民族全称，如汉族、回族、彝族等，如父母不是同一民族，以在公安部门注册的民族为准。

(4) 月经：是指有规律的、周期性的子宫出血。15岁以上的女性要求填月经史。

(5) 生育史：包括妊娠、流产、早产、足月产、存活。

1) 妊娠：指胎儿在母体内发育成长的过程，卵子受精是妊娠的开始，胎儿及其附属物的排出是妊娠终止。填具体数据，单位“次”。

2) 流产：妊娠不足20周，胎儿体重不足500g而终止妊娠者，填具体数据，单位“次”。

3) 早产：妊娠28~37周末分娩者。填具体数据，单位“次”。

4) 足月产：妊娠38~42周间分娩者。填具体数据，单位“次”。

5) 存活：分娩后现存活子女数。填具体数据，单位“人”。

(6) 文化程度：是指截止到建档时间被建档人接受国内外教育所取得的最高学历或现有文化水平所相当的学历。

1) 文盲及半文盲：指不识字或识字不足1500个，不能阅读通俗书报，不能写便条的人(不包括正在小学就读的学生)。

2) 小学：小学毕业、肄业及在校生，也包括未上过小学，但识字超过1500个，能阅读通俗书报，能写便条，达到扫盲标准的人。

3) 初中：初中毕业、肄业及在校生。

4) 高中：普通高中、职业高中的毕业、肄业及在校生，技工学校相当于高中的，填“高中”。

5) 中专：中等专业学校的毕业、肄业及在校生。

表 3-2 个人基本信息表

姓名： 档案编号□□□□□□-□□□-□□-□□□□□

<table>
<tr><td colspan="2">身份证号</td><td colspan="3"></td><td colspan="2">出生日期□□□□ □□□□</td></tr>
<tr><td colspan="2">性别</td><td colspan="3">0 未知 1 男 2 女 3 未说明</td><td>民族</td><td></td></tr>
<tr><td colspan="2">本人电话</td><td></td><td>联系人姓名</td><td></td><td>联系人电话</td><td></td></tr>
<tr><td colspan="2">血型</td><td colspan="5">1 A 型 2 B 型 3 O 型 4 AB 型 5 不详 /Rh 阴性:1 否 2 是 3 不详 □/□</td></tr>
<tr><td colspan="2">月经史</td><td></td><td>生育史</td><td colspan="3">妊娠 流产 早产 足月 存活</td></tr>
<tr><td colspan="2">文化程度</td><td colspan="5">1 文盲及半文盲 2 小学 3 初中 4 高中 / 技校 / 中专 5 大学专科及以上 6 不详 □</td></tr>
<tr><td colspan="2">职业</td><td colspan="5">1 行政管理人员 2 专业技术人员 3 办事人员和有关人员 4 商业、服务业人员 5 工人 6 农民 7 林、牧、渔、水利业生产人员 8 军警 9 家庭妇女 10 离、退休人员 11 待业 12 学生 □</td></tr>
<tr><td colspan="2">婚姻状况</td><td colspan="5">1 未婚 2 离婚 3 丧偶 4 分居但未离婚 5 有婚 □</td></tr>
<tr><td colspan="2">医疗费用支付方式</td><td colspan="5">1 城镇职工基本医疗保险 2 城镇居民基本医疗保险 3 新型农村合作医疗 4 贫困救助 5 商业医疗保险 6 全公费 7 全自费 8 其他 □/□/□</td></tr>
<tr><td colspan="2">药物过敏史</td><td colspan="5">1 无 有 2 青霉素 3 磺胺 4 链霉素 5 其他 □/□/□/□</td></tr>
<tr><td rowspan="4">既往史</td><td>疾病</td><td colspan="5">1 无 2 高血压 3 糖尿病 4 冠心病 5 慢性阻塞性肺疾病 6 恶性肿瘤 7 脑卒中 8 重性精神疾病 9 结核病 10 肝炎 11 其他法定传染病 12 其他
□确诊时间 年 月 日 / □确诊时间 年 月 日 / □确诊时间 年 月 日
□确诊时间 年 月 日 / □确诊时间 年 月 日 / □确诊时间 年 月 日</td></tr>
<tr><td>手术</td><td colspan="5">1 无 2 有:名称 1 时间 / 名称 2 时间 □</td></tr>
<tr><td>外伤</td><td colspan="5">1 无 2 有:名称 1 时间 / 名称 2 时间 □</td></tr>
<tr><td>输血</td><td colspan="5">1 无 2 有:名称 1 时间 / 名称 2 时间 □</td></tr>
<tr><td rowspan="3">家族史</td><td>父亲</td><td colspan="2">□/□/□/□/□/□</td><td>母亲</td><td colspan="2">□/□/□/□/□/□</td></tr>
<tr><td>兄弟姐妹</td><td colspan="2">□/□/□/□/□/□</td><td>子女</td><td colspan="2">□/□/□/□/□/□</td></tr>
<tr><td colspan="6">1 无 2 高血压 3 糖尿病 4 冠心病 5 慢性阻塞性肺疾病 6 恶性肿瘤 7 脑卒中 8 重性精神疾病 9 结核病 10 肝炎 11 先天畸形 12 其他</td></tr>
<tr><td colspan="2">遗传病史</td><td colspan="5">1 无 2 有:疾病名称</td></tr>
<tr><td colspan="2">残疾情况</td><td colspan="5">1 无残疾 2 视力残疾 3 听力残疾 4 言语残疾 5 肢体残疾 6 智力残疾 7 精神残疾 8 其他残疾</td></tr>
</table>

6）大专：大学专科的毕业、肄业及在校生，通过自学经过国家统一举办的自学课时获得大学专科证书的，也填“大专”。广播电视大学、厂办大学、高等院校举办的函授大学或其他形式的大学，凡按国家教委颁布的大学专科教学大纲进行授课的，其毕业生、肄业生及在校生也填“大专”。

7）大学本科及以上：大学本科、硕士博士研究生的毕业、肄业及在校生，通过自学和自修大学课程，经考试取得大学本科证书的，也填“大学”。

(7) 职业：如从事多种职业，应按当前实际从事的工作（从事该项工作超过 2 年以上，若不足 2 年，则填写以前从事的工作）。

(8) 婚姻

1）未婚：指建档时间前从未结过婚的人。

2）离婚：因各种原因，夫妻双方已解除婚姻关系者。

3）丧偶:因各种原因,夫妻一方已死亡者。

4）分居但未离婚:婚姻期间,因各种原因,两人未生活在一起。

5）有婚姻:夫妻生活在一起(包括未婚同居)。

(9) 既往史:包括疾病史、手术史、外伤史和输血史。

1）疾病:填写现在和过去曾经患过的某种疾病,包括建档时还未治愈的慢性病或某些反复发作的疾病,并写明确诊时间。

2）手术:填曾经接受过的手术治疗,要写具体的手术名称和手术时间。

3）外伤:填写曾经发生的后果比较严重的外伤经历,要写明具体的外伤名称和发生时间。

4）输血:填写曾经接受过的输血,要写明具体输血原因和发生时间。

(10) 家族史:指直系亲属(父母、兄弟姐妹、子女)中是否患过所列出的具有遗传性或遗传倾向的疾病或症状,可以多选。

2. 生活方式记录表　见表 3-3。

表 3-3　生活方式记录表

姓名:　　　　档案编号:□□□□□□-□□□-□□-□□□□□

填表日期	年　月　日		责任医生	
体育锻炼	锻炼频率			
	每次锻炼时间	分钟	坚持锻炼时间	年
	锻炼方式			
饮食习惯	主食(1 大米　2 白面　3 杂粮)□□□　一日　餐			
	1 荤素均衡　2 荤食为主　3 素食为主　□□□			
	1 嗜盐　2 嗜油　3 嗜糖　□□□			
吸烟情况	吸烟状况	1 从不吸烟　2 已戒烟　3 吸烟		
	日吸烟量	平均　支		
	开始吸烟年龄	岁	戒烟年龄	岁
饮酒情况	饮酒频率	1 从不　2 偶尔　3 经常　4 每天　□		
	日饮酒量	平均　两		
	是否戒酒	1 未戒酒　2 已戒酒,戒酒年龄　岁		
	开始饮酒年龄	岁	近一年内是否	1 是　2 否　□
	饮酒种类	1 白酒　2 啤酒　3 红酒　4 黄酒　5 其他　□		
饮茶	开始年龄　岁　饮茶量　两 / 月			
	品种:1 红茶　2 绿茶　3 花茶　4 其他　□□□			
睡眠	每天　小时　午休:有(每天　小时)偶尔　无			
职业暴露情况	1 无　2 有(具体职业　从业时间　年)□			
	毒物种类　化学品　防护措施　1 无　2 有　□ 毒　物　防护措施　1 无　2 有　□ 射　线　防护措施　1 无　2 有　□			

(1) 体育锻炼：指主动锻炼，即有意识的为强身健体而进行的活动。不包括因工作或其他需要而必须进行的活动，如干家务活、上班骑自行车、从事强体力工作等。锻炼方式填写最常见的具体锻炼方式。

(2) 吸烟：指每日吸香烟等于和多于1支或每月吸烟叶等于和多于1两且持续1年以上者，不吸烟或偶尔吸烟但不够以上标准者为“不吸烟”。“开始吸烟年龄”指有规律地吸烟开始年龄。戒烟指戒烟成功一年以上。

(3) 饮酒：不论饮白酒、啤酒、红酒、黄酒等哪种酒，只要平均每周等于或多于1两者即为饮酒，否则为不饮酒。“开始饮酒年龄”指有规律地饮酒开始的年龄。戒酒指成功戒酒一年以上。

“日饮酒量”应折合相当于白酒“××两”。白酒1两折合葡萄酒4两、黄酒半斤、啤酒1瓶、果酒4两。

3. 体检部分　见表3-4。

表3-4　健康体检表

姓名：　　　　　　　　编号：□□□□□□-□□□-□□-□□□□□

检查日期			责任医师	
症状	1头痛　2头晕　3心悸　4胸闷　5胸痛　6慢性咳嗽　7咳痰　8呼吸困难　9多饮　10多尿　11体重下降　12乏力　13关节肿痛　14视物模糊　15手脚麻木　16消瘦　17尿痛　18便秘　19腹泻　20恶心、呕吐　21眼花　22耳鸣　23其他　□/□/□/□/□/□			
一般状况	体温		脉搏	
	呼吸		血压	
	身高		体重	
	腰围		BMI	
	老年人认知功能	1粗筛阴性　2粗筛阳性　□/□ 3简易智力状态检查量表，总分		
	老年人情感功能	1粗筛阴性 2粗筛阳性　□/□ 3老年人抑郁评分检查，总分		
	生活质量	SF36评分		
脏器功能	视力	左眼：　　右眼： (矫正视力：左眼　　右眼　　)		
	听力	1听见　2听不清或无法听见　□		
	运动功能	1可顺利完成　2无法独立完成其中任何一个动作　□		
查体	皮肤、巩膜	1正常　2黄染　3苍白　□		
	淋巴结	1未触及　2锁骨上　3腋窝　4其他　□		
	肺	桶状胸：1否　2是　□		
		呼吸音：1正常　2异常　□		
		啰音：1正常　2干啰音　3湿啰音　4其他　□		
	心脏	心率　次/分　心律：1齐　2不齐　3绝对不齐　□		
		杂音：1无　2有　□		

续表

<table>
<tr><td rowspan="9">查体</td><td rowspan="5">腹部</td><td colspan="4">压痛:1 无 2 有 □</td></tr>
<tr><td colspan="4">包块:1 无 2 有 □</td></tr>
<tr><td colspan="4">肝脏肿大:1 无 2 有 □</td></tr>
<tr><td colspan="4">脾脏肿大:1 无 2 有 □</td></tr>
<tr><td colspan="4">移动性浊音:1 无 2 有 □</td></tr>
<tr><td>下肢水肿</td><td colspan="4">1 无 2 单侧 3 双侧不对称 4 双侧对称 □</td></tr>
<tr><td>肛门指诊</td><td colspan="4">1 正常 2 触痛 3 包块 4 其他 □</td></tr>
<tr><td>前列腺</td><td colspan="4">1 正常 2 异常 □</td></tr>
<tr><td>其他</td><td colspan="4"></td></tr>
<tr><td rowspan="11">健康辅助检查</td><td>血常规</td><td colspan="4">Hb g/L，WBC /L，PLT /L，其他</td></tr>
<tr><td>尿常规</td><td colspan="4">尿蛋白 尿糖 尿酮体 尿潜血 其他</td></tr>
<tr><td>大便潜血</td><td colspan="4">1 阴性 2 阳性 □</td></tr>
<tr><td>肝功能</td><td colspan="4">ALT U/L，AST U/L，ALB g/L，
TBIL μmol/L，DBIL μmol/L</td></tr>
<tr><td>肾功能</td><td colspan="4">BUN mmol/L，Scr μmol/L</td></tr>
<tr><td>血脂(mmol/L)</td><td colspan="4">CHO TG LDL-C HDL-C</td></tr>
<tr><td>血糖</td><td colspan="4">随机血糖 mmol/L，空腹血糖 mmol/L</td></tr>
<tr><td>眼底</td><td colspan="4">1 正常 2 异常 □</td></tr>
<tr><td>心电图</td><td colspan="4">1 正常 2 异常 □</td></tr>
<tr><td>胸片</td><td colspan="4">1 正常 2 异常 □</td></tr>
<tr><td>其他</td><td colspan="4"></td></tr>
<tr><td rowspan="7">现存健康问题</td><td>脑血管疾病</td><td colspan="4">1 缺血性脑卒中 2 脑出血 3 蛛网膜下腔出血 4 短暂性脑缺血发作 5 其他 □/□/□/□/□</td></tr>
<tr><td>肾脏疾病</td><td colspan="4">1 糖尿病肾病 2 肾衰竭 3 急性肾炎 4 慢性肾炎 5 其他 □</td></tr>
<tr><td>心脏疾病</td><td colspan="4">1 心肌梗死 2 心绞痛 3 冠状动脉血运重建 4 充血性心力衰竭 5 心前区疼痛 6 其他 □/□/□/□/□/□</td></tr>
<tr><td>血管疾病</td><td colspan="4">1 夹层动脉瘤 2 动脉闭塞性疾病 3 其他 □/□/□/</td></tr>
<tr><td>眼部疾病</td><td colspan="4">1 视网膜出血或渗出 2 视乳头水肿 3 白内障 4 其他 □/□/□</td></tr>
<tr><td>神经系统疾病</td><td colspan="4">1 正常 2 异常 □</td></tr>
<tr><td>其他疾病</td><td colspan="4">1 2 3</td></tr>
<tr><td rowspan="6">住院治疗情况</td><td rowspan="3">住院史</td><td>入/出院时间</td><td>原因</td><td>医疗机构名称</td><td>病案号</td></tr>
<tr><td>/</td><td></td><td></td><td></td></tr>
<tr><td>/</td><td></td><td></td><td></td></tr>
<tr><td rowspan="3">家庭病床史</td><td>建/撤床时间</td><td>原因</td><td>医疗机构名称</td><td>病案号</td></tr>
<tr><td>/</td><td></td><td></td><td></td></tr>
<tr><td>/</td><td></td><td></td><td></td></tr>
<tr><td rowspan="5">用药情况</td><td colspan="5">服药依从性:1 规律服药 2 间断服药 3 不服药 □</td></tr>
<tr><td>药物 1</td><td colspan="4">用法 每次 mg(片)，每天 次</td></tr>
<tr><td>药物 2</td><td colspan="4">用法 每次 mg(片)，每天 次</td></tr>
<tr><td>药物 3</td><td colspan="4">用法 每次 mg(片)，每天 次</td></tr>
<tr><td>药物 4</td><td colspan="4">用法 每次 mg(片)，每天 次</td></tr>
</table>

续表

健康评价	1 年检无异常　2 有异常　□
	异常 1
	异常 2
	异常 3

（摘自卫生部健康档案规范，有删减）

(1) 身高：测量数值以厘米为单位，小数点后取 1 位，如 175.2cm。

(2) 体重：测量数值以千克为单位，小数点后取 1 位，如 68.5kg。

(3) 腰围：测量数值以厘米为单位，小数点后取 1 位。

(4) 血压：测量数值以 mmHg 为单位。

(5) 住院史：指 1 年内住院史。

(6) 用药情况：指 1 年内的用药情况。

(二) 家庭健康档案的建立

家庭健康档案是居民健康档案中的重要组成部分，其内容包括家庭的基本资料、家系图、家庭评估资料、家庭主要问题目录、问题描述、家庭各成员的个人健康记录和家庭生活周期健康维护记录。

1. 家庭基本资料　包括家庭各成员的基本资料，如姓名、性别、年龄、职业、教育程度、宗教信仰、健康资料，以及家庭类型、内在结构、居住环境等。

2. 家庭主要问题描述　主要记录家庭和家庭生活周期各阶段存在或发生的较为重大的生理、心理和社会问题，家庭功能评价结果等。对家庭问题的诊断要征得患者的知情同意，家庭生活周期的划分对社区医生实施以家庭为单位的照顾有较大帮助。社区医生可根据家庭所处生活周期的不同阶段，对家庭提出保健指导建议，并可用表格记录家庭所在周期出现的健康问题及干预的措施等。

3. 家系图　是以绘图的方式来描述家庭结构、医疗史、家庭成员疾病间的遗传联系、家庭关系及家庭重要事件等，它可以使医生快速地掌握大量信息，评判家庭成员的健康状况，是掌握家庭生活周期、家庭功能以及家庭资源等资料的最好工具。绘制家系图的目的是要对家庭背景和潜在的健康问题做出实际的总结。

4. 家庭成员的健康记录　在家庭健康档案中，每一个家庭成员应有一份自己的健康资料记录，主要内容同个人健康档案。

(三) 社区健康档案的建立

社区健康档案是记录社区自身特征和居民健康状况的资料库。健康管理者可根据社区健康档案中所收集的资料进行社会居民健康需求评价，最终达到以社区为导向进行整体性、协调性医疗保健服务的目的。较完整的社区健康档案一般包括社区基本资料、社区卫生服务资源、社区卫生服务状况、社区居民健康状况等内容。

1. 社区基本资料

(1) 社区的自然环境状况：包括社区所处的地理处置、范围、自然气候及环境状况、卫生设施和卫生条件、水源、交通情况、宗教及传统习俗等。不同社区的自然状况间可能存在着很大区别，影响社区居民的危险因素也会有所不同，导致社区存在的卫生问题不同，社区健康档案中，这部分资料可以用社区地图的形式来表示。

(2) 社区的经济和组织状况：包括社区居民的人均收入、消费水平，社区的各种组织机构,尤其是与全科医疗服务相关的一些组织和机构,如街道办事处、居委会、健康促进会、志愿者协会等。

(3) 社区动员潜力:是指社区内可被动员起来参与和支持社区居民健康服务活动的人力、物力和财力资源。通常这些资源是要靠全科医生或相关人员来发现或开发的。

2. 社区卫生服务资源　社区的卫生服务资源包括社区的卫生服务机构和卫生人力资源状况两部分。社区卫生服务机构是指社区内现存的、直接或间接服务于社区居民的专业卫生机构。而社区卫生人力资源,则是指在社区中各类医务人员及卫生相关人员的数量、年龄结构、职称结构和专业结构等。

3. 社区卫生服务状况

(1) 一定时期内的患者就诊原因分类、常见健康问题的种类及构成、门诊量、门诊疾病种类及构成;转会诊病种及转至单位和科室、转会诊率、转会诊的适宜程度分析等。

(2) 家庭病床数、家庭访视人次、家访原因、家庭问题分类及处理情况等。

(3) 住院情况统计,包括住院率、患病种类及构成、住院的时间等。

4. 社区居民的健康状况　包括社区的人口学资料;社区居民健康问题的分布及严重程度;社区居民健康危险因素评估,如饮食习惯、生活压力事件、就医行为、获得卫生服务的障碍等;社区人群的发病率、患病率及疾病构成、病死率及残疾率;社区疾病谱及死因谱等。

(1) 社区人口学资料:包括社区的总人口数、年龄性别构成、职业、负担人口比例、教育程度、文化构成、婚姻构成、出生率、死亡率、人口自然增长率、平均寿命、种族特征等,此类资料的收集可用表格的形式来反映。

1) 人口数量:是反映社区居民健康状况的重要指标,是社区卫生服务的规划及确定卫生政策的重要依据。国际上统计人口数量的方法有两种:一是实际制,只计调查时刻某地实际存在人数(包括临时在该地的人);二是法定制,只计算某地的常住人口数。我国人口普查采用法定制,在非普查年,人口的计算取相邻两年年末(12 月 31 日)人口平均值,全科医生可以在当地村委会、居民委员会或派出所获得本项资料。

2) 人口构成:社区人口构成可以按性别、年龄、文化、职业等进行计算,其中最基本的是人口的性别年龄构成。两者可以结合起来,用人口金字塔表示(塔底为男女人口数或构成比,通常 5 岁为一组)。此外,负担人口数也是反映社区人口构成的一项指标。

(2) 社区患病资料:包括社区人群的发病率、患病率、社区疾病谱等内容。

(3) 社区死亡资料:常用的死亡指标有死亡率、社区死因谱、婴儿死亡率、特殊人群死亡率、社区死亡顺位等,全科医生可以根据具体情况统计以上资料。

(4) 危险因素调查、评估与干预:通过问卷调查、个人健康档案资料的积累或其他形式收集社区人群中危险因素的情况,来分析该社区居民健康危险因素评估结果,提出该社区居民健康危险因素的干预手段与方法,主要目的是用客观数据来提示患者,激励其改变不健康的生活方式和行为习惯,提高社区居民的健康水平。

四、健康档案管理的基本原则

建立健康档案的主体为乡镇卫生院(社区卫生服务中心)或村卫生室(社区卫生服务站)的门诊部、住院部、预防保健等科室的医务人员。建立健康档案的基本原则应体现在以下几点:

1. 自愿为主,多种方式相结合　在居民自愿的基础上,采取多种方式建立健康档案,不要求采用统一的方式建立健康档案。

2. 体现健康管理和连续性服务的特点 健康档案是在传统意义基础上扩大的病历记录，含居民基本信息、临床与保健记录等内容。通过健康档案的有效管理，能够体现健康管理和连续性服务的特点。

3. 科学性与灵活性相结合 档案管理首先不能远离医务人员，以免由于利用不便，成为实际意义的“死档”。同时要保持健康档案的科学性，对上门接受服务的人群一家庭一套；由于目前的人力、物力、财力的条件限制，不要求为所有辖区居民建立健康档案，可分批、有重点地针对重点人群先行建立档案并进行动态管理，也可对参加新型农村合作医疗的人群先行建立健康档案。

本章小结

开展健康状况监测和信息收集是健康管理的第一步，了解健康信息主要通过各类卫生服务记录，健康体检记录和专题健康调查记录，居民健康档案是居民健康管理过程的规范、科学记录，是卫生保健服务中不可缺少的工具，根据个人健康档案、家庭健康档案及社区健康档案的不同，建立方法各有不同。

（王彩霞）

目标测试

A1 型题

1. **不属于**常见的与健康管理相关的信息来源的是
   A. 门诊病历　　B. 出生医学证明　　C. 结婚证明
   D. 预防接种卡　　E. 糖尿病患者随访表
2. 信息收集方法有
   A. 实地观察法　　B. 群体交流　　C. 大众传播
   D. 审计法　　E. 人际交流
3. 以下属于社区健康档案的内容是
   A. 家系图　　B. 个人预防接种表　　C. 接诊表
   D. 门诊病历　　E. 门诊疾病种类及构成

B1 型题

（4~6 题共用备选答案）
A. 家庭居住环境　　B. 个人生活行为习惯记录
C. 家系图　　D. 社区人口学资料
E. 计划免疫记录表

4. 属于家庭健康档案的是
5. 属于个人健康档案的是
6. 属于社区健康档案的是

第四章　健康风险评估和分析

学习目标

1. 掌握：健康风险评估的主要类型；健康风险评估的三个基本环节。
2. 熟悉：健康风险评估的定义；健康风险评估的主要作用。
3. 了解：健康风险的计算；健康风险评估报告的内容。

为了有效提高人民的健康水平、遏制医疗经费的过快增长，世界卫生组织和发达国家近年来提倡由传统的疾病管理转向全民健康管理，即通过健康管理的手段达到健康促进的目的。健康风险评估是健康管理的基础工具和关键技术。目前，健康风险评估已逐步发展成为流行病学、卫生统计学、行为医学、心理学等多种学科的交叉学科，是健康管理研究的热点问题。

第一节　概　　述

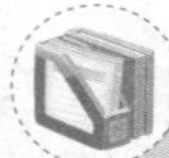

案例

李先生，男，47岁，汉族，会计，身高172cm，体重86kg，血压143/87mmHg，饮食偏咸，有25年的饮酒史，有24年的烟龄，很少参加体育锻炼。母亲患有高血压病，父亲因冠心病去世。根据以上情况请回答以下问题。

请问：1. 李先生可能存在哪些疾病危险因素？
2. 简要说明这些危险因素与疾病的关系？
3. 根据李先生的资料请对其患病风险做出初步判断？

一、健康风险评估的定义

健康风险评估是通过个人化的信息采集与分析来鉴别健康危险因素和判断健康风险的大小，并通过与干预措施的衔接来达到维护健康和预防疾病的效果，它是量化管理的重要手段；是进行健康管理的基础和核心环节。实质上健康风险评估是一种方法或工具，用于描述和估计某一个体未来发生某种特定疾病或因为某种特定疾病导致死亡的可能性。用来估计特定事件发生的可能性，而不在于做出明确诊断。

通过健康风险评估能够找出可能导致风险的因素，控制危险因素可以预防或降低致病、死亡的可能性，达到预防或降低发病的效果。因此健康风险评估能够通过对健康状况的判断，对未来患病或死亡危险进行测算，并将评估结果以量化的形式表现出来。

二、健康风险评估的种类

健康风险评估一般分为健康危险因素评估、疾病风险评估和健康功能评估。按功能分类可分为一般健康状况评估、疾病风险评估、生命质量评估、行为方式评估、体力活动评估、膳食评估和精神压力评估等。目前做得最多的是一般健康状况评估、疾病风险评估和生命质量评估。

(一) 一般健康状况评估

一般健康状况评估是通过问卷调查、健康体检来获取资料并对资料进行分析和评价，主要评价生活方式对健康的影响，评价生理、生化检查结果，通过评价来增加个人改善健康的动力，提高健康管理项目的参加率。

一般健康状况评估主要包括血压评估、血糖评估、血脂评估、体重指数评估、肥胖与相关疾病危险的关系、高血压危险分层。

(二) 疾病风险评估

世界卫生组织建议对风险评估的疾病应该具有如下特点：被评估疾病在该地区有一定的发病率；被评估疾病有一定的示范意义；被评估疾病确诊后缺乏彻底治愈的有效手段；被评估疾病已有两个以上公认的明确危险因素；被评估疾病经过对主要危险因素得控制，可以显著减少患病概率。符合以上要求的主要是慢性非传染性疾病。

1. 疾病风险评估的具体方法

(1) 采集必要的数据：通过体检可以获得全身主要相关健康数据；通过调查问卷获得病史、生活习惯等数据。

(2) 选择适当的疾病预测模型：根据与疾病相关的危险因素选择合适的疾病预测模型进行计算。

2. 疾病风险评估的作用　通过疾病风险评估能直观地反映个体所存在的患病危险因素，加强警示作用，从而促进个体改变不良生活方式，远离疾病。

(三) 生命质量评估

生命质量，又称生存质量、生活质量，是以社会经济、文化背景和价值取向为基础，人们对自己的身体状态、心理功能、社会能力以及个人整体情形的一种感觉体验，是人们对自己生活状况的感受和理解。常用国家标准生活质量测定量表、SF-12、SF-36 以及各种特殊行为功能量表进行评估。常用的评估内容有：

1. 躯体健康　身体状态反映个人的体能和反应能力主要包括三个方面：

(1) 活动受限：个体正常躯体活动受限；迁移受限，表现为不能外出或外出不能达到一定距离，如卧床、室内活动、不能利用交通工具等；自我照料能力下降。活动受限是生活质量中较为敏感的指标。

(2) 角色功能受限：角色功能是指从事正常角色活动的能力，包括正常的工作、社会活动、家务活动等。这种活动经常由于躯体功能下降而受到影响。在大多数人群中角色受限是身体健康引起的，如主要角色活动的种类和数量受限。角色紧张、角色冲突等。但角色活动无疑又是社会功能的表现形式，严重心理损害也能干扰角色功能，故角色功能受限是反映生活质量的一个综合指标。

(3) 体力适度性：主要指个人在常态活动中表现出来的疲劳感、无力感和虚弱感，如爬山、登楼、举或搬运重物等。

2. 心理健康

(1) 情绪反应:情绪反应常常是生活质量测量中最为敏感的部分,这是因为它不仅受疾病的直接影响,而且个体身体功能状态和社会功能状态,也会间接地从情绪反应中表现出来。一些疾病会带来负向的情绪反应,如焦虑、抑郁等。但情绪是极不稳定的,有时又很难进行准确测量。

(2) 认知功能:包括时间地点定位、方向识别能力、机智思维、记忆力和注意力等。是个人完成各种活动的基本能力。因为几乎任何疾病的晚期和老年人达到一定年龄,都伴有认知功能障碍。认知功能在生活质量测量中是相对稳定的指标。

3. 社会功能

(1) 社会交往:强调交往的范围和数量、社会资源的充分程度(访问朋友、走亲戚)但没有强调效果和质量。社会资源指个人的社会网络与社会联系,包括网络的数量与质量。数量指可能交往的朋友、亲属、邻居、同事等的数目,质量指各种人际关系的密切程度。

(2) 社会支持:指社会交往和社会资源对个人的支持程度,包括情感支持和物质支持。

4. 一般性感觉　一般性感觉是指个人对其健康状态、生活状况做出的自我评判,是生活质量评价中较为主观的指标,这种主观评价一般与个人的文化背景和价值观念的关系极为密切。

(1) 健康自评:可以是个体对目前综合健康状态的自我评量,也可以是对自己将来健康状况发展的自我评判,即对现时健康的认识和未来健康的期望。

(2) 自我生活评价:是个人对其生活某方面的自我评价或对其生活各方面综合性的自评。

三、健康风险评估的主要作用

(一) 帮助个体综合认识健康危险因素

通过健康风险评估能够帮助个体了解与个体相关的危险因素,并将危险因素排序,找出最主要的危险因素,综合认识健康危险因素。

(二) 鼓励和帮助人们修正不健康的行为

通过评价结果的警示和指导作用,使人们认识哪些行为是健康的危险因素,并科学地去调整不健康的行为。

(三) 制定个体化的健康干预措施

受到先天遗传因素,后天环境因素以及生活方式的影响,个体之间健康状况差异很大,通过健康风险评估,可以有针对性地进行制定个体化的健康干预措施。从而提高干预措施的效果。

(四) 评价干预措施的有效性

对个体或群体干预前后的健康风险评估结果进行对比,来评价干预措施的效果。

(五) 进行健康管理的人群分类

通过健康风险评估进行健康管理分级及人群分类,一般分三个级别,低危险性、中危险性、高危险性。对低危险性人群进行健康教育及健康维护;对中危险性人群进行健康及生活方式管理;对高危险性人群进行疾病管理。

四、健康风险评估在国内外的应用

1. 健康风险评估在国外的应用　目前,健康风险评估在国外医院、社区卫生服务中心等医疗卫生服务机构、企业等工作场所、健康保险业等已进行了广泛应用。健康风险评估对上述各领域的应用效果已得到明确肯定,如对于医疗卫生服务机构,通过健康风险评估,可延伸目前已有的服务内容,开展个性化的健康教育与健康促进以及有针对性的疾病管理等服务,有效地稳定和拓展服务人群;对于企业等工作场所,通过健康风险评估,引入适合自身的健康管理项目,提高本企业人群的职业安全系数,降低员工的健康风险,收获员工健康、节约企业医疗费用、提高凝聚力、增强竞争力等综合回报;对于健康保险行业,通过健康风险评估,确定更合理的保险费率,量化投保人群的健康和医疗花费风险,帮助降低自身经营风险。

2. 健康风险评估在我国的发展　国内学者自20世纪90年代起即开展了健康风险评估方法的研究工作,不少商业机构也参与开发了对冠心病、脑卒中、糖尿病、癌症等许多疾病的评估、建立预测模型,并进行了广泛的使用。近几年来,国内多家商业性的健康管理机构也引进了国外的一些疾病风险评估模型,并且结合本土化流行病学研究结果发展了适合国人的健康风险评估技术,极大地推进了国内疾病风险评估技术的发展。

第二节　健康风险评估的技术与方法

尽管健康风险评估的原理是基于流行病和统计学的原理,但在实现方法上却差别很大。健康风险评估有着信息量大,人数多和需要动态跟踪等特点。健康风险评估包括三个基本模块:问卷、危险度的计算、评估报告。尽管可以采用很多方法来对个人的健康风险进行评估,目前都是采用软件来进行健康风险评估。软件的种类虽有不同,但是都应该遵循健康风险评估的基本原理,依据循证医学和公共卫生的标准及学术界已经公认的预防控制指南、规范等来设计健康风险评估相关的信息采集问卷、危险度计算模型并生成评估报告内容。

一、问卷

(一) 问卷的组成

问卷是健康风险评估进行信息收集的一个重要工具,根据评估的重点与目的不同,所需的信息会有所差别。

一般来讲,问卷的主要组成包括:

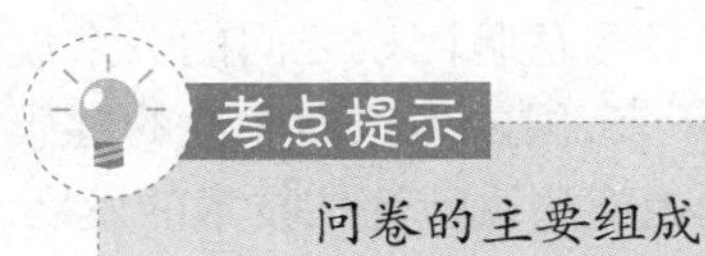

1. 生理、生化数据　如身高、体重、血压、血脂等。

2. 生活方式数据　如吸烟、膳食与运动习惯、睡眠时间等。

3. 个人或家族健康史。

4. 环境因素　包括自然环境和社会环境,如经济收入、家庭关系、居住条件、生产环境、工作紧张程度、心理刺激等。

5. 态度和知识方面的信息。

(二) 问卷内容的设置要求

1. 合理性　指问卷内容必须与调查主题紧密相关,有实际操作的可行性,信息采集方便,并考虑到后续健康干预服务的效果。

2. 一般性 指问题的设置具有普遍意义,与临床现有研究结果保持一致

3. 逻辑性 指问卷的设计要有整体感,问题之间具有逻辑性,独立的问题也不能出现逻辑上的谬误,从而使问卷成为一个相对完善的小系统。

4. 明确性 指问题设置的规范性及非诱导性,即提问清晰明确、便于回答;问题设置在中性位置,不参与提示或主观臆断。

(三) 问卷填写的注意事项

1. 问卷信息可由个人自行填写或由医务人员帮助填写,不论通过何种途径取得数据,其准确性都需要保证,它直接关系着后续的风险度计算及其结果,故应分清和强调各方提供问卷数据的责任和义务。

2. 在问卷的表头应有说明性文字,说明采集信息的用途,还需向被评估对象保证对个人资料保密,并对其表示感谢等,取得评估对象理解、信任和合作,是保证问卷信息准确性和完整性的关键环节。

3. 对问卷的填写方法进行简要的介绍,如打勾、填字母、文字作答等,提醒受评估者务必完整准确地填写各项内容,除了允许跳过的项目及特殊注明的项目以外,不要出现空项。

4. 有些评估软件或系统可以和其他的医疗即健康软件系统如医院信息系统、社区卫生服务软件、体检软件等进行数据对接,这样可以减少部分信息录入工作,或通过扫描、触摸屏方式录入等多种信息录入途径,提高效率的同时,也能提高用户的参与积极性,是值得优先选择的因素。

二、风险的计算

由于技术的发展及健康管理需求的改变,健康风险评估已逐步扩展到以疾病为基础的危险性评价;在疾病危险性评价及预测方面一般有如下两种方法。

(一) 单因素加权法

单因素加权法是建立在单一危险因素与发病率的基础上,将这些单一因素与发病率的关系以相对危险性来表示其强度,得出的各相关因素的加权分数即为患病的危险性。结果表示多以健康评分和危险因素评分的方式。由于这种方法简单实用,不需要大量的数据分析,是健康管理发展早期的主要危险性评价方法。目前也仍为很多健康管理项目使用。

(二) 多因素模型法

多因素模型法是建立在多因素数理分析基础上,即采用统计学概率理论的方法来得出患病危险性与危险因素之间的关系模型。因为包括更多的危险因素,并提高了评价的准确性,近几年来,国内多家商业性的健康管理机构分别引进了国外的一些疾病风险评估模型,推动了国内疾病风险评估技术的发展。

以上计算方法都可以通过计算机相关的软件来完成,大大减少了人工计算的工作量。

三、评估报告

不同的软件产生的种类及分数会有不同。但由于健康风险评估的目的是作为健康促进的工具和效果考核的指标等方面的应用,因而在内容上会有很多共同点。国际上常用的健康风险评估方法以及国内的主要健康风险评估软件都会包括一些常用的共性指标,以及健康干预和指导的报告。通过软件中的健康风险计算,一般可以产生如下报告。

(一) 对于个人

通过健康风险评估可获得包括健康汇总报告、健康生活方式评分、健康年龄评价、糖尿病、高血压、冠心病、脑卒中等慢性病风险评估报告的综合性的汇总报告，通过这些报告，可以系统地了解自己潜在的健康风险，即未来5~10年发生某一慢性疾病的概率，并进一步了解是哪些因素导致了评估对象的潜在风险，能够改变的危险因素有哪些，基于这些信息，可以开展有针对性的自我健康管理，或通过专业的健康管理服务机构进行专项的健康管理，通过早发现、早预防，将疾病控制在萌芽状态，避免以后疾病发生带来的痛苦和疾病负担，全面提高生活质量。

(二) 对于健康管理机构或从业人员

通过健康风险评估，可以得到包括单个个人的报告、特定群体的汇总报告、单因素分析人群报告、多因素分析人群报告、其他健康指标自由组合筛选的人群报告，报告可以PDF、Excel表格等格式导出，方便技术团队以此为基础，简便地组装出符合要求的报告或者对数据进行二次分析、加工等。此类报告是将健康数据转化成健康信息，用于发现用户存在的健康风险及需要重点改善的健康问题，以此为基础，可为用户指定有针对性的健康干预计划，并能够监测健康改善项目的进度。

第三节 健康风险分析

目前健康风险评估多为危险因素的评价，危险因素是指机体内外存在的与疾病发生、发展及转归有关的诱发因素，包括个人特征、生理参数、不良的行为与生活方式、暴露于有害的生活和环境等。

危险因素评价是研究危险因素与慢性病发病率及死亡率之间数量依存关系及其规律性的一种技术与方法。它是评价人们生活在有危险因素的环境中发生死亡的概率，以及当改变不良行为、消除或降低危险因素时，死亡及危险改变的情况，可能延长寿命，从而促进人们改变不良行为、减少危险因素，提高健康水平的一种健康促进技术。

一、健康风险的表示方法

(一) 相对危险性(风险等级)

相对危险性是相对于一般人群危险度的增加量，一般人群危险度是按照人群的性别、年龄、死亡率来计算的。如果把一般人群的相对危险性定成1，被评估个体的相对危险性就是大于1或小于1的值。

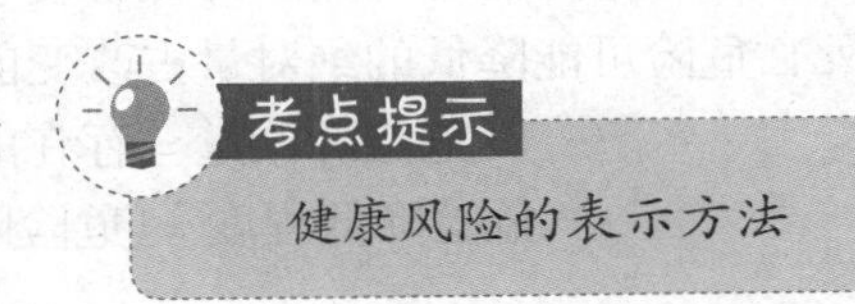

(二) 绝对危险性(发病率)

绝对危险性是以发病率的方式来表示未来若干年内发生某种疾病的可能性。

(三) 健康年龄

健康年龄是指具有相同评估总分值的男性或女性人群的平均年龄，也是健康风险评估中常用的一个结果表述指标，它反映了由于受到生活方式和其他危险因素的影响，被评估对象的健康状况和实际年龄的偏离程度。它是通过比较受评估者的评估危险度与同年龄同性别人群的平均危险度而得到的。如果某个人的评估危险度与人群平均危险度相等，则他的健康年龄就是其实际生理年龄，如果某人的评估危险度高于/低于人群平均危险度，则他的健康年龄大于/小于其实际生理年龄。同时，还可以根据当前生活方式状况，假设将所有需要改善的生活方式控制至理想水平，再次计算健康年龄，就可以得出理想健康年龄。“健康年龄”与“理想健康年龄”这二者的差值即是受评估者的寿命延长空间，也是健康管理可努力的空间。

（四）其他指标的表示方法

1. 人群10年死亡概率　将一年死亡率转换为一年死亡概率，再根据寿命比的方法将一年死亡概率转换为10年死亡概率。

2. 危险分数　危险因素与死亡率之间的数量关系是通过将危险因素转换成危险分数这个关键环节来实现的。当评价对象所具有的危险因素相当于当地人群评价水平时，危险分数定为1，即表示这个评价对象发生某病死亡的概率相当于当地死亡率的平均水平；危险分数大于1时，表示个体发生某病死亡的概率大于当地死亡率的平均水平；危险分数小于1时，表示个体发生某病死亡的概率小于当地死亡率的平均水平。危险分数越高，则死亡率越大；反之则小。

3. 组合危险分数　许多流行病学调查证明，一种危险因素可对多种疾病产生作用，多种危险因素也可对同一种疾病产生联合协同作用。因此计算组合危险分数时分两种情况：

(1) 与死亡原因有关的危险因素只有一项时，组合危险分数等于该死因的危险分数。

(2) 与死亡原因有关的危险因素是多项时，组合危险分数的计算：①将危险分数大于1的各项分别减去1后剩下的数值作为相加项分别相加，1作为相乘项。②小于或等于1的各项危险分数值作为相乘项分别相乘。③相加项和相乘项的结果相加，就得到该死亡原因的组合危险分数。

4. 存在死亡危险　该指标是指在某一种组合危险分数条件下，因某种疾病死亡的可能性。

存在死亡危险 = 平均死亡概率 × 组合危险分数

5. 平价年龄　用总的存在死亡危险去查全死因的10年死亡概率表，利用内插法计算，得到平价年龄。

6. 可达到年龄　可达到年龄是根据存在的危险因素，提出可降低危险因素的措施后计算得到的新评价年龄。

7. 危险降低程度　危险降低程度表示评价对象根据医生建议改变了现有的危险因素后，死亡危险可能降低的绝对量占改变前总的存在死亡危险值的比例。

危险降低量 = 存在的死亡危险 − 新存在的死亡危险

危险降低程度 =(危险降低量 ÷ 总存在死亡危险)× 100%

二、健康风险评估工具的选择与使用

健康风险评估在操作上通常采用通过软件或各种信息系统平台来收集并跟踪反映个人健康状况的各种信息，为参加个人提供个人健康信息清单、个人疾病危险性评价报告、个人健康管理处方及如何降低和控制危险因素的个人健康改善行动指南。

个人或健康管理人员可以上网录入健康风险评估问卷。经过软件后台数据库的运算，生成健康风险评估报告。对于危险因素的评价来讲，健康危险因素评价要阐明有关疾病的危险因素与死亡率或发病率之间的数量关系，因此选择哪一种疾病及有关危险因素作为评价对象，并对其做出合理解释非常重要。通常选择一些主要的病种作为调查对象，选择一种疾病而不是选择一类疾病，因为一种疾病的危险因素比较具体明确，容易进行评价；而一类疾病由多种疾病组成，不易确定相应的危险因素进行评价。例如选择冠心病而不选择心血管系统疾病进行危险因素的评价。此外，对于目前还不能明确危险因素的一些疾病，也不宜作为评价的病种。

需要注意的是，健康风险评估软件只提供趋势性分析，并不是诊断工具，软件生成的评估报告应该辅以医生的详细解读，并依据个人的评估结果有针对性地给出健康教育信息。

三、健康风险评估报告的内容与解释

健康风险评估报告的种类和组合千差万别，最好是评估报告包括一份给受评估者个人的报告和一份总结了所有受评估者情况的人群报告。同时，报告要与健康风险评估的目的相对应。

以个人报告为例，个人报告一般包括“个人健康信息汇总报告”、“生活方式评估报告”、“慢性病风险评估报告”、“健康改善指导报告”（如危险因素重点提示、个性化膳食处方、个性化运动处方等）。这些报告为受评估者提供未来若干年内患某种疾病的可能性相对于同年龄同性别的一般人群的相对危险性的预测结果，并提示受评估者可努力改善的空间，同时依据受评估者存在的健康危险因素，产生相应的个性化膳食和运动处方，以便进行评估后的后续干预。

慢性病评估结果是健康风险评估报告的主要部分，病种主要包括缺血性心血管疾病、肺癌、糖尿病、高血压等慢性病的风险评估。疾病评估报告一般由三个主要核心内容构成：疾病风险评估结果、危险因素状况、可改善危险因素的提示。

（一）疾病风险评估结果

以某位30岁女性的健康评估报告（图4-1）为例，由疾病风险评估结果可知糖尿病、缺血性新血管疾病、肿瘤、高血压为高风险；乳腺癌为较高风险；代谢综合征、超重、血脂异常；骨质疏松性骨折为低风险。

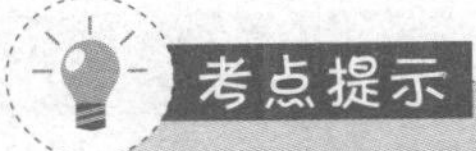

个人健康风险评估报告的核心内容

以此人糖尿病风险评估结果可知：本次报告中将与受评估者同年龄同性别的人群危险性分为5个等级（图4-2），将计算出的受评估者的相对危险性大小与人群水平比较，来判断其未来患某种疾病的风险等级的高低。报告中结果是未来五年糖尿病的发病风险，等级为高风险。“当前风险”和“理想风险”（图4-2）所对应的风险等级分别表示根据目前的危险因素状况所评估出的风险等级和控制各项可改善的危险因素后，风险等级可能达到的理想状况。“当前风险”和“理想风险”之间的差值，即是受评估者的健康改善空间。如果受评估者已患某种疾病或已达到疾病诊断标准，则报告中不再显示风险评估结果。

（二）危险因素状况

与糖尿病发病相关的危险因素相对应的指标有年龄、糖尿病家族史、高血压病史、体重指数、腰围、空腹血糖、甘油三酯、高密度脂蛋白胆固醇、蔬菜水果摄入、体力活动水平、吸烟状况。本次报告中（图4-3）此人吸烟、有糖尿病家族史、体重指数偏高、胸围偏大、甘油三酯偏高、高密度脂蛋白胆固醇为临界值，而蔬菜水果摄入和体力活动水平不足。

（三）可改善危险因素的提示

通过报告可以使受评估者了解可通过控制哪些可改变的危险因素，来有效控制或降低

疾病风险评估结果	
疾病种类	评估结果
糖尿病	高风险
缺血性心血管病	高风险
肺癌	高风险
代谢综合征	代谢综合征
肥胖症	超重
高血压	高风险
骨质疏松性骨折	低风险
乳腺癌	较高风险
血脂异常	血脂异常

重要指标检查结果			
检查指标	本次 2011-11-22	上次 2011-10-12	参考值
体重	70	70	-
体重指数（BMI）	24.8	24.8	18.5≤BMI<24
腰围	85	85	<80cm
血压	130/67	130/67	<120/80mmHg
空腹血糖	5.9	5.9	<6.1mmol/L
血尿酸	100	100	<420μmol/L
总胆固醇	2	2	<5.18mmol/L
甘油三酯	2	2	<1.7mmol/L
高密度脂蛋白胆固醇	1	1	≥1.04mmol/L
低密度脂蛋白胆固醇	3	3	<3.37mmol/L

生活方式评估结果			
检查指标	本次 2011-11-22	上次 2011-10-12	参考值
健康生活方式总体评分	14.6 分	14.6 分	80~100 分
健康评价年龄	32.2 岁	31.3 岁	-
膳食习惯评价等级	很差	很差	优秀
体力活动水平	不足	不足	充分
饮酒情况	过量	过量	酒精量≤25 克 / 天
吸烟情况	吸烟	吸烟	不吸烟

个人疾病史			
疾病名称	病史	疾病名称	病史
糖尿病	无	肺气肿	无
高血压	无	肺癌	无
血脂异常	无	良性乳腺疾病史	无
痛风 / 高尿酸血症	无	乳腺癌	无

家族疾病史					
疾病名称	父亲	母亲	姐妹	兄弟	女儿
糖尿病	√			√	
高血压		√			
肺癌					
痛风 / 高尿酸血症					

图 4-1 健康风险评估报告示例

您未来 5 年糖尿病的发病风险等级：高风险

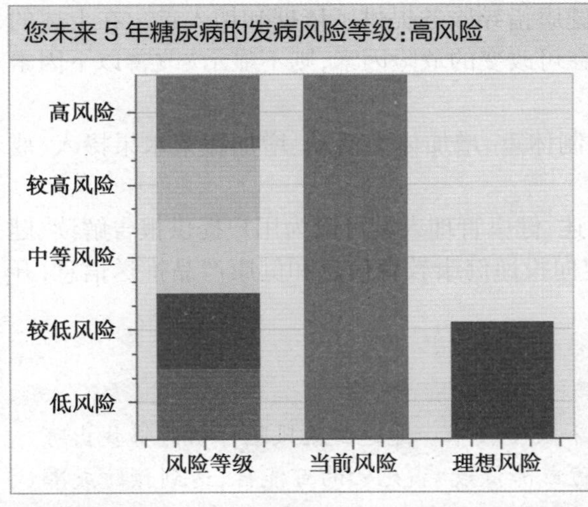

您患糖尿病的风险等级：根据您提供的有关信息及临床检查结果，我们对您的糖尿病发病风险进行了评估，从左图可以看出，您的风险等级为高风险

您患糖尿病的风险当前风险：按照您现有的危险因素水平，未来 5 年内，您的糖尿病发病风险为 4.45‰。即未来 5 年内，与您同等风险的 1000 人中，有 4.45 人可能患糖尿病。

理想风险：将所有可改变的危险因素控制在理想水平时的发病风险。也就是说若您将现有可改变的危险因素控制到理想水平，您的发病风险可降至 0.24‰。

与糖尿病发病相关的危险因素

危险因素	本次 2011-11-22	上次 2011-10-12	变化情况	评估参考值
年龄	30	29	-	随年龄增加风险升高
糖尿病家族史	有	有	-	无
高血压病史	无	无	-	无

图 4-2 糖尿病患病风险评估报告示例 1

与糖尿病发病相关的危险因素

危险因素	本次 2011-11-22	上次 2011-10-12	变化情况	评估参考值
年龄	30	29	-	随年龄增加风险升高
糖尿病家族史	有	有	-	无
高血压病史	无	无	-	无
体重指数（BMI）	24.8	24.8	-	18.5≤BMI<24
腰围	85	85	-	<80cm
空腹血糖	5.9	5.9	-	<6.1mmol/L
甘油三酯	2	2	-	<1.7mmol/L
高密度脂蛋白胆固醇	1	1	-	≥1.04mmol/L
蔬菜水果摄入	200	200	-	≥500 克 / 天
体力活动水平	不足	不足	-	充分
吸烟状况	吸烟	吸烟	-	不吸烟

改善以下因素降低您的糖尿病发病风险

✔控制血脂水平	✔控制体重	✔请戒烟
✔增加体力活动	✔增加蔬菜水果摄入	

图 4-3 糖尿病患病风险评估报告示例 2

疾病发病风险，同时也为后续个性化干预和健康指导服务提供了依据和切入点。在上述的“危险因素状况”列表中，如果受评估者不存在可改变的危险因素，则不显示“改善以下因素降低您的糖尿病风险（图 4-3）”这一部分内容。

由报告（图 4-3）可知，控制血脂水平、控制体重、增加体力活动、增加蔬菜水果摄入、戒烟可降低糖尿病发病风险。

基于上述一系列健康风险评估结果的表述，健康管理人员可以为用户提供报告解读、健康管理咨询、制定针对性的健康改善计划、定向投递健康教育信息和健康产品推送信息，开展专项的健康及疾病管理服务。

本章小结

健康风险评估是健康管理的基础工具和关键技术。通过健康风险评估能够找出可能导致风险的因素，控制危险因素可以预防或降低致病、死亡的可能性，达到预防或降低发病的效果。它用来估计特定事件发生的可能性，而不在于做出明确诊断。可分为一般健康状况评估、疾病风险评估、生命质量评估、行为方式评估、体力活动评估、膳食评估和精神压力评估等。健康风险评估基于流行病和统计学的原理，包括三个基本模块：问卷、风险度的计算、评估报告。依据循证医学和公共卫生的标准及学术界已经公认的预防控制指南、规范等来设计健康风险评估相关的信息采集问卷、危险度计算模型并生成评估报告内容。

（任贵强）

目标测试

A1 型题

1. 关于疾病风险评估，**不正确**的是
   A. 是健康风险评估的一个主要类型，与健康管理措施有密切关系
   B. 是对所有疾病的风险评估
   C. 是对特定疾病患病风险的评估
   D. 评估模型运用严谨的统计学方法和手段
   E. 通过疾病风险评估能直观地反映个体所存在的患病危险因素
2. 健康风险评估的三个基本模块包括
   A. 问卷、危险度计算、计划
   B. 问卷、发病率计算、计划
   C. 问卷、计划、总结
   D. 问卷、危险度计算、总结报告
   E. 问卷、危险度计算、评估报告
3. 如果用一句话来概括健康风险评估的目的，最贴切的是
   A. 收集健康数据
   B. 将健康信息转换为健康数据
   C. 将健康数据转化为健康信息
   D. 汇总分析人群健康数据
   E. 建立大型健康数据

第五章 健康干预

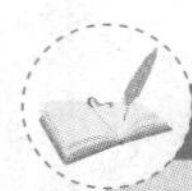

学习目标

1. 掌握：制定健康干预计划的基本步骤、健康干预评价的种类和内容、影响评价结果的因素。
2. 熟悉：制定健康干预计划的原则、健康干预计划的实施步骤。
3. 了解：健康干预计划的概念、质量控制的概念。

第一节 健康干预计划的设计

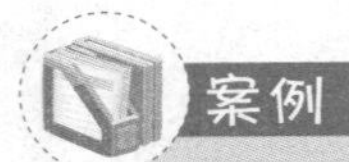

案例

某社区卫生服务中心领导安排健康管理员小李为该社区进行一项健康干预活动，同时，社区的刘大妈是一位高级知识分子，非常关注自己的健康，也请小李为她进行健康管理。

请问：1. 小李该如何为社区制定健康干预计划？

2. 小李该如何为刘大妈制定健康干预计划？

一、健康干预计划的设计概述

（一）健康干预计划的概念

健康干预计划设计是指根据实际情况，通过科学的预测和决策，提出在未来一定时期内所要达到的目标及实现这一目标的方法、途径等所有活动的过程。健康教育计划设计包括计划、实施和评价的全过程。健康教育计划的制定过程就是健康教育计划的设计。

（二）健康干预计划设计的原则

在制定健康干预计划的过程中，应当遵循以下原则：

1. 目标性原则　健康教育计划设计必须自始至终坚持以正确的目标为指向，做到目标明确、重点突出，计划干预活动紧紧围绕目标开展，使有限的资源集中使用，切忌包罗万象，面面俱到，保证计划目标的实现。

考点提示

健康干预计划设计的原则

健康教育计划应当有明确的总体目标，即宏观的、计划理想的最终结果和切实可行的具体目标或具体的、量化的、可测量到的目标，从而体现计划的整体性和特殊性、可行性，确保以最小或最少的投入取得最大的产出和效益。

2. 参与性原则　目标人群积极参与健康教育的各项活动是健康教育成功的基础。只有把计划目标和目标人群所关心的健康问题紧密结合起来，才能吸引群众参与。制订计划应做到让目标人群早期参与健康需求分析，确定优先项目和制订目标，鼓励目标人群积极参与计划的制订以及计划的各项干预活动。

3. 整体性原则　健康教育是整个卫生事业发展系统中的一个重要部分，制订健康教育计划要立足于大卫生观念，以健康为中心，在社会发展的各个方面、在社会发展的过程中明确居民健康发展目标，解决居民健康问题。

4. 可行性原则　在制订计划时要一切从实际出发，尽可能地预见到在实施计划过程中可能发生的情况，因地制宜地进行计划设计。要清晰地掌握目标人群的健康问题、知识水平、经济状况、风俗民情、生活习惯等一系列主客观资料，提出符合实际，易为目标人群所接受，切实可行的干预计划。

5. 灵活性原则　计划设计要留有余地，尽可能地预计计划实施过程中可能发生的其他变化，并制定基于过程评价和反馈问题的应变对策、计划修订指征和原则，以确保计划的顺利实施。

二、制定健康干预计划设计的基本步骤

健康教育计划制订是在健康教育诊断的基础上，对计划干预活动本身的具体内容、干预方式和步骤进行研究设计的过程，核心是确立干预目标与对策。在实践中人们逐渐形成了健康教育计划设计的逻辑思维和系统工作方法。主要有以下六个步骤：

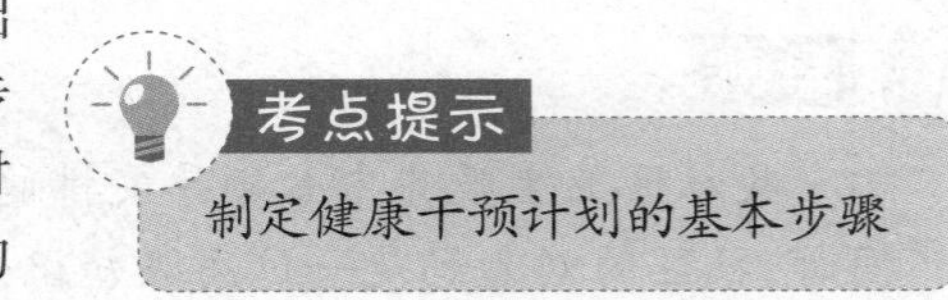

（一）社区需求评估

社区需求评估又称为健康教育诊断，其基本思路是以格林为首的美国学者在20世纪70年代提出的PRECEDE-PROCEED模式，又称格林模式（图5-1）。在健康教育诊断中普遍采用的思路主要是格林模式的上半部分。

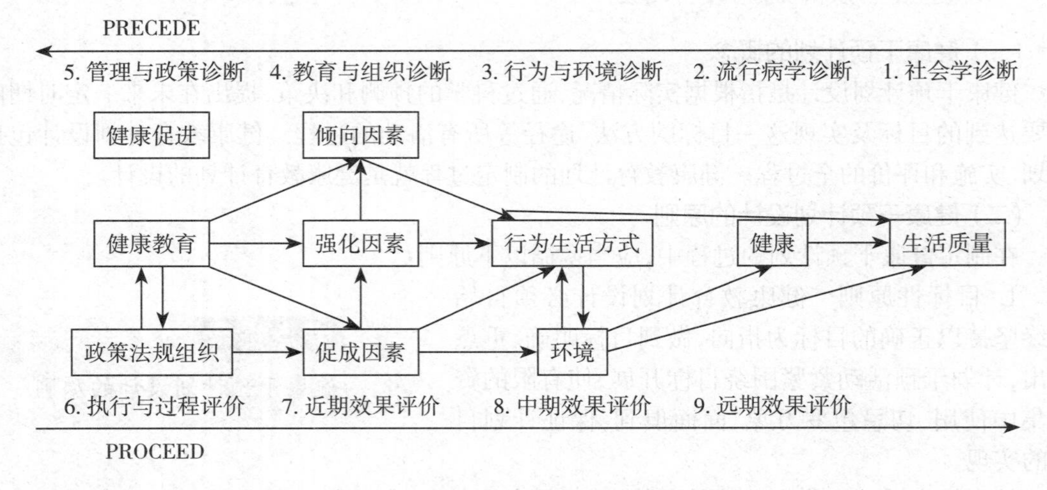

图5-1　PRECEDE-PROCEED模式

1. 社会诊断　社会诊断的目的和任务主要有：评估目标社区或对象人群的生活质量并明确影响其生活质量的健康问题；了解目标社区或对象人群的社会环境；动员社区或对象人群参与健康教育项目。

(1) 生活质量：生活质量既反映人群生存的客观状态，也反映人群对生存状态的主观感受，如居住条件、空气质量、饮水质量、食品供应、交通、犯罪、教育、卫生服务、死因顺位、发病率顺位、患病率顺位、疾病经济负担顺位、孕产妇死亡率、期望寿命等属于客观状态；对社会服务、个人生活质量、健康状况等的满意程度等属于主观感受。

(2) 社会环境：收集社会环境信息资料的主要目的，首先是帮助确定影响生活质量的健康问题；其次是帮助分析健康问题和健康相关行为问题发生发展的原因；其三是了解社区可供健康教育项目利用的资源情况；其四是为设计健康教育干预方案时考虑策略和措施提供基本信息。社会环境包括经济、文化、服务、政治和资源等多方面。

收集社会环境资料的方法，对客观指标的数据也主要通过查阅统计资料和回顾文献、专家咨询等方式获取；对主观指标或没有统计资料的指标主要通过现场调查或访谈、座谈会、小组讨论等定量、半定量和定性方法获取。

2. 流行病学诊断　流行病学诊断的主要任务是确定哪些疾病或健康问题对社区或对象人群生活质量有较大的不利影响以及这些疾病或健康问题的分布特征及原因推断。流行病学诊断要描述人群的躯体健康问题、心理健康问题、社会健康问题，通常用疾病发生率、分布、频率、受累人群、健康问题的社会经济后果等表示，国外学者提出具有综合性的"5D"指标：死亡率（death）、发病率（disease）、伤残率（disability）、不适（discomfort）和不满意（dissatisfaction），通过对健康问题以上方面的分析，以确定健康问题的相对重要性。

3. 行为与环境诊断　在流行病学诊断的基础上，进行行为与环境诊断。行为危险因素是导致目标健康问题发生和恶化的行为与生活方式，行为诊断分3步：

(1) 区分引起健康问题的行为与非行为因素：如心血管病的危险因素有吸烟、过量饮酒、年龄、超重与肥胖、久坐、高脂饮食、性别、家族史等，其中吸烟、过量饮酒、久坐、高脂饮食为行为因素，年龄、性别、家族史等属于非行为因素。

(2) 区分重要行为与不重要行为：行为重要性的区分原则，一是有充分科学研究证明行为与健康问题关系密切；二是经常发生的行为。

(3) 区别高可变行为与低可变行为：可变性高的行为指①正处在发展时期或刚刚形成；②仅表面上与传统文化或生活方式有关；③在其他计划中有成功先例。低可变行为则刚好相反。

将行为进行重要性和可变性区别后，就可以选择干预的行为了。

表5-1　干预行为的选择

	重要行为	不重要行为
高可变行为	1. 重点考虑干预的行为	3. 很少考虑干预的行为
低可变行为	2. 一定条件下考虑干预的行为	4. 不予考虑干预的行为

4. 教育与生态诊断　教育与生态诊断的目的和任务是在明确了健康问题的行为因素后，对导致该行为发生发展的因素进行调查和分析，从而为制定健康教育干预策略提供基本依据。能够影响行为发生发展的因素很多，将这些因素分为倾向因素、强化因素和促成因素

三类。

(1) 倾向因素:倾向因素是目标行为发生发展的主要内在基础,包括个人的知识、态度、信念、自我效能认识以及行为动机和意向。可把倾向因素看作"个人"的偏爱,在健康教育过程中可能出现在一个人或一组人身上。这种偏爱不是趋向于有利健康的行为就是趋向于不利健康的行为。

(2) 促成因素:指使行为动机和意愿得以实现的因素,即实现或形成某行为所必需的技能、资源和社会条件。正如提倡人们喝安全卫生饮用水,就得提供水源及保持饮水清洁的技能。这些资源也包括医疗卫生服务、有关信息和促使健康相关行为变化所需的新技术以及行政部门的支持、立法等,还包括一些影响行为实现的物理条件,如交通运输等。由此,对促成因素的确认包含环境因素评估。

(3) 强化因素:是那些在行为发生之后提供持续的回报或为行为的维持和重复提供的激励。包括父母、同伴、保健人员和领导的赞扬劝告等社会支持、影响,也包括自己对行为后果的感受,如社会效益(如得到尊重),生理效益(如通过体育锻炼后感到舒展有力、经治疗后痛苦缓解)、经济效益(如得到经济奖励或节约开支)、心理收益(如感到充实愉快)等。

5. 管理与政策诊断　管理诊断的核心内容是组织评估和资源评估。组织评估包括组织内分析和组织间分析。如有无均可教育机构,该机构有无实践经验和组织能力,现有资源状况如何等为组织内分析;本地区其他组织机构参与健康干预的意愿和现况,社区群众参与的意愿和现况,社区是否有志愿者队伍,政府行政部门的重视程度和资源投入状况等为组织间分析。

政策诊断的主要内容是了解社区现有政策状况,如有无与项目计划目标相一致的支持性政策,该支持是否完善等。

(二) 确定优先项目

通过健康教育诊断,往往发现社区目标人群的健康需求是多方面、多层次的,健康教育项目只能选择其中一个作为优先项目,以求用最少的投入获取最佳效益。优先项目要能真实地反映社区最重要、目标人群最关心、预期干预效果最好、所用人力和资金相对较少的健康问题。确立优先项目的基本原则有:

1. 重要性原则　指选择涉及面广、发生频率高、对目标人群健康威胁严重,对社会经济发展、社区稳定影响较大,发病频率或致残致死率高、后果严重、群众最关心的健康问题。

2. 有效性原则　指选择通过健康教育干预,能有效地促使其发生可预期的改变,干预措施简便具有可行性,易为目标人群所接受,有明确的客观评价指标的健康问题。通常可依据重要性和有效性原则,即依据问题对人群健康威胁的严重程度、危险因素的可干预性排序。

3. 可行性原则　指健康教育的干预策略、措施和方法以及各种干预活动能否开展和实施。主要取决于目标社区背景及政策对疾病和健康问题干预的支持力度和有利条件,包括分析社区领导的支持,社会相关部门的配合,人力、物力、财力、技术资源等支持条件的配备等。

4. 成本 - 效益原则　按成本 - 效益估计排序,选择代价较小、成本效益较好,能用最低的成本达到最大的经济效益和社会效益的健康问题的健康教育项目。

(三) 确定项目目标

优先项目确定后,接下来就需要确定计划项目的目的和目标。任何一项健康教育计划都必须有明确的目标和具体的指标,它是计划实施与效果评价的依据。

1. 总目标　计划总目标即计划目的,指在执行某项计划后预期达到的最终结果,具有宏观性、远期性,给计划提供一个总体上的努力方向。总体目标不要求达到可测量的效果,常用文字表述。如在青少年控烟健康教育项目中,总目标可以是"预防青少年吸烟,造就不吸烟的新一代"。

2. 具体目标　计划的具体目标是为实现总目标设计的具体的、量化的结果指标,用以解释和说明总目标的具体内涵。

(1) 具体目标的作用:健康干预计划的具体目标需要包含具体的、量化的,可测量的指标,应该能够回答以下问题:who- 对谁? what- 实现什么变化? when- 多长限期内实现这种变化? where- 在什么范围内实现这种变化? how much- 变化程度多大?

(2) 具体目标的分类:具体目标一般可分为教育目标、行为目标和健康目标。教育目标是为实现行为的转变而开展的,健康教育计划应考虑到目标人群达到行为转变所必需的知识、信念、态度和技能等;行为目标是该计划执行一定时间后有关行为的转化率;而健康目标指在执行期内产生的健康效应。如某社区经过健康教育诊断后,确定心脑血管疾病是影响社区居民生活质量的主要健康问题,其具体目标可以包括:

1) 教育目标:项目执行 3 年后,使项目地区 90% 的成年人了解正常的血压水平和血脂水平;使项目地区 85% 的成年人掌握测量血压的技术。

2) 行为目标:项目执行 3 年后,使项目地区 80% 的成年人能做到每年测量一次血压;使项目地区 90% 的高血压患者能遵从医嘱服药。

3) 健康目标:项目执行 3 年后,使项目地区成人高血压患者的血压控制率达到 85%。

(四) 制定干预策略

健康教育的目的在于帮助人们掌握卫生保健知识,树立健康观念,形成有利于健康的行为和生活方式,健康干预策略既包括了对目标人群进行干预的战略思想,也包括了具体的措施和活动。

1. 确定健康干预策略　健康干预策略包括信息交流、技能发展、社会行动等,应充分发挥每一干预策略活动的优势以取得最佳干预效果。

(1) 信息交流:向目标人群提供信息不仅能帮助其了解卫生保健知识,也是帮助其树立健康观念、采纳促进健康行为的基础。信息交流的方法和活动很多,大体可分为 3 类:人际交流、大众传播及其他媒介传播。

1) 人际交流:人际交流是人与人之间直接的信息交流,具有沟通深入、针对性强、反馈及时的特点,对目标人群的态度、信念影响深刻,是最常用的信息交流方式。

2) 大众传播:大众传播是职业性传播机构通过大众传播媒介向相对众多的人传递信息的过程,具有高效、快捷的特点,常用于提供普及性信息,引导公众对健康相关问题的关注,实现社会动员。

3) 其他传播方式:在健康干预中还常用其他传播媒介,包括挂历、小册子、小折页、传单、宣传栏、健康教育处方等。

(2) 技能发展:技能发展就是在人们掌握必要健康知识和信息的基础上,帮助其形成和发展采纳促进健康行为的能力,常用于目标人群技能发展的方法有小组讨论、案例分析及技能培训,如请医务人员或有经验的人向孕妇示范进行母乳喂养时如何抱孩子,把动作分解演示给年轻妈妈就是技能培训。

(3) 社会行动:社会行动策略常通过社会活动形成声势,引发关注,营造社会氛围,不但注重活动效果,更加关注活动的影响力和新闻效果,如通过报纸、杂志刊登竞赛试题,通过电视直播竞赛等,寓教于乐,形式活泼,能广泛发动社会大众的关注和参与;咨询和义诊是卫生部门较多采用的一种服务社会、对民众开展健康教育的形式。

2. 确定健康干预框架　将健康干预策略与目标人群、目标行为、行为影响因素及干预场所相结合,综合考虑形成的健康干预大体方案即为健康干预框架。

(1) 确定目标人群:目标人群是指健康项目计划干预的对象或特定群体。根据目标人群和行为的关系可分为以下三类:

一级目标人群:实施健康干预项目所建议的采纳健康行为的人群。如,大学生控烟项目中,大学生为一级目标人群;预防婴幼儿感染性腹泻项目中,一级目标人群则为婴幼儿的母亲或实际监护人。还可根据生理状况、危害健康行为的程度将一级目标人群分为高危人群、重点人群和一般人群。

二级目标人群:对一级目标人群有重要影响的人。如卫生保健人员、亲属、朋友、有关行政领导等。

三级目标人群:对该项目成功实施有重要影响的人,行政决策者、经济资助者等。

(2) 确定干预内容:干预内容即进行健康教育的内容及所倡导的行为。如对致病性禽流感的干预内容包括保持洗手、开窗通风、咳嗽和打喷嚏时遮掩口等个人卫生习惯;一旦出现发热、头痛、咳嗽、全身不适时,戴上口罩并及时到指定的医院就医,并切记要告诉医生发病前有无外出旅游或与禽类接触史;应在医生指导下正规治疗和用药。

(3) 确定干预场所:健康干预场所指针对项目目标人群开展健康干预活动的主要场所。以下5类场所可并用,亦可选择单独使用。

第一类　教育机构:包括幼儿园、小学、中学(包括职业学校)、大学等各级各类从事教育的场所。

第二类　卫生机构:包括卫生保健机构、医院、诊所、康复机构等。

第三类　工作场所:包括工厂、车间、办公室等。

第四类　公共场所:包括街道、商场、车站、机场、港口等。

第五类　社区 / 居民 / 家庭。

(4) 确定干预方法:在健康干预计划制定中,具体干预方法有教育策略、社会策略、环境策略和资源策略。

1) 教育策略:由于健康干预计划目标不同、目标人群具有各种不同社会特征和生理心理特征,加之健康干预内容广泛、场所各异,教育策略具有多样性,通常将其分为信息交流类、技能培训类和组织方法类。如针对目标人群的教育策略有:大众传媒,广播、电视、网络、报纸;传播材料,小折页、标语、墙报;讲座、培训;医务人员入户指导;社区活动,义诊、义务大扫除、咨询;同伴教育等。

2) 社会策略:即政策、法规、制度、规定等,健康政策的支持和配合对于健康干预项目的顺利开展至关重要,要充分挖掘并利用,如请领导参加健康教育会议、活动、现场考察,向有关部门提交健康教育报告或专题汇报等。

3) 环境策略:即改善有关社会文化环境和物理环境的各种策略手段,包括社区身体锻

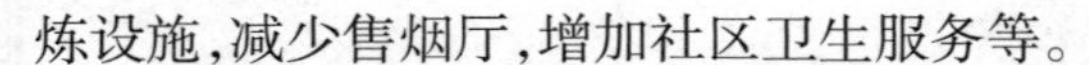

炼设施，减少售烟厅，增加社区卫生服务等。

4）资源策略：即动员、筹集、分配、利用社区中各种有形和无形资源的途径、方法。加强动员多部门的合作。

(五) 制订计划实施和评价方案

科学合理地安排健康干预项目的活动日程、准备教育材料、进行人员的组织培训是保证计划顺利实施的重要条件，制定干预活动日程表，包括干预策略设计各阶段、各项干预活动的内容、实施地点、方法、所需材料和日程表等。

监测与评价贯穿于项目的全过程，是控制项目进展状态、保证实现项目目标的质量控制措施，评价方案应对监测指标、测量方法与工具、监测时间与执行人员，包括监测人、评价人和负责人。

三、计划设计在健康管理中的应用

(一) 基于群体的健康干预计划

我国最新修订的《国家基本公共卫生服务规范(2015)》中，要求对社区高血压患者、重症精神病患者、0~6 岁儿童、孕产妇、65 岁以上老年人等重点人群进行健康管理，因此，社区卫生机构都需要制定健康管理计划。此外，健康管理机构还可能为企事业单位提供健康管理服务，就需要制定基于人群的健康干预计划。一个完整的基于群体的健康干预计划书应包括以下几项：

1. 背景　在背景部分，需要揭示干预项目的必要性、开展项目的价值与意义。首先陈述问题的严重性，描述人群中某个健康问题的流行情况，使用相关数据，说明该健康问题的严重性，从而说明解决该健康问题的必要性和价值。其次，健康干预对于解决问题的作用，可以简要阐述健康管理的理念，再列举国内外通过健康管理项目，对于改善员工健康、增加企业效益以及树立企业形象、增加企业凝聚力的实例，进一步说明开展健康管理的意义。

2. 目标　可以根据背景中对目标人群健康状况的描述，以及企业决策者、目标人群代表等对各类健康问题的关注程度、他们希望优先解决的问题，最终确定健康干预项目的总目标。在总目标的框架下，设计具体目标。

3. 干预策略与活动　主要依据企业特点和企业资源制定策略和活动。如员工的年龄、文化结构、企业文化、工作场所特点等，从而使干预策略和活动在企业中具有可操作性，与企业文化吻合，而且能吸引企业员工的参与。

4. 监测与评价　根据制定的具体指标进行监测与评价，如对于某企业的健康管理可以按以下内容进行：

(1) 各科室建立参加工间操登记制度，每周上报工会每月由健康管理机构进行统计，计算每年参加工间操人群的比例。

(2) 每次参加“健康时光”要有签到表，健康管理机构每季度进行统计，计算每年“健康时光”参与率。

(3) 每年体检时，完成健康知识与行为调查问卷，由健康管理机构统计高血脂比例、超重比例、参加运动锻炼的比例和合理膳食的比例。

5. 制定进度表 见表5-2。

表5-2 某企业健康干预活动进度表

活动内容	时间	备注
工间操	每个工作日	科室负责,上交工会
健康午餐食谱	每个工作日	健康管理机构负责,工会配合
健康时光	每月一次	健康管理机构与工会共同设计,工会组织
体检	每年一次	健康管理机构负责,工会组织
网络信息服务	每月更新	健康管理机构提供信息,网络维护部制作与维护
提交健康报告	每半年一次	健康管理机构提交报告,向全体员工介绍

6. 编制预算 根据每项活动费用,合计为总费用。上述案例预算包括支付健康管理机构的费用,如健康干预方案设计费、健康食谱设计费、讲座专家费用、网络信息服务费等;企业组织活动的花费,如每月"健康时光"活动会场布置、茶点等需要的花费。

(二)基于个体的健康干预计划

基于个体的健康干预计划,指由社区医生、家庭医生或者健康管理机构为每一个服务对象量身打造的计划,其特点是针对性很强,随着社区卫生服务逐步深入,健康管理机构的蓬勃发展,为客户提供更加有特色和针对性的服务正在成为必然趋势。其主要包括以下内容:

1. 个体健康评估 全面收集个体健康相关信息,如个体的社会人口学特征、个人疾病史与家族史、行为生活方式、心理情况、体检结果等。

2. 确定健康干预目标 根据健康评估结果,确定个体的健康干预目标,如:

(1)在一年内,使体重减轻到80kg以下,两年达到75kg以下。

(2)在一年内使血脂有所下降,两年使血脂指标达到正常范围。

(3)形成均衡膳食、控制摄入、保持运动的良好行为习惯。

3. 健康干预指导 根据评估结果及干预目标进行干预指导,如:

(1)合理膳食。

(2)增加运动。

(3)戒烟限酒。

4. 随访与评估 健康行为研究发现,人们行为生活方式的改变是一个不断认识-决策的过程,而且在改变的早期需要更多的信息、技术及心理支持,因此,在行为干预开始后,定期跟踪随访,及时发现行为改变中的偏差及遇到的困难,调整干预活动。

一般而言,早期随访频密,如1~2周随访一次,如果随访发现服务对象能够较好地按照行为指导去做,并且产生了预期的效果,则可以减少随访密度至每月一次,持续3个月左右后,可以2~3个月一次。

在随访中,可根据前期确定的健康干预目标内容进行评估,如血压、血脂、体重等指标。随访的方式可以根据医务人员自己和服务对象的情况自行约定,最理想的方法是约服务对象到健康管理机构或社区卫生服务机构,便于测量相关指标、进行行为指导。

第二节 健康干预计划的实施

某健康管理公司要为某电力公司员工进行健康管理,已设计好健康干预计划,由小梅负责干预计划的实施。

请问:小梅该如何实施该健康管理计划?

健康干预计划的实施是实现健康项目目标的途径,是按照健康干预计划所规定的方法和步骤组织的具体活动,是健康干预工作的重点和关键。健康教育干预的基本步骤如下。

一、制定实施的工作时间表

健康教育干预的基本步骤

1. 时间表的意义　干预实施时间表是各项干预群和措施在时间和空间上的整合,各项干预活动的实施工作应以时间表为指引,逐步实现阶段目标和总体目标。时间表也是一个对照表,用来对照检查各项工作的进展速度和完成数量,科学的时间进度表是整个计划执行的核心,是进行项目过程评估的主要依据,也是实现目标管理的体现,故为按时、有效地完成各阶段的干预工作,干预执行小组应首先制定出一个科学的时间进度表。

2. 时间表的制定与内容　健康教育干预时间表的制定是以时间为引线,整合、排列出各项干预活动的内容、工作日数量、工作目标与监测指标、工作地点、经费预算、分项目负责人、特殊需求等内容的一个综合的计划执行表。时间表的制定主要考虑干预活动内容、工作目标、负责人、所需设备物品和特殊要求等。

二、健康干预实施的质量控制

(一) 质量控制的概念

干预过程的质量控制是与健康教育干预实施相伴而行的监督与技术保障,是了解干预计划实施的运行过程和结果、及时发现和妥善解决实施工作中存在的问题,保证健康教育干预过程顺利进行和取得计划预期效果的重要环节。

(二) 质量控制的内容

1. 工作进度监测　干预活动是否按时间进度表进行是反映项目质量的一个方面,符合质量要求的干预项目应该能严格执行进度表上的进程,以保障按时完成干预活动及整个项目。如有特殊情况需要调整干预活动的时间安排,应与项目管理者沟通,做出统一部署,以免对其他干预活动或整个进程造成不良影响。

2. 活动质量监测　各项干预活动都有特定的质量要求,如发放的健康教育手册覆盖目标农户的90%、组织3期讲座,使80%的社区老年人参与等。可见,对干预活动的质量监测注重各项干预活动是否按照计划的活动内容执行了,并达到了预期的数量,覆盖了预期的人口,可以用数量、干预活动暴露率、媒体覆盖率、有效指数等指标表示。如发现干预活动质量不能达到技术要求,并影响项目目标实现时,应考虑干预活动的重复进行和调整。

3. 项目工作人员能力监测 项目工作人员的能力会直接影响项目工作的顺利开展和干预活动的进行，主要考察其是否按计划接受了培训、培训后知识和技术的运用情况、是否有新问题出现、是否有必要进行再次培训等。

4. 阶段性效果监测 在干预活动进行到一定时期，对产出进行阶段性评价，有助于总结经验，及时纠正偏差、确保项目目标的最终实现。通常在阶段性效果评估会对以下内容进行考核：目标人群卫生保健知识、态度、情感、健康相关行为等。

5. 经费使用监测 经费使用监测包括：审计活动的实际开支与预算的符合程度，分析经费开支与预算之间出现差距的原因。在预算合理的情况下，经费使用也是反映干预活动质量的一个重要指标，当支出明显低于进度要求时，可能是干预活动没有按时或按质量要求进行。若支出大大超出进度，可能是没有预计到的新问题出现，则需要调整活动。

（三）质量控制的方法

1. 记录与报告 记录内容应包括干预活动时间、地点、参与者、内容、现场实施情况等，如记录参加培训班的人数、培训时间、培训内容、培训现场情况、工作人员情况。

2. 定期召集例会 例会制度也是质量控制中常用的方法，多与记录、报告结合召集例会，各部门汇报项目进展及质量，管理者提出阶段目标和要求，可以使各级项目实施人员、管理人员面对面交流沟通，集中研究、解决新问题，提高工作效率。

3. 现场督导 是指项目管理者、实施人员等进入干预现场，现场监督干预活动的组织者按是否按质量标准实施干预活动，发现其中的偏误，进行当面指导或从中获取直接的资料评估干预质量，可以有效保障干预活动质量，提高工作效率。

4. 审计 审计主要用于项目干预中从财务方面进行的质量控制，通过审计，发现各项活动的经费是否有效使用，是否存在不合理财政支出，从财务方面反映干预实施质量发现问题，为进一步的决策提供依据。

5. 专项调查 专项调查是为特定目的而进行的资料收集和调查研究。在健康教育干预质量控制中，通过专项调查可以收集各类反映干预质量的资料，如干预活动数量、受益人数、工作人员能力、阶段性效果等。

三、组织机构建设

健康教育是一项有组织的社区健康促进活动，其干预计划的实施需要多部门的合作，做好各组织间的协调与合作是计划顺利实施的重要组织措施之一。实施任何健康教育计划时，建立领导工作的领导机构和具体承担实施任务的执行机构以及确立有关的协作单位都是首要任务。

1. 领导机构 一个办事效力高、具有影响力和决策能力的领导机构是顺利实施健康教育计划的基础。领导机构（如社区健康教育领导小组）应包括与该计划实施直接相关的部门领导和主持实施工作的业务负责人。领导机构成员应了解和熟悉计划目的、内容，计划的执行要有决心、有信心，并提供政策支持。

2. 执行机构 执行机构的职责是具体负责落实和执行健康教育计划，分解项目计划中的每项活动，开展干预活动，将健康教育计划的意图付诸实施，实现社区健康干预计划目标。一般执行机构往往设置在某一相关业务部门内，如健康教育所、省市地 CDC、妇幼保健所等疾病预防部门，其成员大多以两个部门为主体，吸收相关部门的专业人员参加。通常执行机构的确定或组成取决于健康教育计划项目申请单位和经费的来源。

3. 协作单位　健康教育干预活动的实施是一项社会工程,需要社区多个部门的协调与合作。建立社会多部门联合的组织网络是进行健康教育干预的基础,通过协作单位组织网络建设可以把社会有关组织、机构、团体联合起来参与到健康教育计划中,协调行动并提供支持。协调社会有关部门的关系并建立起多部门联合的组织网络是健康教育干预活动成功的保证和重要标志。

四、实施人员培训

对项目实施人员进行培训,可以加强健康教育人员的能力建设,全面提升健康教育工作的质量,可以为项目的成功建立并维持一支有能力、高效率的工作队伍。

(一) 干预人员培训的原则

1. 目的明确　项目人员培训班应目标明确,主题突出,充分体现项目的目的和学员特点。一个培训班应围绕一个专题,内容精练,方法灵活,学以致用,力求在较短的时间内达到教会的培训效果。

2. 按需施教、学用结合　培训应根据项目的要求,学员的知识结构、职业经历,在项目中的工作需要等方面确定学员应掌握的知识和技能。培训过程要注重理论和实际相结合,学习与工作任务相结合,培训的重点应围绕项目工作中的实际问题,提高应用健康教育理论和方法解决实际问题的能力。

3. 强调参与　培训方法要根据项目要求和学员的具体特点来选定,强调参与式培训方法,调动学员学习的主观能动性。健康教育干预项目人员培训属成人培训,应是教师和学员共同完成的教学活动。在培训中,“教”的目的在于促进学习,教的方法在于最大限度地引导和帮助学员学习。

4. 灵活应变　培训者应具有灵活的应变能力,善于采用不同的教学手段,创造良好的教学气氛。在培训过程中要不断地收集各种反馈信息和意见,灵活掌握培训计划的某些环节,随时注意解决培训中遇到的新情况、新问题,及时调整培训活动,以更好地满足培训需求,达到预期的培训目的。

(二) 干预人员培训内容

通常干预的骨干人员分两类,即项目管理人员和干预技术人员,他们在项目中扮演不同的角色。

1. 健康教育项目管理人员的培训内容　包括项目计划、质量控制、人员管理、财务与设备管理及项目评价与总结。

2. 健康教育项目干预技术人员培训内容　包括项目相关专业知识、传播材料制作、人际交流技巧、人员培训方法及健康干预方法。

(三) 培训计划方法及评价

1. 培训方法的选择　健康教育项目的培训是为了完成特定任务、针对有工作经验的成年人进行的教学工作。因此采用的培训方法与通常的学校教育有明显不同,以参与式教学方法为主。常用参与式教学方法包括:

(1) 头脑风暴:教师在没有给学员任何准备的情况下提出问题,要求学员立刻做出反应,促使学员产生快速思考,像大脑中掠过“风暴”一样,有助于学员集中注意力。

(2) 角色扮演:由数个学员在课堂上表演一个与培训内容有关的情节,角色的语言可以事先设计,也可以根据内容即兴发挥。通过角色扮演,教师和学员可以观察扮演者对内容的理解。在表演结束后组织讨论,帮助大家更准确和深入理解培训内容。

(3) 小组讨论:把学员分成6~8人1组,给每1个小组分1个题目(或者是讨论同一个题目),指定一个组长。要求小组长主持小组成员针对题目开展讨论,并综合小组意见在讨论结束后分别向全班介绍讨论结果。这种方法有利于促进学员人人参与,有利于学员交流经验和教学互长。

(4) 案例分析:教师提供或由学员收集1个实际例子,分析其决策、发生、发展的过程,从中发现问题,寻求适宜的解决问题的办法。这种方法可以提高学员的主动性和分析能力,也有利于交流。

2. 培训工作的评价　评价是培训工作中重要的环节,旨在评价和检验培训效果。培训评价主要包括培训效果评价、培训教学评价和培训组织评价。

五、设施设备与材料

健康教育传播材料是健康教育干预实施的物质基础。在健康教育干预中如何选用合适的传播材料、选择有效的传播渠道是一项关键性的工作。

(一) 健康传播材料的发放

在健康传播材料的发放中最重要的问题是传播渠道的选择,只有选择正确的传播渠道才能保证传播材料的可得性和可接受性,防止信息的失真,同时要避免制而不发、装而不用和不分对象乱发的浪费现象。一般应做好:

1. 发放使用人员培训　使其了解这些传播材料的内容、发放及使用方法、注意事项、意义及作用以及适用的目标人群等。

2. 有计划地发放传播材料　传播材料的发放应有准备、有计划地进行,并认真监督材料的发放与使用情况,以保证其使用效果,并为传播材料的进一步修改完善提供反馈信息。

3. 做好保管和再利用　最大限度发挥传播材料的作用。

(二) 健康传播材料的使用

在健康教育活动中适当地使用健康教育材料,可以起到吸引目标人群的注意,提高健康教育目标人群对传播知识的理解和记忆的作用。根据对象不同健康教育材料可分为:

1. 面向个体的材料　发放给个人或家庭中使用的健康教育材料有健康教育处方、图片、折页、小册子等,发放者应对材料的使用方法给予具体指导。例如:提示材料中的重点内容,引导目标人群加强学习和记忆;讲解具体的使用或操作方法,使目标人群能够遵照有关步骤自行操作。

2. 面向群体的材料　在组织健康教育培训、专题讲座或小组讨论时,常需用挂图、幻灯、投影片、模型等辅助性材料,在使用这些材料讲解时应避免挡住部分与会者的视线,边讲解边指示,要让他们看得清,要留出时间让大家提问。

3. 面向大众的材料　在公共场所或单位张贴的宣传画、卫生报刊、布置的宣传栏等属于此类。使用时应选择目标人群经常通过又易于驻足观看的地方;挂贴的高度应方便观看,要定期更换,注意维护和保管。

第三节 健康干预效果的评价

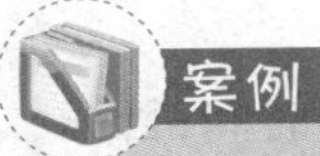
案例

某健康管理公司在某企业执行了一项健康干预活动,公司和企业领导要定时评估活动效果,作为结算费用的依据。

请问:1. 什么时间进行健康干预活动效果的评价?

2. 每个时间段的评价指标有哪些?

计划评价是全面检测、控制和保证接口干预项目计划先进、实施成功,并取得应有效果的关键性措施,贯穿于整个计划实施的始终。

一、评价的种类和内容

考点提示
评价的种类和内容

(一)形成评价

形成评价是一个为健康干预计划设计和发展提供信息的过程,包括为制定干预计划所做的需求评估及为计划设计和执行提供所需的基础资料。其目的在于使健康干预计划符合目标人群的实际情况,使其具有最大的成功机会。

1. 形成评价的内容

(1) 了解目标人群的各种基本特征。

(2) 了解目标人群对各种干预措施的看法。

(3) 了解教育材料发放系统,包括生产、贮存、批发、零售以及发放渠道。

(4) 对问卷进行预调查及修改。

(5) 了解哪些健康教育干预策略适用于目标人群,健康教育材料的预试验。

(6) 针对计划执行的早期阶段出现的新问题、新情况对计划进行适度调整。

2. 形成评价的方法与指标

可采用下列方法进行评估:如文献、档案、资料的回顾,目标人群调查、现场观察、试点研究等,形成评价的指标应考虑整个计划的科学性、政策的支持性、技术上的适宜性以及目标人群的可接受性等。

(二)过程评价

过程评价起始于健康教育计划实施开始之时,贯穿于计划执行的全过程,它有两大作用:一是评估项目运作情况,二是修正项目计划。

1. 过程评价的内容

(1) 针对个体的评价内容:哪些个体参与了健康干预项目?在项目中运用了哪些干预策略和活动?教育干预活动是否按既定的活动类型、时间、频率加以实施,干预的质量如何?教育材料是否全部发放给目标人群?教育的覆盖率如何?目标人群是否积极参加?不愿意参加的原因何在?教育服务利用情况(如展览、咨询等服务项目),利用率低的原因何在?

(2) 针对组织的评价内容:项目涉及了哪些组织?各组织间是如何沟通的?他们参与项目的程度和决策力如何?是否需要对参与组织进行调整,如何调整?

(3) 针对政策和环境的评价:在项目实施期间有无重大的政策或环境变化,对项目执行的影响如何？在项目进展方面是否与决策者保持良好沟通？

2. 过程评价的方法与指标

(1) 过程评价的方法有：直接观察、社区及目标人群调查、举行项目工作者会议及追踪了解情况等。

(2) 过程评价指标：项目提供的干预活动的类型，干预次数，每次活动的持续时间；目标人群参与情况即干预活动暴露率；有效指数。

(三) 效应评价

效应评价是评估健康教育计划导致的目标人群健康相关行为及其影响因素的变化。与健康结局相比，健康相关行为及其影响因素的变化较早发生改变，故又将效应评价称为近中期相关评价。

1. 效应评价的内容

(1) 倾向因素：如目标人群的卫生保健知识、健康价值观、对某健康相关行为或疾病的态度，对自身易感性、疾病潜在威胁的信念等。

(2) 促成因素：卫生服务或实行健康行为资源的可及性，从健康促进角度，有关政策、法规制定情况、行政对健康教育的干预程度、效果也属于更有力的一种促进因素。

(3) 强化因素：与目标人群关系密切的人对健康相关行为或疾病的看法、目标人群采纳某健康相关行为时获得的社会支持及其采纳该行为后自身的感受。

(4) 健康相关行为：干预前后目标人群的健康相关行为是否发生改变，改变量多少，各种变化在人群中的分布如何。

2. 评价指标　卫生知识均分、卫生知识合格率、卫生知识知晓率、信念持有率、行为流行率及行为改变率。

(四) 结局评价

结局评价着眼于评价健康干预项目导致的人群健康状况乃至生活质量的变化。不同的健康问题，从行为改变到出现健康状况的变化所需时间的长短不一，但均在行为改变之后，才能观察到健康状况的改变，故结局评价也被称为远期效果评价。结局评价的内容及指标：

(1) 健康状况：生理心理指标，如身高、体重、体质指数、血压、血红蛋白、胆固醇等；心理指标如人格智力等。疾病与死亡指标，如疾病发病率、患病率、死亡率、婴儿死亡率、5岁以下儿童死亡率、平均期望寿命、减寿人年数等。

(2) 生活质量：对于生活质量的测量可用量表，包括生活质量指数、美国社会健康协会指数、日常活动量表、生活满意度指数量表等。

二、评价设计方案

在健康干预项目效果进行评价时，有多种方案可供选择，这些方案各有特点，常用于健康教育计划评价的方案有以下5种。

(一) 不设对照组的前后测试

这是评价方案中最简单的一种，通过对目标人群自身在项目实施后的情况与干预前的情况进行比较，来评价计划产生的效应与健康结局。如某大学计划在新学期开始时，对新生开展艾滋病的健康教育，为此，在实施干预前，对新生进行调查，然后进行为期一年的健康干预，周期结束后再次调查相关知识调查，然后比较干预前后新生相关知识知晓率等指标，确定健康干预效果。

该评价方案的优点在于设计与操作简单,能节省人力、物力。然而,评价结果的真实性可能受到其他因素的影响,如测量者与观察对象的成熟性,测量工具等,特别是当项目周期较长时,时间因素的影响也较大。因此,这一方案比较适用于干预周期短的健康教育计划进行总结的评价,同时需注意对干扰因素的控制,以减少其对结果的影响。

(二) 简单时间系列设计

简单时间系列设计即不设对照组,在对目标人群进行多次观察之后,实施干预,干预过程结束后再进行多次观察。选择该方案需具备以下条件:有条件做多个时间点观察,可以顺利地收集到高质量的观察资料;能保证测量结果的稳定性。

运用简单时间系列设计,可以确定干预效果的变化趋势,而且多个时间点的观察有助于推断因果关系。由于该方案观察时间点多,给实施带来一定难度,另一方面,由于观察周期长,在运用时要格外注意时间因素对内在真实性的影响。

(三) 非等同比较组设计

非等同比较组设计的设计思想是为干预组选择一相匹配的对照组,通过干预组对干预前后的自身变化、对照组在相同时期前后的自身的比较,及比较两组变化量的差异,来评价健康教育项目的效应和健康结局,该评价方案的优势在于通过与对照组的比较,可以剔除时间因素、测量与观察因素等对评价结果正确性的影响。需要强调的是对照组应选择各主要特征十分近似于干预组的人群作为对照组,以保证可比性,避免选择性因素对评价结果准确性的影响,此外,要保持对照组与干预组观察时间的一致性。

(四) 复合时间系列设计

复合时间系列设计既设有对照组,又进行多个时间点观察,复合时间系列设计在控制历史性因素的影响及观察,变化趋势(包括干预组和对照组)方面有明显趋势,但由于观察点多,既增加了时间与经费的花费,又增加了对照组研究对象失访的可能性。

(五) 实验研究

本评价方案的特点是将研究对象随机分为干预组和对照组,保证了对照组与干预组之间的齐同性,故不存在选择性因素对结果真实性的影响,同时又克服了历史因素、测量与观察因素及回归因素的影响。实验研究理论上讲是一种理想的评价方案,但在实际的健康教育项目中不易操作,主要是因为随机化难以实现。

三、影响评价结果的因素

(一) 时间因素

在健康教育计划执行或评价期间发生的重大的可能对目标人群产生某种影响的事件称为历史性因素,如与新的卫生政策的颁布、食物供应的变化、自然灾害等。此外,随着社会的发展,经济、文化等因素的变化,人群的行为与健康状况也会有所改变。因此,当健康教育项目周期长时,这些自然的变化也作为一种时间因素影响评价效果的真实性。

(二) 测试或观察因素

1. 测量者因素 包括暗示效应、项目工作者的成熟性及评定错误。

> **考点提示**
> 影响评价结果的因素

2. 测量工具因素 测量工具包括问卷、仪器、药品、试剂等,其有效性和准确性也直接影响评价结果的真实性。在进行评价测量之前,首先要选择适宜的测量方法和工具,并检查工具的可靠性，这样才能获得真实、可信的评价结果。

3. 测量对象因素　包括测量对象成熟性及霍桑效应。

(三) 回归因素

指由于偶然因素，个别被测试对象的某特征水平过高或过低、在以后的测量中又恢复到原有的实际水平的现象，回归因素的影响不像其他因素一样比较容易被识别，有时可能被错误地认为是干预的结果，可采用重复测量的方法来减少回归因素对项目效果的影响。

(四) 选择因素

在健康干预项目或评价研究中，很多时候要在确定干预对象的同时，设立与之相匹配的对照组，以克服时间因素、测量因素、回归因素等多项目效果的影响，但如果对照组的主要特征指标与干预组的特征不一致，则不能有效发挥对照组的作用，这种现象称为选择偏倚。

(五) 失访

指在健康干预项目计划执行或评价过程中，目标人群由于各种原因不能被干预或评价。当目标人群失访比例超过 10% 或非随机失访时，会导致评价结果的偏倚，因此应努力减少失访，并对应答者和失访者的主要特征进行比较，以鉴别是否为非随机失访，从而估计失访是否会引起偏倚及培养程度。

本章小结

健康干预活动的首要内容是制定健康干预计划，其基本步骤有社区需求评估、确定优先项目、制定项目目标、制定干预策略及制订计划实施和评价方案等。健康干预计划的实施是实现健康项目目标的途径，是按照健康干预计划所规定的方法和步骤组织的具体活动，是健康干预工作的重点和关键。健康教育干预的评价是全面检测、控制和保证接口干预项目计划先进、实施成功，并取得应有效果的关键性措施，贯穿于整个计划实施的始终。

（王彩霞）

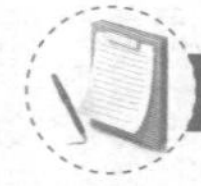

目标测试

A1 型题

1. 每一项健康干预项目无论周期长短，都必须做好的工作是

A. 科学周密的规划设计　B. 领导开发工作　C. 需求调查
D. 效果评价　E. 实施日程安排

2. 项目规划设计完成后，邀请专家进行评审，这属于评价的类型是

A. 过程评价　B. 形成评价　C. 总结评价
D. 效果评价　E. 结局评价

3. 新的卫生政策的颁布影响了某健康干预活动是评价结果，属于

A. 选择因素　B. 回归因素　C. 测试因素
D. 历史因素　E. 观察因素

4. 某医院为加强对腹泻病人的教育，做了以下几项工作并取得了一定成绩，以下属于效果评价的是

A. 编写预防腹泻的小册子　B. 录制预防腹泻的 CD 光盘

C. 指导病人配制口服盐水　D. 医生对病人做到上门随访
E. 病人做到饭前便后洗手

5. 在培训工作的评价中,过程评价是指下列哪一种
A. 评估学员经培训后工作能力的提高
B. 评估学员相关知识和技能提高程度
C. 评估培训过程中各项教学活动的质量和效率
D. 评估教师的教学效果
E. 评估成本 - 效益

6. 某单位开展一项预防血吸虫感染的项目,选择若干人口特征、文化、经济相类似的社区,随机分成实验组与对照组。对实验组进行干预,分别不同时期进行评价。这种研究方法属于
A. 复合时间系列设计　B. 实验研究
C. 不设对照组的前后测试　D. 简单时间系列设计
E. 非等同比较组设计

A3/A4 型题

(7~9 题共用题干)

健康管理员小王为某社区进行了为期 2 年的高血压健康干预活动,干预效果良好。

7. 根据该干预项目,小王**不能**选择作为具体干预目标的是
A. 体重　B. 血压　C. 病人的感受
D. 心电图　E. 血脂

8. 若在干预活动开展过程中对效果进行评价,属于
A. 过程评价　B. 形成评价　C. 总结评价
D. 时间因素　E. 失访

9. 如要进行结局评价,可选择的指标有
A. 活动覆盖率　B. 高血压发病率　C. 经费使用率
D. 行为改变率　E. 高血压知识知晓率

B1 型题

(10~13 题共用备选答案)

A. 信念持有率　B. 有效指数　C. 问卷预调查
D. 智力测试结果　E. 婴儿死亡率

10. 属于形成评价的是
11. 属于结局评价的是
12. 属于效应评价的是
13. 属于过程评价的是

第六章　健康危险因素干预

学习目标

1. 掌握:烟草使用干预的方法;身体活动干预的原则、个体身体活动干预方法和人群活动指导的内容。
2. 熟悉:健康危险因素;中国居民膳食指南和《中国居民平衡膳食宝塔》内容;保健食品的鉴别方法。
3. 了解:酗酒的干预;食品安全相关内容;常见的心理问题和心理咨询方法。

健康管理的核心内容是针对健康危险因素所开展的管理和干预活动,因此,了解健康危险因素相关知识、熟悉健康危险因素的干预方法,成为开展健康管理活动必备的知识基础和核心技能。

第一节　健康危险因素

案例

世界卫生组织2015年发布的一份研究报告称,心肺疾病、脑卒中、癌症、糖尿病等非传染性疾病每年导致全球1600万人在70岁以前过早死亡。

请问:1. 你知道造成慢性非传染性疾病最重要的健康危险因素是什么?

2. 如何从改变生活行为方式减少慢性非传染性疾病的发生?

健康危险因素是指能使疾病或死亡发生的可能性增加的诱发因素,或者能使健康不良后果发生概率增加的因素。了解危险因素影响健康的特点,开展对危险因素的干预,对于预防和控制慢性非传染性疾病具有重要意义。世界卫生组织对全球人类的主要死因进行调查显示:行为生活方式占60%,环境因素占17%,生物遗传因素占15%,医疗卫生服务因素占8%。

一、行为生活方式因素

生活方式是个人或群体在一定的历史时期与社会条件下形成的一种行为倾向或行为模式,包括人们的衣、食、住、行、劳动工作、休息娱乐、社会交往、待人接物等物质生活和精神生活的价值观、道德观、审美观以及与这些方式相关的方面。行为生活方式危险因素是由于人们不良的生活行为方式而产生的健康危害,又称为自创性危险因素。《中国统计年鉴2014》

显示，我国居民前十位的死因中，超过67%的居民因为恶性肿瘤、脑血管疾病、心脏病等慢性非传染性疾病而死亡，而造成这些死亡原因的危险与人们的行为生活方式密切相关。因此，预防慢性病的最好方法是改善个人及群体行为生活方式，加强对行为生活方式危险因素的研究与监测，制订针对性干预策略，加大健康教育和行为矫正。

（一）影响健康的十大危险因素

2005年世界卫生组织（WHO）出版的"健康危险因素量化比较"详细讨论了危险因素对人民健康造成的影响，每年发生大约5700万死亡归咎于20种主要危险因素。它估计了可预防的主要疾病造成的死亡和残疾并比较了26种造成疾病和伤害的主要危险因素，在研究的可预防危险中，列举了下述全球的主要十大危险：儿童期和孕妇低体重、不安全的性行为、高血压、烟草、酒精、不卫生的水、环境卫生和个人卫生、高胆固醇、来自固体燃料的室内烟雾、铁缺乏和超重/肥胖症。总体来说，它们占全球每年发生的5700万死亡的40%以上，占全球健康生命丧失的1/3。

（二）行为生活方式与慢性非传染性疾病和传染病

慢性非传染性疾病的病程较长，并且通常情况下病情发展缓慢。非传染性疾病的四种主要类型为心血管疾病、癌症、慢性呼吸系统疾病以及糖尿病。世界卫生组织2015年1月的报道指出非传染性疾病每年使3800万人失去生命，这四类疾病占所有非传染性疾病死亡的大约82%。烟草使用、缺乏运动、有害使用酒精以及不健康饮食等不良生活行为方式都会增加死于非传染性疾病的风险。20世纪70年代以来，由于某些传染病的复燃和一些新传染病，如SARS、甲型H1N1、手足口病、埃博拉等疾病的出现，使传染病的发病和死亡有了明显的回升，也使得我国公共卫生领域面临新的挑战。

二、环境因素

环境是指人们生活于其中的各要素的总和，人群的健康和疾病始终与环境因素密切相关。环境因素包括自然环境因素和社会环境因素。

（一）自然环境因素

自然环境是人类赖以生存的物质基础，不仅影响着人们的生活和生产，甚至还影响着人们的健康。由于人们对自然环境的过度改造，不仅破坏了人们赖以生存的生态系统，还导致大量的危险因素进入人们的生存环境，给人类社会的整体生存带来前所未有的严重影响。如细菌、病毒、寄生虫、生物毒物等生物性危险因素；高低温、噪声、辐射等物理性危险因素；生产性毒物、粉尘、农药、工业废水、尾气排放等化学性危险因素。其中，物理和化学性危险因素成为日益严重的健康杀手。

（二）社会环境因素

健康在受自然环境因素影响的同时，也受社会环境因素的影响。社会经济发展在促进人类健康水平的同时，也带来了一系列的社会环境问题，对人们的健康产生了潜在的威胁。

社会因素所涵盖的内容非常广泛，主要包括环境、人口和文明程度三个方面。其中环境包括自然环境和社会环境，在世界各地，由于人类生态环境遭受严重破坏和污染，由此产生的健康危害广泛存在，2014年世界卫生组织公布全球每年共有700多万人因暴露于室内或室外空气污染而死亡，这占全球每年死亡总数的1/8。通过减少环境风险，民众的健康可得到改善。人口包括免疫和遗传的生物属性，以及阶层、婚姻、家庭、生育、交际和情感的社会属性。有大量证据表明，个人的社会经济地位越低，健康水平越差。文明包括生产水平、国民收入、国民营养的物质文明，以及政治制度、文化教育、卫生服务、法律立法和生活方式的精神文明。在经济发达国家，人们的生活工作条件、卫生状况、保健水平都随着经济水平的提高有显著改善，危害人群健康的疾病主要是慢性非传染性疾病。而在经济不发达国家，营养缺乏性疾病、传染病等是威胁人群健康的主要卫生问题。

三、生物学因素

生物学因素包括病原微生物、遗传、生长发育、衰老等。人体的基本生物学特征是健康的基本决定因素，遗传素质影响不同个体的健康问题和疾病状况。随着分子生物学的发展，人们认识到有些疾病直接与遗传因素有关，如血友病、镰状细胞贫血症、蚕豆病、精神性痴呆等，发育畸形、寿命长短也有遗传方面的原因，同属生物性致病因素。但高血压、糖尿病、部分癌症等疾病则是遗传因素与环境因素、行为生活方式综合作用的结果。

四、卫生服务因素

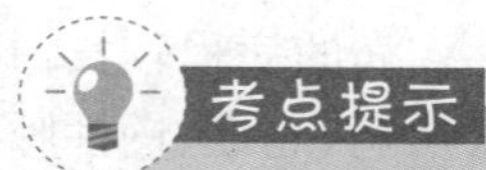

健康危险因素

卫生服务是指卫生机构和卫生专业人员为了防治疾病、增进健康，运用卫生资源和各种手段，有计划、有目的地向个人、群体和社会提供必要服务的活动过程。2015 年 6 月，世界卫生组织推出一份报告指出 4 亿人不能获得基本卫生服务。意味着世界上有 4 亿人无法获取包括计划生育、产前保健、熟练接生服务、儿童免疫、抗逆转录病毒治疗、结核病治疗、获取清洁水和卫生设施等方面的至少任何一种服务。卫生服务是防治疾病和促进健康的有效手段，如果卫生服务和社会医疗保障体系存在缺陷，会在一定程度上成为危害健康的因素。

第二节　行为生活方式干预

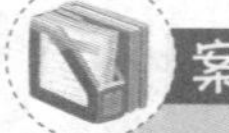

某成年男子 45 岁，烟龄 15 年，身体肥胖，患有高血压、糖尿病，就诊时医生建议其戒烟。

请问：1. 如何对该男子进行烟草使用的干预？

2. 如该男子在干预过程中出现“复吸”该如何处理？

行为生活方式管理是健康管理的最基本策略之一，其管理的效果取决于采用行之有效的行为干预技术来激励个体和群体的健康行为，常见的有教育、激励、训练和市场营销四类干预技术。

一、烟草使用的干预

烟草中及其烟雾中含有尼古丁、一氧化碳、烟碱、焦油、亚硝胺、砷等数百种有害物质，其中至少有 69 种物质致癌。人体吸入不同烟雾后对呼吸道、心血管、胃肠道、肝脏、肾脏等器官产生不同程度的损害，造成血压升高、血氧含量降低、免疫力降低，甚至诱发癌变。《世界卫生组织 2015 年全球烟草流行报告》称，烟草相关疾病是有史以来世界上面临的最大公共卫生威胁之一，每年有 600 万人死于烟草相关疾病。

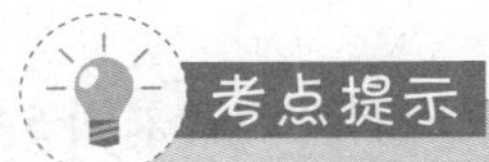

掌握烟草干预的制定、实施和监控

烟草使用是导致全球非传染病疾病（癌症、心血管病、肺部疾病及糖尿病）流行的四个主要危险因素之一。我国也是受烟草危害最严重的国家之一，2014 年国家卫生和计划生育委员会发布全国吸烟人数超过 3 亿，7.4 亿非吸烟人群遭受二手烟的危害，每年死于吸烟相关疾病的人数达到 136.6 万。

吸烟可以成瘾，称为烟草依赖症。烟草依赖是一种慢性疾病，其国际疾病分类（ICD-10）编码为 F17.2。对于烟草依赖患者，可以评估其严重程度（表 6-1）。烟草依赖评估量表分值越高，说明吸烟者的烟草依赖程度越严重。

表 6-1　烟草依赖评估量表 *

评估内容	0 分	1 分	2 分	3 分
您早晨醒来后多长时间吸第一支烟?	>60 分钟	31~60 分钟	6~30 分钟	≤5 分钟
您是否在许多禁烟场所很难控制吸烟?	否	是		
您认为哪一支烟最不愿意放弃	其他时间	晨起第一支		
您每天吸多少支烟?	≤ 10	11~20	21~30	>30
您早晨醒来后第 1 个小时是否比其他时间吸烟多?	否	是		
您患病在床时仍旧吸烟吗?	否	是		

0~3 分：轻度烟草依赖；4~6 分：中度烟草依赖；≥7 分：重度烟草依赖

* 法氏烟草依赖评估量表（Fagerström test for nicotine dependence，FTND）

烟草使用的干预可询问吸烟者的吸烟状况，评估吸烟者的戒烟意愿，根据吸烟者的具体情况提供恰当的治疗方法。目前常用“5R”法增强吸烟者的戒烟动机，用“5A”法帮助吸烟者戒烟。

1. “5R”法干预措施，即相关、风险、益处、障碍、重复，来动员不愿意戒烟的吸烟者，增强其戒烟动机。

(1) 相关：要尽量帮助吸烟者懂得戒烟是与个人密切相关的事。如果能结合吸烟者的患病状态、患病危险性、家庭或社会情况、健康问题、年龄、性别及其他重要问题（如以往的戒烟经验，个人造成的戒烟障碍等），效果会更好。

(2) 风险：应让吸烟者知道吸烟可能造成的对其本人的短期和长期的负面影响以及吸烟的环境危害。

(3) 益处：应当让吸烟者认识戒烟的潜在益处，并说明和强调那些与吸烟者最可能相关的益处，如：促进健康；增加食欲；改善体味；节约金钱；良好的自我感觉；呼吸也感到更清新；养育更健康的婴儿和孩子；减少皮肤皱纹或皮肤老化等。

(4) 障碍：医生应告知吸烟者在戒烟过程中可能遇到的障碍及挫折，并告知吸烟者如何处理。

(5) 重复：当遇到不愿意戒烟的吸烟者，都应重复上述干预。对于曾经在戒烟尝试中失败的吸烟者，要告知他们大多数人都是在经历过多次戒烟尝试后才成功戒烟的。

在“5R”法实施过程中，首先要了解吸烟者的感受和想法，把握其心理对其进行引导，强调吸烟的严重危害、戒烟的目的和意义，解除其犹豫心理，使之产生强烈的戒烟愿望并付诸行动。

2. 对于愿意戒烟的吸烟者采用5A法进行治疗，即：询问、建议、评估、帮助和安排随访。

(1) 询问：询问并记录患者的烟草使用情况。如果吸烟，询问吸烟年限、吸烟量，最近是否考虑（再次）尝试戒烟；对于不吸烟者，对其不吸烟表示赞赏。

(2) 建议：结合吸烟者的自身健康状况对吸烟者进行干预。干预内容包括：①告知吸烟者吸烟的害处和戒烟的益处；②定期鼓励吸烟者戒烟；③向吸烟者发放戒烟宣传材料；④为吸烟者提出个体化的戒烟建议。戒烟干预应选择吸烟者容易接受的方式，对吸烟危害的宣传教育应当客观，避免夸大其词。

(3) 评估：对吸烟者评估其戒烟动机与意愿可以遵循以下流程（图6-1）。对于那些还没有决定戒烟的吸烟者，不能强迫他们戒烟，应采用“5R”法提供动机干预，在此过程中要避免争论。

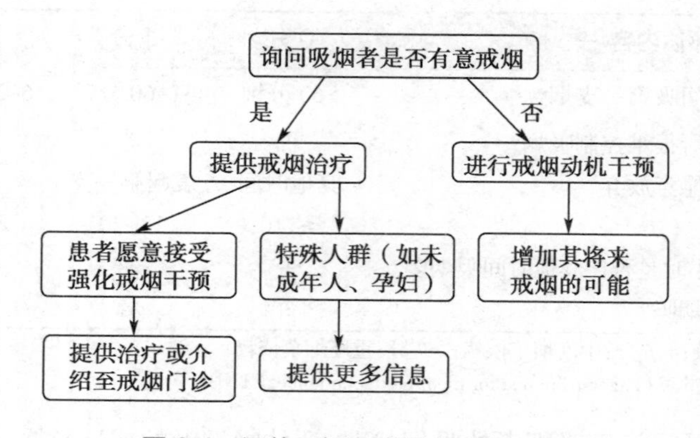

图6-1 评估吸烟者戒烟意愿流程图

(4) 帮助：帮助有意戒烟的吸烟者制定戒烟计划，推荐有戒烟意愿的吸烟者使用戒烟药物，向吸烟者提供戒烟资料，介绍戒烟热线（全国戒烟热线400-888-5531、400-808-5531，卫生热线12320）。

(5) 安排随访：吸烟者开始戒烟后，应安排随访至少6个月，近期的随访应频繁，总共随访次数不少于6次。随访的形式可以是要求戒烟者到戒烟门诊复诊或通过电话了解其戒烟情况。

二、酗酒的干预

饮酒是一种颇为悠久而普遍的生活习惯和社会风俗，世界卫生组织2014年发布的一份新报告称，2012年全世界因有害使用酒精造成了330万例死亡。酒中含有乙醇，乙醇分子量很小，能穿透人体内组织细胞膜，对所有器官发生影响。①酒精导致的躯体损害：过度饮酒可导致人们罹患200多种疾病的危险，内脏系统和神经系统损害比较明显，常见的如癫痫、肝硬化、肠胃疾病等。②酒精导致的心理损害：酒精依赖可导致人格改变，焦虑和抑郁状态，性功能障碍，导致自杀等情况发生。③酒精导致社会损害：交通事故、家庭暴力、人身攻击等。

如果饮酒的时间和量达到了一定的程度，使饮酒者无法控制自己的饮酒行为，并且出现躯体化和戒断的症状，这一情况被称为酒精依赖。许多酗酒者知道过度饮酒的危害，并有戒酒意愿，但因酒精依赖难以戒除，通常需要依靠专业化的干预手段。

健康管理师对酗酒人员的干预教育，首先要确定酗酒者的身份，对尚未产生酒精依赖、也未尝到酗酒苦头的人，可以进行简短的干预，重点讲解饮酒对健康产生的危害，以健康促进的方式开展干预。其次对酒量已达到损害身体健康程度的人，要通过清晰明了的讲解帮助饮酒者认识到他们自身健康所处的危险性，干预的重点是改变酗酒者的动机，目标是减少他们的饮酒量。

健康管理师的干预方法应是因人而异，对饮酒者实际饮酒量和其能承受的饮酒最大量进行比较，讨论其过量饮酒的危害，劝说少饮。

第三节 膳 食 干 预

案例

2014 年，60 岁的孙大妈因看一则治疗腰椎间盘突出的电视广告，落入自称北京中医药养生研究院教授的圈套，先后被骗 14 万元购买名为“金蛇骨康”的药品，孙大妈发现上当后报警，但因无确凿证据无法立案。经查，该商品外包装盒上的厂名标有“河南万仁药业有限公司”的字样，其批准文号字头为“豫健证字”。

请问：1. “金蛇骨康”可否认定为药品或保健品？

2. 如何向孙大妈宣传甄别保健品的方法？

一、平衡膳食

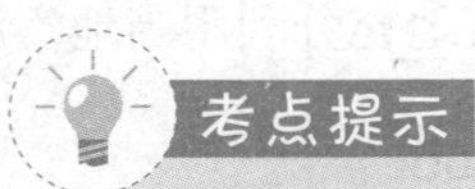

考点提示

掌握膳食干预相关知识

平衡膳食是指在营养学上，能使人体的营养需要与膳食供给之间保持平衡状态，能量及各种营养素满足人体生长发育、生理及体力活动的需要，且各种营养素之间保持适宜比例的膳食。平衡膳食要求能够提供满足人体所需的全部营养素，同时要保证三大产热营养素的合理比例、优质蛋白质的比例合适。

现行的《中国居民膳食指南》(2011) 由一般人群膳食指南、特定人群膳食指南和平衡膳食宝塔三部分构成，以先进的科学证据为基础，密切联系我国居民膳食营养的实际，对各年龄段的居民摄取合理营养具有指导意义。

一般人群膳食指南适用于6岁以上人群，包含的10条内容如下：①食物多样，谷类为主，粗细搭配；②多吃蔬菜水果和薯类；③每天吃奶类、大豆或其制品；④常吃适量的鱼、禽、蛋和瘦肉；⑤减少烹调油用量，吃清淡少盐膳食；⑥食不过量，天天运动，保持健康体重；⑦三餐分配要合理，零食要适当；⑧每天足量饮水，合理选择饮料；⑨如饮酒应限量；⑩吃新鲜卫生的食物。

为帮助人们在日常生活中实践《中国居民膳食指南》(2011)，中国营养学会专家委员会制定了《中国居民平衡膳食宝塔》，对合理营养进行具体指导，直观地解读居民每日应摄入的食物种类、数量及适宜的身体活动量(图 6-2)。

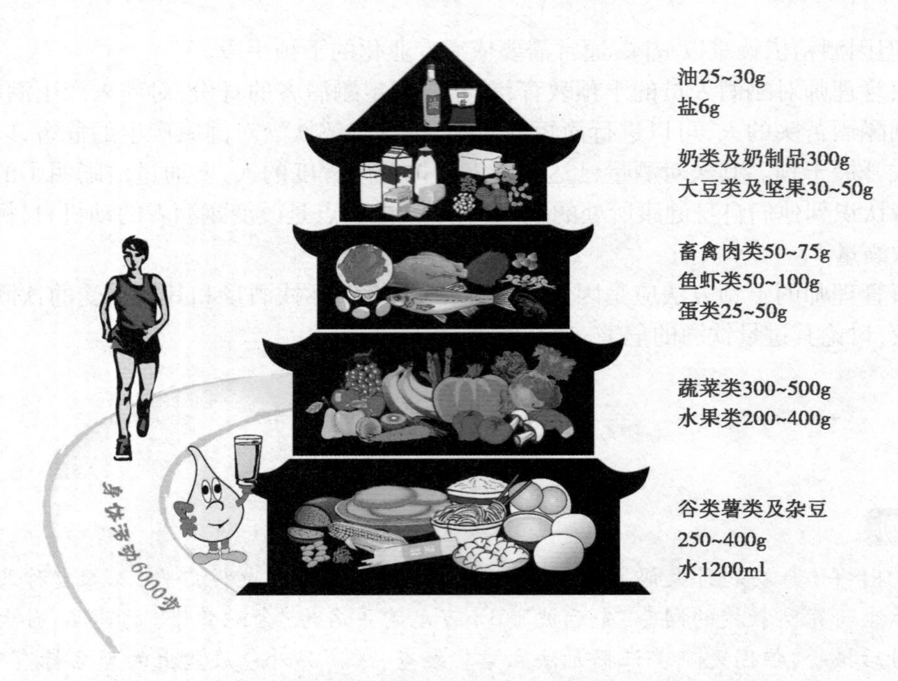

图6-2 中国居民平衡膳食宝塔(2007)(来自中国营养学会)

膳食平衡宝塔建议的各类食物摄入量是一个平均值,每日膳食中应尽量包括膳食宝塔中的各类食物。但无需每日都严格按照膳食宝塔建议的各类食物的量吃,重要的是一定要经常遵循膳食宝塔各层中各类食物的大体比例。在一段时间内,各类食物摄入量的平均值应当符合膳食宝塔的建议量。同时,考虑到我国幅员辽阔,各地饮食习惯及物产不尽相同,所以可以因地制宜地充分利用当地资源有效地应用膳食宝塔。

二、保健食品

保健食品是指声称具有特定保健功能或者以补充维生素、矿物质为目的的食品,即适宜于特定人群食用,具有调节机体功能,不以治疗疾病为目的,并且对人体不产生任何急性、亚急性或者慢性危害的食品。自20世纪末具有改善和调节人体功能的保健食品相继在许多国家开始研制和生产,并得到了快速发展。

保健食品具有三个最基本的特征:①保健食品必须是食品,应当无毒无害、有一定营养价值,感官性状良好;②保健食品要有保健功能,必须带给食用者某种特定的健康利益或体现特定的保健功能,并可用现代科学方法验证;③保健食品不是药品,不以治疗为目的,不追求短期的临床疗效,不需要医师处方,对适用人群无严格剂量限制,正常情况下食用安全。

不同的保健食品由于产品原料和所含功效成分的不同,各有其适宜人群的保健功能,2003年卫生部《保健食品检验与评价技术规范》中同意审批并已提出验证方法的保健功能共27项,同一配方的保健食品,申报和审批功能不超过2项。随着人们对保健食品的需求增大,部分保健食品严重夸大产品功效或作为药品宣传的违法行为层出不穷,同时存在大量假冒保健食品现象。因此选购保健食品时一定要注意甄别真伪,可以从以下几个方面入手:

(1) 正规外包装盒上标出天蓝色形如“蓝帽子”的保健食品专用标志(图 6-3)。下方标注批准文号。国产保健食品的批准文号是“卫(国)食健字”,进口保健食品是“卫(进)食健字”。

图 6-3 保健食品标志

(2) 批准保健食品通常以产品原料命名,如葛根胶囊,说明其主要成分是葛根。而不像“五行化糖胶囊”出现“化糖”代表功效的字眼。

(3) 国产保健食品包装必须注明名称、净含量及固形物含量、配料、功效成分、保健作用、适宜人群、食用方法、日期标示(生产日期及保质期)、储藏方法、执行标准、保健食品生产企业名称及地址、卫生许可证号。

(4) 正规进口保健食品应有标准中外对照标签,且中文字体须大于外文字体。须提供出入境检验检疫局出具的有效卫生合格证书,并贴有防伪标志。按规定产品应标明产品的原产国家或地区、代理商在中国依法登记注册的名称和地址。老百姓可利用中英文对照,检查是否标注。正规进口保健品一样也须有商标、产品名称、生产日期、安全使用期或有效日期等国产保健品标准要求。

三、食品安全

(一) 食品安全的概念

食品安全,指食品无毒、无害,符合人体的营养要求,对人体健康不造成任何急性、亚急性或者慢性危害。它涉及食品卫生、食品质量、食品营养等相关内容以及食品种植、养殖、加工、包装、贮藏、运输、销售、消费等环节。因食品安全导致的不良反应包括由于偶然摄入所致的急性中毒和长期摄入导致的慢性中毒,如致畸和致癌作用等。

(二) 食物中毒的预防

食物中毒是指摄入含有生物性、化学性有毒有害物质的食品或把有毒有害物质当作食品摄入后所出现的非传染性的急性、亚急性疾病。食物中毒按致病原分为以下几类。

(1) 细菌性食物中毒:由致病菌或毒素污染的食品引起,是食物中毒中的常见类型。引起细菌性食物中毒的主要食品为肉及肉制品,其特点是发病率通常较高,但病死率较低;发病有明显的季节性,5~10 月最多。

(2) 真菌及其毒素食物中毒:由真菌及其毒素污染的食物引起。一般烹调加热方法不能破坏食品中的真菌毒素,发病率较高,死亡率也较高,发病有明显的季节性和地区性,如霉变甘蔗中毒常见于初春的北方,赤霉病麦中毒常发生于 5~7 月,且多见于长江中下游地区。

(3) 动物性食物中毒:由动物性有毒食品引起,发病率及死亡率均较高。引起动物性食物中毒的食品主要是在一定条件下产生大量有毒成分的动物性食品和天然含有有毒成分的动物食品,如河豚。

(4) 有毒植物中毒:由植物性有毒食品引起,如未炒熟的四季豆、毒蕈、木薯等。最常见的为毒蕈中毒,春秋暖湿季节及丘陵地区多见,病死率较高。

(5) 化学性食物中毒:由化学性有毒食物引起,如有机磷农药、鼠药、重金属、亚硝酸盐等。发病无明显的季节性和地区性,死亡率较高。

人们可以从以下几个方面入手,预防生活中的食物中毒。

(1) 养成良好的卫生习惯:饭前便后要洗手,不良的个人卫生习惯会把致病菌从人体带到食物上,引发细菌性食物中毒。

(2) 选择新鲜和安全的食品:购买食品时,要注意查看其感官性状,是否有腐败变质,仔细查看其名称、规格、数量、生产日期或者生产批号、保质期等信息是否完整,确保购买的食品安全可靠。

(3) 食品在食用前要彻底清洁:尤其是生吃蔬菜瓜果要清洗干净;需加热的食物要加热彻底。尽量不吃剩饭菜,如需食用,应彻底加热。

(4) 不吃霉变食品:如霉变的粮食、甘蔗、花生米,其中的霉菌毒素会引起中毒。

(5) 警惕误食有毒有害物质引起中毒:装有消毒剂、杀虫剂或鼠药的容器用后一定要妥善处理,防止误用引起的中毒。

(6) 饮用符合卫生要求的饮用水:不喝生水或不洁净的水。

第四节 心 理 干 预

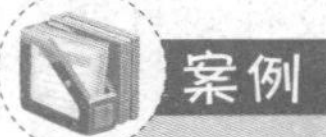

某中职学生小李,自进入学校开始,由于行为以及认知上存在偏差,导致严重的人际交往障碍,加上自我期望和现实的落差较大,从而产生了抑郁、失眠、自我封闭的心理问题,甚至出现过轻生的念头。

请问:1. 小李的表现接近心理问题中的哪一类问题?

2. 应该如何对其开展心理咨询?

一、心理健康

1946 年,第三届国际心理卫生大会对此定义为:所谓心理健康,是指在身体、智能以及情感上与他人的心理健康不相矛盾的范围内,将个人心境发展成最佳状态。具体表现为:身体、智力、情绪十分协调;适应环境、人际关系中彼此能谦让;有幸福感;在工作和职业中,能充分发挥自己的能力,过有效率的生活。

总的来说心理健康是指一个人的生理、心理与社会处于相互协调的和谐状态,其特征包括:

(1) 智力正常:这是人们生活、学习、工作、劳动的最基本的心理条件。

(2) 情绪稳定与愉快:这是心理健康的重要标志,它表明一个人的中枢神经系统处于相对的平衡状态,意味着机体功能的协调。一个心理健康的人,行为协调统一,其行为受意识的支配,思想与行为是统一协调的,并有自我控制能力。

(3) 良好的人际关系:人的交往活动能反映人的心理健康状态,人与人之间正常的、友好的交往不仅是维持心理健康的必备条件,也是获得心理健康的重要方法。

(4) 良好的适应能力:人生活在纷繁复杂、变化多端的大千世界里,一生中会遇到多种环境及变化,因此,一个人应当具有良好的适应能力。无论现实环境有什么变化,都将能够适应。

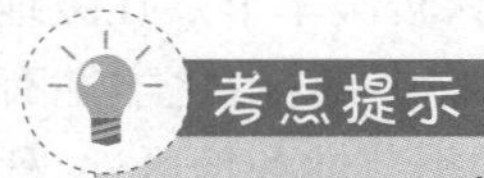

心理健康标准

一个人的心理健康也不一定在每一个方面都有表现,只要在生活实践中,能够正确认识自我,自觉控制自己,正确对待外界,使心理保持平衡协调,就已具备了心理健康的基本特征。

二、心理咨询

心理咨询是指运用心理学的方法,对心理适应方面出现问题并寻求解决问题的求询者提供心理援助的过程。需要解决问题并前来寻求帮助者称为来访者或者访客,提供帮助的咨询专家称为咨询者。

心理咨询方法是咨询师为达到预定目标所采取的一种特殊的交流方式,这种交流是通过言语和非言语的形式来进行的,这些方法主要包括共情、倾听、提问、表达等。

(1) 共情:共情是一种设身处地从别人的角度去体会并理解别人的情绪、需要与意图的能力。它表现为对他人的关心、接受、理解、珍惜、尊重和对别人的充分理解,并把这种理解以关切、温暖、得体、尊重的方式表达出来。

良好的共情包括三方面的内容:①咨询师对来访者所陈述的事实、观点、情况等能够准确了解;②咨询师通过来访者的言语和行为表现,准确地了解来访者对此事的情感体验;③咨询师对来访者情感程度的把握较为全面和准确。

(2) 倾听:对于心理咨询过程来讲最重要的技巧就是倾听,倾听首先表达了咨询师对来访者的积极关注,有利于来访者产生信赖的感觉;同时来访者的倾诉本身就具有宣泄或治疗作用;最重要的是咨询师能从来访者表露的诸多信息中抓住要点,发现问题的根源,真正了解来访者所讲述的事实、其中包含的情感和持有的认知观念。倾听的内容一般包括四个方面:①来访者的经历;②来访者的情绪;③来访者的观念;④来访者的行为。

(3) 提问:在来访者进行的倾诉过程中,可以采用开放性提问和封闭性提问两种形式来提问。开放性提问通常以"什么"、"怎么样"、"为什么"、"能不能"、"愿不愿告诉我"等形式提问,这种提问方式,通常能引出一段解释、说明或补充材料,可以掌握来访者的情绪反应、对事件的看法以及推理过程等。封闭性提问通常以"是否"、"有无"等提问,这种提问方式,限制了来访者的作答范围,可以防止来访者漫无边际的叙述。

(4) 表达:良好的表达技巧是咨询师指导、帮助来访者的重要技能之一,它包含了来访者的表达和咨询师的表达。作为咨询活动的主导者,咨询师在咨询活动中引导来访者表达出具有意义的内容和信息是心理咨询成功的一个重要环节。良好的表达技巧包括鼓励、释义、澄清、解释和自我暴露等。

三、常见心理问题

1. 焦虑与焦虑症　焦虑是指个体因预感到某种不利情况出现时而产生的一种担忧、紧张、不安、恐惧、不愉快等综合情绪体验,如运动性不安、小动作增多、坐卧不宁或激动哭泣等。常伴有自主神经功能失调并在躯体功能反应方面出现口干、胸闷、心悸、血压升高、呼吸加深加快、皮肤苍白、失眠、尿频、腹泻、出冷汗、双手震颤、厌食、便秘等现象。严重焦虑时,可表现为肌张力增高,出现刻板动作、消化不良或食欲减退以及睡眠障碍。当焦虑是以广泛性焦虑症(慢性焦虑症)和发作性惊恐状态(急性焦虑症)为主要临床表现时,则成为一种心理疾病,对人的身心健康造成危害。

2. 抑郁与抑郁症　抑郁是指由各种原因引起的以心境低落为主的精神状态,常伴有焦虑、激越、无价值感、无助感、绝望感、自杀观念、意志力减退、精神运动迟滞等精神症状,及各种躯体症状和生理功能障碍(如失眠)。抑郁症又称忧郁症,是以情绪低落为主要特征的一类心理疾病,其症状表现比抑郁更为严重。

在持续半个月的时间中,具有以下项目中的五项或以上的症状表现可判断为抑郁症:

(1) 一天中多数时候情绪沮丧(对儿童和青少年,抑郁情绪可以表现为易怒)。

(2) 对日常生活丧失兴趣,无愉快感。

(3) 精力明显减退,无原因的持续疲乏感。

(4) 自信心下降或自卑,或有内疚感。

(5) 失眠、早醒或睡眠过多。

(6) 明显的体重减轻或者增加;或明显的食欲减退或者增加。

(7) 有自杀或自杀的观念或行为。

(8) 性欲明显减退。

(9) 注意力集中困难或下降。

(10) 联想困难,自觉思考能力显著下降。

(11) 一天中情绪有较大波动,常以早上最重,然后逐渐减轻,到晚上最轻。

3. 恐惧与恐惧症　恐惧是人因为周围不可预料或不确定因素而导致的无所适从的心理或生理的强烈反应,或因受到威胁而产生并伴随着逃避愿望的情绪反应,严重者出现激动不安、哭、笑、思维和行为失去控制,恐惧时常见的生理反应有心跳猛烈、口渴、出汗、神经质发抖,甚至休克。

恐惧症是恐惧的一种病态形式,表现为对某些事物极度的和非理性的害怕。根据恐惧对象的不同,恐惧症可分为三种类型:

(1) 特定的恐惧症:即对某特定环境或某特定物体的恐惧,如畏高、畏电梯、怕蛇、怕虫、黑暗、雷电等,单纯性恐惧症患者只需避开那些引起恐惧的因素就行了。

(2) 社交恐惧症:即对人际交往感到紧张和害怕,对公众的注视或与他人交往,都感到一种毫无根据的恐惧,害怕自己的行为会带来羞辱。

(3) 广场恐惧症:即对公众场所尤其是人群聚集的地方发生恐惧,担心在人群聚集的地方难以很快离去,或无法求援而感到焦虑。

4. 强迫症　强迫症是一种以强迫思维和强迫行为为主要临床表现的神经精神疾病,是焦虑症的一种。强迫症状可表现为某一症状,也可为数种症状同时存在。

(1) 强迫观念:即某种观念、联想、回忆、疑虑和对立思维等顽固地反复出现,难以控制。

(2) 强迫动作:如难以控制地强迫自己洗手或洗物品、对自己做好的事情不放心且反复检查、不可控制地数台阶等。

(3) 强迫意向:即在某种场合下,患者出现一种明知与当时情况相违背的念头,却不能控制这种意向的出现。

(4) 强迫情绪:即对自己的情绪会失去控制的恐惧,如害怕自己会发疯,会做出违反法律或社会规范,甚至伤天害理的事,而不是像恐惧症患者那样对特殊物体、处境等的恐惧。

5. 疑病症　疑病症主要指患者担心或相信自己患有一种或多种严重躯体疾病,患者诉躯体症状,反复就医,即使经反复医学检查阴性和医生的解释没有相应疾病的证据也不能打消患者的顾虑,常伴有焦虑或抑郁。

6. 网络成瘾　网络成瘾是指由于患者对互联网络过度依赖而导致的一种心理异常症状以及伴随的一种生理性不适,出现各种行为异常、心理障碍、人格障碍、交感神经功能失调。网络成瘾被视为行为成瘾的一种,其发病尚无明确的生物学基础。

第五节 身体活动

案例

某小区退休王大爷,65岁,身高170cm,体重85kg,身体健康,体型偏胖。
请问:1. 如何对王大爷开展加强身体活动的宣传教育?
2. 请给王大爷拟定一份详细的身体活动计划。

一、身体活动与身体活动水平

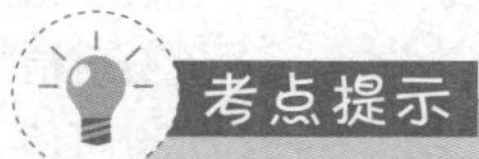

考点提示

掌握运动干预相关知识

(一)身体活动

身体活动是指由于骨骼肌收缩产生的机体能量消耗增加的活动,如日常生活中的步行、骑车、劳动、上下楼梯、跳舞、游泳、球类运动等。有计划、有组织、重复性的身体活动则形成“运动”。身体活动按照生理功能分类可分为有氧运动、无氧运动和灵活性及柔韧性锻炼。

(二)身体活动水平的测量指标

身体活动水平可以通过对人体形态结构、生理功能、身体素质和日常活动等的测量来评估既往身体活动的程度,为实施运动干预提供信息。

1. 身体形态测量指标　身体形态的测量包括身高、体重、身体成分、躯干和肢体围度等数据,并进一步计算体质指数、腰臀比等来判断人体所处的健康状况。

2. 身体功能测量指标　身体功能的测量包括心率、血压、肺活量、台阶试验、最大心率和最大吸氧量等数据。

3. 身体素质测量指标　身体素质的测量包括力量、耐力、灵敏性、柔韧性、协调能力和平衡能力等数据。

4. 日常活动测量指标　日常活动包括职业活动中的体力活动、业余时间的运动锻炼、出行往来过程中的体力活动和各种家务劳动,因此实际反映总身体活动水平。常用的测量指标包括能量消耗、行为观察、机械和电子装置监测、问卷调查等。

二、身体活动与健康

身体活动总量是个体活动强度、频率、每次活动持续时间以及该活动计划历时长度的综合度量,上述变量的乘积即为身体活动总量。身体活动对健康的影响取决于它的方式、强度、时间、频度和重量。现有的证据表明:①平常缺乏身体活动的人,如果能够经常(如每周3次以上)参加中等强度的身体活动,其健康状况和生活质量都可以得到改善;②强度较小的身体活动也有促进健康的作用,但产生的效益相对有限;③适度增加身体活动量(时间、频度、强度)可以获得更大的健康效益;④不同的身体活动形式、时间、强度、频度和总量促进健康的作用不同。对有益健康的身体活动总量,强调身体活动强度应达到中等及以上,频度应达到每周3~5天。

(一) 身体活动影响健康的科学证据

世界卫生组织2014年的报道称:缺乏身体活动是全球第四大死亡风险因素,仅次于高血压和烟草使用,其风险水平与高血糖相同。每年约有320万人因缺乏身体活动而死亡,全球1/3的成年人缺乏身体活动。同时,世界卫生组织研究认为它是心血管病、2型糖尿病、癌症、肥胖、骨质疏松等多种疾病的独立危险因素(表6-2)。

表6-2 身体活动与疾病的关联证据和级别

疾病	规律身体活动降低风险证据	身体活动不足增加风险证据
心血管病	充分可信	
2型糖尿病	充分可信	充分可信
癌症	充分可信(结肠) 比较可信(乳腺)	
骨质疏松	充分可信	
肥胖	充分可信	充分可信

引自:WHO Technical report Series 916:DIET,NUTRITION AND THE PREVENTION OF CHRONIC DISEASES,2003

(二) 身体活动促进健康宣教提纲(WHO)

规律的身体活动有很多好处,30分钟以上的中等强度运动,就足以产生这些有益的作用,而增加身体活动的水平,这些有益作用也会随之增强。规律的身体活动可以:

(1) 减少过早死亡的危险。

(2) 减少由于心脏病或脑卒中死亡的危险,这些疾病占总死亡原因的1/3。

(3) 发生心脏病和结肠癌的危险降低50%以上。

(4) 发生2型糖尿病的危险降低50%。

(5) 帮助预防和缓解高血压,这种疾病涉及全世界的1/5人口。

(6) 减少腰痛发生的危险。

(7) 改善心理上的自我感觉,缓解紧张、焦虑、抑郁及孤独的感觉。

(8) 帮助预防和控制危险行为,特别是在青少年中,如吸烟、酒精和其他物质的使用、不健康的饮食和暴力。

(9) 帮助控制体重,与静坐生活方式人群相比,发生肥胖的危险降低50%。

(10) 帮助构建健康的骨骼、肌肉和关节及其健康的维持,使有慢性骨关节功能障碍人群的功能状况改善。

(11) 有助于控制疼痛,如腰背或膝关节痛。

(12) 带来重要的社会及经济效益,如降低社会医疗费用的负担、减少员工的缺勤和轮换、提高劳动生产率、提高学生的学习效率。

(三) 有益健康的身体活动水平

1. 身体活动疾病原则 《中国成年人身体活动指南》提出合理选择有益健康的身体活动量(包括活动的类型、频度、时间、强度和总量),应遵循以下4项基本原则:

(1) 动则有益:对于平常缺乏身体活动的人,只要改变静态生活方式、增加身体活动水平,便可使身心健康状况和生活质量得到改善。

(2) 贵在坚持:机体的各种功能用进废退,只有经常锻炼,才能获得持久的健康效益。

(3) 多动更好:低强度、短时间的身体活动对促进健康的作用相对有限,逐渐增加身体活动时间、频度、强度和总量,可以获得更大的健康效益。因此,应经常参加中等强度的身体活动。不同形式的身体活动对健康的促进作用亦不同,综合有氧耐力和肌肉力量锻炼可以获得更全面的健康效益。

(4) 适度量力:运动量应以个体体质为度,且要量力而行。体质差的人应从小强度开始锻炼,逐步增量;体质好的人则可以进行活动量较大的体育运动。

2. 身体活动建议　世界卫生组织《关于身体活动有益健康的全球建议》提出的具体建议为:

(1) 5~17 岁年龄组建议

1) 应每天累计至少 60 分钟中等到高强度身体活动;

2) 大于 60 分钟的身体活动可以提供更多的健康效益;

3) 大多数日常身体活动应该是有氧活动。同时,每周至少应进行 3 次高强度身体活动,包括强壮肌肉和骨骼的活动等。

(2) 18~64 岁年龄组建议

1) 应每周至少完成 150 分钟中等强度有氧身体活动,或每周累计至少 75 分钟高强度有氧身体活动,或中等和高强度两种活动相当量的组合;

2) 有氧活动应该每次至少持续 10 分钟;

3) 为获得更多的健康效益,成人应增加有氧活动量,达到每周 300 分钟中等强度或每周 150 分钟高强度有氧活动,或中等和高强度两种活动相当量的组合;

4) 每周至少应有 2 天进行大肌群参与的增强肌肉力量的活动。

(3) 65 岁及以上年龄组建议

1) 应每周完成至少 150 分钟中等强度有氧身体活动,或每周至少 75 分钟高强度有氧身体活动,或中等和高强度两种活动相当量的组合;

2) 有氧活动应该每次至少持续 10 分钟;

3) 为获得更多的健康效益,该年龄段的成人应增加有氧活动量,达到每周 300 分钟中等强度、或每周 150 分钟高强度有氧活动,或中等和高强度两种活动相当量的组合;

4) 活动能力较差的老年人每周至少应有 3 天进行增强平衡能力和预防跌倒的活动;

5) 每周至少应有 2 天进行大肌群参与的增强肌肉力量的活动;

6) 由于健康原因不能完成所建议身体活动量的老人,应在能力和条件允许范围内尽量多活动。

总之,对所有年龄组人群来说,接受上述身体活动建议和积极进行身体活动所获得的效益要远大于可能发生的危害。

三、身体活动干预

身体活动的干预一般从健康教育开始,最终落实在行为矫正。通过健康状况筛查、身体活动水平调查、运动能力评价、结合个人兴趣和生活环境,根据个人或群体的具体情况组织干预计划。

(一) 身体活动干预原则

身体活动干预的目的在于改变不利于健康的久坐少动生活方式,减少缺乏运动和运动不足人群的比例,指导合理运动,避免运动伤害,预防和辅助治疗疾病,降低医疗费用,提高生命质量。身体活动干预的原则主要包括:

1. 因人而异的原则 要根据每一个参加锻炼者或患者的具体情况，制定出符合个人身体客观条件及要求的运动处方。

2. 有效性原则 身体活动的制定和实施应使参加锻炼者或患者的功能状态有所改善。

3. 安全性原则 活动干预应保证在安全的范围内进行，若超出安全的界限，则可能发生危险。

4. 全面的原则 身体干预应遵循全面身心健康的原则，应注意维持人体生理和心理的平衡以达到“身心健康”的目的。

（二）健康筛查和发生意外的风险评估

运动强度、时间、频度、进度和程序组织不当，可能发生心血管意外、外伤、甚至猝死。一个日常身体活动很少的人，在开始参加运动锻炼前需要进行健康筛查(图 6-4)。健康筛查需要收集病史、症状体征和各种医学检查的信息，并进一步对干预对象参加运动锻炼发生意外的风险进行评估和危险度分级，在此基础上，提出身体活动的干预计划以及安全保障措施。

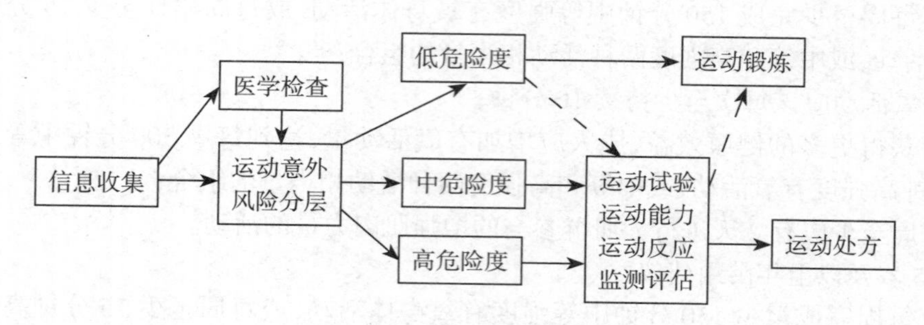

图 6-4 健康筛查基本程序

1. 病史和症状的收集 重点筛查与心血管健康有关的信息以及与运动功能有关的信息。一些被干预对象处于不曾就医的疾病状态，可根据健康初筛问卷(表 6-3)通过询问症状、体征，进行初步判断，提出是否需要进一步就医的建议。

表 6-3 健康初筛问卷

一个日常很少身体活动的人，在决定参加运动锻炼时需要回答下列问题：
1. 是否因心脏的某些疾病，有专科医生建议你限制身体活动的强度
2. 活动时是否感到胸痛
3. 在过去的一个月中，不活动时，是否有过胸痛
4. 是否有过因头晕而失去平衡，甚至失去知觉的情况
5. 有没有骨关节系统的疾病，运动是否加重症状
6. 现在是否服用降压或治疗心脏病的药物
7. 有没有其他身体健康的理由影响你参加运动锻炼
8. 年龄是否满 70 岁

引自：王培玉．健康管理学．北京：北京大学医学出版社，2012

如上述任一问题的回答为“是”，则应建议干预对象去看医生，根据具体情况作进一步检查。必要时，请专科医生会诊，决定是否可以运动。如可以参加运动，应针对具体情况开具运动处方,干预对象运动处方的制定应有医生参与,并得到医生的最后批准。

如果上述问题的回答都为“否”,可以建议干预对象开始调整身体活动量,注意逐渐增加运动量,最好先测量一下血压、对自己的运动能力和体质作一次评价,如果对运动安全还不放心,可以咨询医生。

2. 风险评估和危险度分层　依据收集到的信息和其他临床数据,可以对干预对象参加运动锻炼发生心脏意外的风险进行评估。冠心病危险因素的评分和危险度分层,可参考美国运动医学会(ACSM)推荐的分层依据(表 6-4,表 6-5)。针对不同危险度,制定不同的干预计划。

表 6-4　冠心病危险因素评分

指标	描述	计分
家族史	心肌梗死、冠脉再通,父亲或兄弟 55 岁前猝死,母亲或姐妹 65 岁前猝死	1
吸烟	现在或 6 个月内吸烟	1
高血压	两次测量收缩压≥140mmHg,舒张压≥90mmHg,服用抗高血压药	1
血脂异常	LDL>130mg/dl 或 TC>200mg/dl,HDL<40mg/dl,服用降血脂药	1
HDL	>60mg/dl	−1
空腹血糖	两次测量均≥100mg/dl	1
肥胖	BMI ≥28kg/m^2,男腰围≥95cm,女腰围≥85cm	1
生活方式	每周中等强度身体活动 <150 分钟	1

表 6-5　ACSM 运动意外伤害风险分层

分层	依据	措施
低	男<45 岁,女<55 岁 表 6-4 计分≤1	从事一般运动锻炼没有限制,无需进一步健康筛查
中	男≥45 岁,女≥55 岁 表 6-4 计分≥2	从事剧烈运动建议进行医学监督下的运动试验
高	具有表 6-3 所列症状体征一项或一项以上,或已确诊心血管、呼吸、代谢疾病	需进行医学监督下的运动试验,其运动处方的制定应有临床医生参与,在确保运动计划没有安全问题之前,运动锻炼应有医学监督,之后定期访视运动锻炼情况

(三) 个体身体活动干预

身体活动的干预可以根据实施干预计划的形式分为自主实施和专业指导实施两类。自主实施的主体是干预对象,专业指导实施是在专业人员监督下,将干预对象纳入一定的实施框架。实际干预中,也存在两种实施形式同时存在的情况。

1. 干预计划的实施　干预计划应该包含运动目标、运动计划、运动内容和运动进度,干预计划应以干预对象能够理解和接受的形式,与其共同制定,并在执行中给予督促和指导。

(1) 运动目标:根据个体的不同需要,可以是改变不利于健康的久坐少动生活方式、改善心肺功能、增加肌肉力量等一般健身目标,也可以是提高生存质量、控制体重、减肥、辅助控制血糖等特殊的健康促进、辅助治疗和康复目标。

(2) 运动计划:以健康状况、运动能力和伤害风险度为依据,安排达到目标活动量的具体过程和有关措施。

(3) 运动内容:运动内容主要包括有氧和肌力锻炼,老年人还可增加关节柔韧性和平衡能力的锻炼。

(4) 运动进度:运动进度取决于个体的体质、健康情况、年龄和运动训练目标。久坐少动者其运动强度、时间和频度应循序渐进,可从50%目标活动量开始,根据运动反应,逐渐增加运动量,运动量的增加量可掌握在10%~20%目标活动量之间。

2. 身体活动中的反应及其活动后的恢复　身体活动中,心血管系统、呼吸系统、神经系统、肌肉骨骼关节系统代谢过程等都会发生反应性的变化,对于在运动时和运动后可能出现的不适症状,应提出预防和应急处理的措施。运动疲劳、恢复和适应是机体运动反应的三个关键环节。身体对体力负荷的急性反应,包括机体从运动疲劳到恢复的变化过程,可以表现为各种生理、生化指标的变化。这种变化的良性过程会提高身体对体力负荷的适应和耐受程度。反之,急性疲劳不能完全恢复,可降低身体对体力负荷的耐受能力,连续累计可形成慢性疲劳,在实际活动中,需要及时对运动反应作出判断,并相应调整活动量目标以及运动强度、时间和频度等。

(四) 人群身体活动指导

人体处于在不同生理阶段,对运动的耐受力也不同,运动锻炼的方式方法也会有所不同。

1. 青少年　以提高身体素质、学习运动技能、培养运动兴趣为目的。内容可包括:①耐力运动:如跑步、骑车、游泳、登山、舞蹈、球类等,中等以上运动强度,每天40~60分钟,每周5~7次;②肌力运动:增加胸肌、腹肌、腰背肌和四肢等肌肉的力量和体积,每周练习2~4次,每次30~60分钟;③运动技能学习:结合运动锻炼进行,如球类、体操、田径、舞蹈、游泳等。

2. 成年人　以增强身体素质、预防慢性疾病、保持肌肉力量、延缓身体衰退、改善心肺功能等为目的。内容包括:①耐力运动:如跑步、骑车、游泳、登山、舞蹈、球类等运动,以及气功和太极拳等中国传统运动,选择中等强度,每周3~7次;②肌力运动:保持或增加腹肌、腰背肌和四肢等肌肉的力量和体积,每周练习2~4次,每次20~30分钟;③生活有关的体力活动:如爬楼梯、家务劳动、职业和出行交通有关的体力活动。

3. 老年人　以改善心肺功能、防治慢性疾病、保持肌肉力量、延缓肌肉丢失,提高生活自理能力和生活质量为目的。内容包括:

(1) 有氧耐力运动:如步行、慢跑、骑车、游泳、舞蹈和太极拳等,每周5~7次;每天10~60分钟不等。

(2) 肌肉耐力和肌力运动:健康老年人的肌力可以通过对抗人力或器械阻力的运动进行训练,如哑铃、沙袋和拉力器等,同时可以进行腹肌、腰背肌、臀肌和四肢等肌肉的练习。

(3) 灵活性和协调性运动:上肢、下肢、肩、臀和躯干关节屈伸练习活动,如广播操、韵律操、广场舞等,家务劳动也包含在内。

本章小结

本章主要介绍了四类健康危险因素,对健康危险因素可采取的行为生活方式干预、膳食干预、心理干预和身体活动干预等方式减少健康危险因素对身体造成的危害。四种干预方式中生活方式管理是健康管理的最基本策略之一,膳食干预主要提倡人们要平衡膳食合理营养、合理选择保健食品、食用安全卫生的食品,心理干预针对心理疾病患者进行心理咨询和疏导，身体活动干预则主要通过健康状况筛查、身体活动水平调查、运动能力评价、结合个人兴趣和生活环境，根据个人或群体的具体情况组织身体活动干预计划。

（陈 方）

目标测试

A1 型题

1. 现代医学认为影响健康的因素分为四大类，**不包括**
   A. 生物学因素　B. 环境因素　C. 生态因素
   D. 生活方式　E. 卫生服务
2. 为增强吸烟者的戒烟动机常用"5R"法进行干预，"5R"干预法**不包括**
   A. 风险　B. 障碍　C. 益处
   D. 相关　E. 安排随访
3. 一种设身处地从别人的角度去体会并理解别人的情绪、需要与意图的能力是
   A. 倾听　B. 提问　C. 表达
   D. 共情　E. 安抚
4. 某生不敢乘坐电梯属于
   A. 广场恐惧症　B. 特定的恐惧症
   C. 轻度恐惧症　D. 中度恐惧症
   E. 社交恐惧症
5. 下列属于身体素质测量指标的是
   A. 心率　B. 柔韧性　C. 血压
   D. 最大心率　E. 肺活量
6. 老年人活动**不建议**以下运动
   A. 运动技能学习　B. 有氧耐力运动　C. 肌肉耐力和肌力运动
   D. 灵活性运动　E. 协调性运动

第七章　健康管理的应用

学习目标

1. 掌握：常见慢性病的诊断标准、常见的危险因素、健康监测及风险评估的要点、健康干预的要点；重点人群的特点和健康管理要点。
2. 熟悉：常见慢性病的概念、筛查、疾病健康管理的基本步骤及方法。
3. 了解：常见慢性病的流行现状、临床表现、相关检查和治疗目标。

第一节　常见慢性病的健康管理

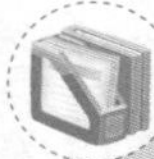

案例

李某，女，32岁，身高1.65m，体重78kg。职业是网络编程，每天工作时间长达12小时以上，还经常加班，一直以来胃口好，睡眠佳。但每晚要大量饮用浓咖啡以提神(每晚至少5杯以上，每杯200ml左右)。

今年单位体检结果如下：血压：140/90mmHg；空腹血糖为7.8mmol/L；血脂：甘油三酯（TG）为2.1mmol/L；余无特殊。

请问：1. 根据以上资料李某可能有哪些慢性病？

2. 这些慢性病的危险因素有哪些？

3. 请为李某设计她的健康管理方案？

慢性病是慢性非传染性疾病的简称，是指一类起病隐匿、潜伏时间长、病程长且一旦发病不能自愈或很难自愈的非传染性疾病。在我国，慢性病已成为影响大众健康和死亡的首位原因。慢性病病程长、流行广、费用贵、致残致死率高。但慢性病又是可以预防的。目前我国常见的慢性病有恶性肿瘤、高血压、糖尿病、冠心病、脑卒中、慢性阻塞性肺部疾病、肥胖等。

一、恶性肿瘤的健康管理

肿瘤是一类疾病的总称，是指机体在各种因素的长期作用下，局部组织的细胞在基因水平上失去了对其生长的正常调控，导致细胞异常增生而形成的新生物。

肿瘤分为良性肿瘤和恶性肿瘤。良性肿瘤虽可增长至相当大的体积，但通常为局部生长，生长速度较缓慢，在瘤体外常有完整的包膜，手术切除后患者预后良好。恶性肿瘤（也称癌症）则往往增长迅速，边界不清，常无包膜；其重要特性是能侵袭周围组织，疾病晚期癌细

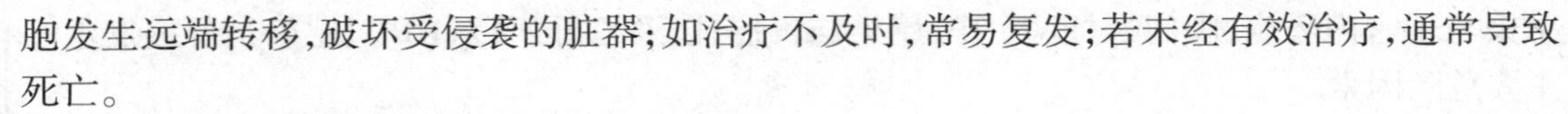

胞发生远端转移，破坏受侵袭的脏器；如治疗不及时，常易复发；若未经有效治疗，通常导致死亡。

（一）恶性肿瘤的流行现状

1. 恶性肿瘤的发病与分布规律　发达国家主要肿瘤为肺癌，结、直肠癌，乳腺癌，胃癌及前列腺癌等。而发展中国家主要为宫颈癌，胃癌，口、咽癌，食管癌和乳腺癌等。近十年来我国恶性肿瘤发病率呈上升趋势，肝癌、胃癌及食管癌等患病率率居高不下，肺癌、结直肠癌及乳腺癌等又呈显著上升趋势；但宫颈癌、食管癌等患病率有所下降。《2014 年肿瘤登记年报》提示：人一生中患恶性肿瘤的概率是 22%。

我国恶性肿瘤的分布存在着明显的地区性，常有明显的高发区和低发区；如东北以胃癌为首，华东以肝癌为主；华南以鼻咽癌为主；华北以食管癌为主。

2. 恶性肿瘤的死亡率高　恶性肿瘤是全球主要的死亡原因。我国的恶性肿瘤死亡率也处于世界较高水平，恶性肿瘤是我国城市的首位死因，在农村为第二位死因；造成患者死亡的前五名癌症分别是肺癌、肝癌、胃癌、食管癌、结直肠癌，而肺癌和乳腺癌分别位居男、女性发病首位。

（二）恶性肿瘤的危险因素

1. 不可干预危险因素　即不可控的危险因素。

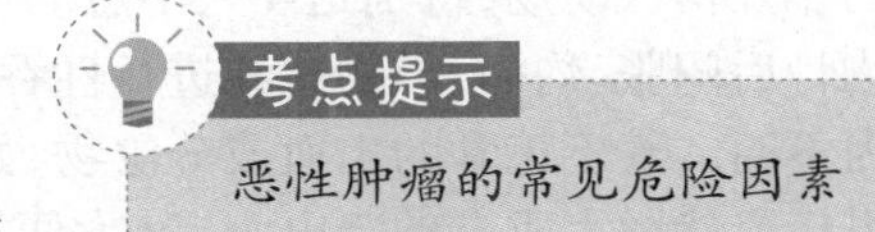

（1）遗传：遗传性肿瘤占全部人类癌症的 1%~3%；相对来说，在儿童和青壮年癌症患者身上的影响较明显。

（2）年龄：任何年龄均可患病，但随着年龄的增长，免疫功能降低，致癌因素的累积，恶性肿瘤的发病率也会随之增高。

（3）性别：除女性特有肿瘤外，一般男性比女性高发，尤其是消化道癌及肺癌、膀胱癌。

2. 可干预危险因素　即可控的危险因素。

（1）环境污染：WHO 估计，80%~90% 的恶性肿瘤与环境因素有关。环境污染包括：物理的致癌因素如放射性物质、紫外线照射等；化学因素：如污染的空气中含有多环碳烃化合物（主要在煤、石油、烟草燃烧和汽车尾气中），还有染料（如奶油黄等）、亚硝基化合物（腌制食品中多见）等；室内空气污染如厨房油烟；均是肺癌重要的发病因素。

（2）吸烟：肺癌是我国的第一大癌症，而控制吸烟可减少大约 80% 以上的肺癌和 30% 的口腔癌、喉癌、食管癌、胃癌等的死亡数。吸烟年龄越早，量越大，时间越长，越易诱发恶性肿瘤。

（3）过量饮酒：过量饮酒一般指每次酒精摄入大于 75g，且每周饮酒 5 次以上。过量饮酒可以导致酒精性肝硬化，继而发展为肝癌，并可能与食管癌、口腔癌、乳腺癌、直肠癌等有关。吸烟和大量饮酒两者协同作用可增加患恶性肿瘤的危险性。

（4）不健康的饮食、体力活动少、肥胖：不健康饮食、体力活动少及由此引起的肥胖是仅次于吸烟的第 2 重要的癌症危险因素。人类癌症中约有 1/3 与不健康的饮食有关。水果和蔬菜摄入量低可使结、直肠癌，食管癌和胃癌的危险性增加；高脂饮食可使乳腺癌、结肠癌和前列腺癌的危险性增加；烟熏、腌制的食物含有致癌物质；霉变的大豆、花生和小麦等含有黄曲霉毒素；这些均可使癌症的发病危险性大大增加。另外，近一半的子宫内膜癌归因于超重和肥胖；部分结、直肠癌，乳腺癌死亡归因于肥胖和缺少体力活动。

（5）感染：我国约 1/3 的癌症发生与感染有关；如不安全性行为引起的乳头瘤病毒（HPV）

感染与子宫内膜癌；幽门螺杆菌（HP）感染与胃癌；以及乙肝病毒（HBV）感染是肝癌发生的主要危险因素。

(6) 职业危害：我国由职业危害所致癌症呈加重态势，目前，约有20多种职业化学物质被定为致癌物。同时，国家也已明确将石棉所致肺癌，生产染料、橡胶、电缆等中的联苯胺所致的膀胱癌，皮革、油漆等中的苯所致的白血病，砷所致肺癌、皮肤癌等列为职业性恶性肿瘤。

(7) 其他：某些恶性肿瘤与婚育状况有关，如早婚多育妇女宫颈癌多发，未婚者宫颈癌低发，乳腺癌的发生在有哺乳史的妇女中明显少于无哺乳史者。还有个人精神刺激、长期心理压抑，生活中频繁的应激事件、结核等也与恶性肿瘤的发生有一定的关联。

（三）恶性肿瘤的筛查

1. 机会性筛查　即区域性防癌普查：在“健康人群”中，通过定期体检、自我检查和（或）选择检查项目来筛查。所谓“健康人群”，是指尚无明显癌症的自觉症状和阳性体征的人群。

身体检查：人群可以用自查或他查的方法来发现恶性肿瘤的早期征兆。全人群应该注意的恶性肿瘤的早期征兆：①身体任何部位的肿块，尤其是逐渐增加的肿块。②身体任何部位的非外伤性溃疡，特别是经久不愈的。③久治不愈的干咳、声音嘶哑和痰中带血。④进食时胸骨后闷胀、灼痛、异物感和进行性吞咽困难。⑤长期消化不良、进行性食欲减退、消瘦而原因不明。⑥不正常的出血或分泌物，如中年以上妇女出现阴道不规则流血或分泌物增多。⑦黑痣突然增大或有破溃出血。⑧大便习惯改变或有便血。⑨无痛性血尿。⑩鼻塞、鼻出血，单侧头痛或伴有复视。有以上表现者，应进一步筛查。

2. 高危人群筛查　有肿瘤家族史的，有某些与癌症相关的慢性病的，有长期吸烟、营养不均衡等不健康生活方式的，以及有其他高危因素的人群；应根据实际情况选择合适的项目重点筛查。如50岁以上的人，每年做一次大便潜血检查，如果连续两次阴性，可每3~5年做一次肛诊或直肠镜检查。如有必要，建议转诊到上级医院确诊。

(1) 筛查项目及应用：①临床物理检查：包括外科、耳鼻喉科、眼科、妇科的常规查体（视诊、触诊、肛诊等），间接喉镜、鼻咽镜等非创伤性器械检查。如肛门指诊是普查直肠癌的最简单方式，长期便血或大便习惯异常者必查。②超声：腹部脏器（肝、胆、胰、脾、双肾），妇科（子宫、附件等），浅表器官（甲状腺、乳腺），前列腺等。腹部B超可查出腹部各脏器状况，慢性肝炎和肝硬化患者必查，盆腔B超可了解卵巢，附件等情况。③胸部X线：胸透或胸片（胸透发现可疑病变时补拍胸片）。长期吸烟者必查。④肿瘤标志物（TM）：癌胚抗原（CEA）、癌抗原125（CA125）、甲胎蛋白（AFP）、血清总前列腺特异性抗原（TTPSA）及游离前列腺特异性抗原（FPSA）等，有间接提示作用，但不具特异性。⑤宫颈巴氏涂片。是一种传统的筛查宫颈癌的方法。⑥宫颈液基细胞学检查（TCT）：宫颈TCT对宫颈恶性肿瘤细胞的检出率为100%，同时还能发觉癌前病变。⑦乳腺钼靶照相：是国际公认的筛查并早期诊断乳腺癌的方法等。

(2) 筛查项目的选择：恶性肿瘤筛查，主要是基于有益无害两大原则：①有益：指是否能通过项目，早期发现，及时干预，最终改善患者的生存，降低死亡率。②无害：要无痛苦，无危险，假阳性低（特异性高），假阴性率低（敏感性高）尽可能避免不必要的创伤性的检查。

(3) 妇科恶性肿瘤的筛查：宫颈癌和乳腺癌是女性最常见的恶性肿瘤，也是有可能早发现而获得较好治疗效果的癌症。早发现的关键就在于定期普查、筛查。

1) 宫颈癌的筛查：中国癌症基金会提出最佳的筛查方案：HPV检测+液基细胞学检查

(TCT),如检测阳性,应进一步检查。筛查时间:对于育龄期妇女人群,每1~3年应该做一次。对于40~50岁以上妇女,每年定期妇科体检,宫颈涂片两次正常者,可每3年筛查1次直至68岁。有异常者及时就医。

2) 腺癌的早期筛查:筛选乳腺癌高危人群并加强人群的自我健康管理,每月最好自我检查乳腺一次,以及早发现异常;定期进行乳腺普查和临床检查。

宫颈癌高危人群包括:①多次生产或流产。②曾有HPV感染。③性生活开始时间过早(<16岁)。④多个性伴侣,或常有不洁性交。⑤性伴侣患性传播疾病。⑥有宫颈癌家族史。⑦吸烟、吸毒者。

40岁以上妇女应每年做一次临床检查,50~59岁妇女每1~2年应进行X线摄像或X线摄像与每年一次临床检查相结合的筛查。

3. 其他 通过各类人员健康体检等渠道发现筛查结果非阴性者;通过建立健康档案、恶性肿瘤筛查、基线调查等工作发现患者;通过健康教育使患者或高危人群主动筛查。

(四) 恶性肿瘤的健康管理

1. 健康监测

(1) 一般情况:年龄、性别、职业、受教育程度、经济状况、婚姻状况。

(2) 现在健康状况、既往史、家族史的收集。

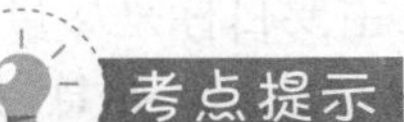

恶性肿瘤健康监测和风险评估要点

1) 身体评估:①全面的体格检查:必要时具体部位的规范查体,如皮肤视诊、肝脏触诊、肛门指诊等。②临床表现:大多数的恶性肿瘤早期无特殊症状,晚期患者根据原发及转移部位不同会出现各种局部症状,同时伴随有一些全身症状,例如疼痛、疲乏、恶病质等。

2) 辅助检查:①一般检查:血、尿、粪常规,血糖,血脂,心电图,肝、肾功等。②需要时,影像学检查(B超、X线、CT等)、细胞学检查。③必要时,定期监测肿瘤标志物、细胞活检等。

3) 个人习惯、嗜好:主要了解生活习惯及相关的危险因素,如是否吸烟、饮酒,饮食习惯如何,身体活动状况如何等。

4) 既往史:指以往、平素的健康状况如何,了解有无可能癌变的慢性病等。

5) 家族遗传史:即直系亲属有无恶性肿瘤病史。

2. 健康风险评估和分析 健康风险评估是疾病健康管理必不可少的医患,应结合以上内容,全面评估恶性肿瘤的各种风险因素,并科学、客观地分析。

3. 健康指导

(1) 健康教育:面对患者,有责任的专业人员应按三个阶段、四个部分来进行健康教育。三个阶段即入院阶段、住院阶段、出院阶段;四个部分分为针对性宣传、外科手术期健康教育、化疗时期教育、心理疏导教育。

知识宣教:①改变不良生活习惯等可以预防癌症的发生。②"早发现、早诊断、早治疗"是防治癌症的关键。要高度重视癌症的早期危险信号。③发现癌症要去正规医院接受规范化治疗。

(2) 预防与健康干预:恶性肿瘤的健康管理应从三级预防开始。一级预防针对一般人群,又称病因预防;二级预防针对高危人群,又称"三早"预防,即早发现、早诊断、早治疗;三级预防针对患病人群,又称临床预防。

虽说目前恶性肿瘤还没有根治方法,但经验证明,约1/3恶性肿瘤可以预防。约1/3恶性肿瘤如能及早诊断，则可能治愈。合理而有效的姑息治疗可使剩余的约 1/3 恶性肿瘤患者的生存质量得到改善。

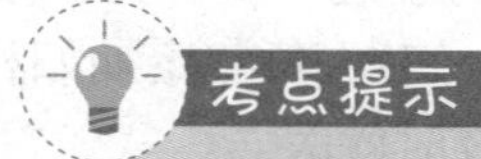

恶性肿瘤的健康干预要点

1）一级预防：主要目标是减少或消除可干预的危险因素，避免或推迟疾病的发生。

一级预防的主要干预措施：①戒烟：不吸烟就是避免了肺癌最大的危险因素。控烟措施主要是吸烟者个人戒烟和创造不利于吸烟的环境。②健康饮食、增加体力活动、控制体重：合理的饮食结构、良好的饮食习惯和合理的加工烹调是饮食防癌的重要内容。身体活动有着独立的健康效应。饮食和身体活动对健康的影响通常是相互作用，特别是在肥胖方面。③保护、改善环境。④控制感染：控制乙型肝炎最有效的预防措施是为新生儿接种乙型肝炎疫苗。⑤消除职业危害：对于职业致癌因素，应尽力去除或取代，或限定工作环境中致癌化合物的浓度，并提供良好的保护措施。对经常接触致癌因素的职工，要定期体检。

2）二级预防：主要目标是对恶性肿瘤早发现、早诊断、早治疗，防患于未然。

3）三级预防：主要目标是尽量提高患者的治愈率、延长生命、提高生活质量。通过手术、放射治疗、化学治疗及康复、姑息、止痛和积极的心理干预等措施，尽可能提高或恢复患者的生理、心理功能。要设法预防患者恶性肿瘤的复发和转移，防止并发症和后遗症。

(3) 定期随访、效果评价：指导患者到相应的医疗机构进行定期的复查，以便及时了解肿瘤的治疗、发展及并发症的情况。并根据患者病情择期做效果评价。

二、原发性高血压的健康管理

高血压是以体循环动脉血压增高为主要表现的临床综合征。高血压分为原发性和继发性，病因不明的血压升高称为原发性高血压，占高血压患者总数的 95% 以上，又称为高血压病。有明确病因，血压升高仅是某些疾病的一种表现，称为继发性高血压。原发性高血压是慢性病中最常见、最具代表性的疾病，也是心脑血管疾病最重要的危险因素。

(一) 原发性高血压的流行现状

在许多国家，原发性高血压是造成大众残疾及死亡的主要原因之一。我国原发性高血压病流行特点是“三高”和“三低”。“三高”是患病率高、致残率高、死亡率高；“三低”是知晓率低、服药率低和控制率低。

(二) 原发性高血压的危险因素

考点提示

原发性高血压常见的危险因素

目前认为高血压病是遗传因素和环境因素共同作用的结果。

1. 不可干预危险因素

(1) 遗传：高血压发病有明显家族聚集性。父母均有高血压，子女发病概率高于父母一方有高血压者，且明显高于父母血压正常者。

(2) 年龄、性别：我国高血压发病在老年人群中较为常见，总体上男性多于女性。

2. 可干预危险因素

(1) 超重或肥胖：超重或肥胖患高血压的危险性明显增加

(2) 饮食

1）高盐：人群的人均食盐摄入量越多，高血压发病的危险性也越高。目前我国人群食盐摄入量高约为每天 15~20g。

2）过量饮酒：过量饮酒使高血压的发病危险性升高。长期过量饮酒还容易引起顽固性高血压。酒精还可使患者对降压药物的敏感性下降。

3）高脂、高蛋白低钾饮食：饮食中高蛋白、高饱和脂肪酸属升压因素。钾摄入量与血压呈负相关。

(3) 体力活动过少：是造成超重或肥胖的重要原因，可增加心血管病的危险。

(4) 吸烟：烟雾中的有害物质可使血压一过性升高，减低服药的依从性，并增加降压药的服用剂量。

(5) 精神应激：精神紧张、脾气暴躁、抑郁、焦虑等均可使血压升高。

(6) 高血脂、高血糖：高血糖患者发生高血压的概率明显增加。

(三) 原发性高血压的筛查

1. 机会性筛查　对年龄 >35 岁的首诊患者或各类人群健康检查时，测量血压；检出高血压患者。对第一次发现收缩压≥140mmHg 和（或）舒张压≥90mmHg，在去除可能引起血压升高的因素后预约其复查。如有必要，建议转诊到上级医院确诊。

2. 高危人群筛查　高危人群，即具备以下≥1 项危险因素者：①血压测量为正常高值。②超重。③高血压家族史。④长期过量饮酒。⑤长期膳食高盐。建议接受专业人员生活方式的指导，并至少每半年测量一次血压。

3. 筛查原发性高血压　在诊断高血压的基础上，通过相关的检查判断患者是否为原发性高血压。

4. 其他。

(四) 原发性高血压的健康管理

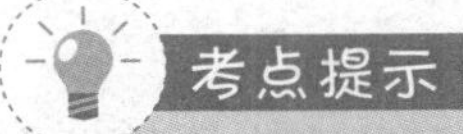

原发性高血压的健康监测和风险评估要点

1. 健康监测

(1) 一般情况：年龄、性别、职业、受教育程度、经济状况、婚姻状况。

(2) 现在健康状况、既往史、家族史的收集。

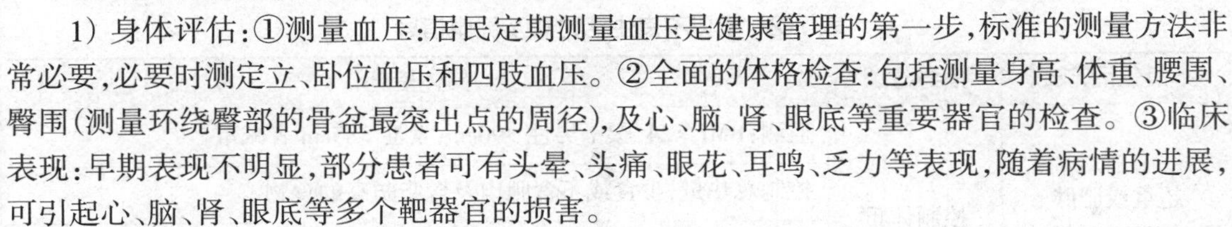

1）身体评估：①测量血压：居民定期测量血压是健康管理的第一步，标准的测量方法非常必要，必要时测定立、卧位血压和四肢血压。②全面的体格检查：包括测量身高、体重、腰围、臀围（测量环绕臀部的骨盆最突出点的周径），及心、脑、肾、眼底等重要器官的检查。③临床表现：早期表现不明显，部分患者可有头晕、头痛、眼花、耳鸣、乏力等表现，随着病情的进展，可引起心、脑、肾、眼底等多个靶器官的损害。

2）辅助检查：①一般检查：血常规、尿常规、空腹血糖、血脂[高血脂：空腹血清胆固醇（TC）>6.2mmol/L；甘油三酯（TG）>2.28mmol/L；高密度脂蛋白（HDL-C）<0.09mmol/L]、心电图等。②需要时监测 24 小时动态血压；24 小时动态血压监测有助于判断血压升高的程度，了解血压昼夜节律变化，指导控压。③必要时超声心动图检查等。

3）个人习惯、嗜好调查：主要了解相关的危险因素，如饮食习惯如何，身体活动状况如何，体重如何，情绪如何等。

4）既往史：有无可引起高血压的相关疾病史。

5）家族遗传史：即直系亲属有无高血压病史。

2. 健康风险评估和分析

(1) 根据监测信息，对原发性高血压的患者要进行血压水平的分级（表 7-1）

表 7-1 血压水平的定义和分类

类别	收缩压(mmHg)		舒张压(mmHg)
理想血压	<120	和	<80
正常血压	<130	和	<85
正常高值	130~139	或	85~89
1 级高血压(轻度)	140~159	和(或)	90~99
亚组:临界高血压	140~149	和(或)	90~94
2 级高血压(中度)	160~179	和(或)	100~109
3 级高血压(重度)	≥180	和(或)	≥110
单纯收缩期高血压	≥140	和	<90

注:当患者收缩压与舒张压分属不同级别时以较高级别为准

(2) 从指导治疗和判断预后的角度,还需对高血压患者作心血管危险分层(参见表 7-4)。

3. 健康指导

(1) 健康教育的目的是增加高血压的知晓率、控制率和服药率。健康教育的形式应根据具体情况灵活运用,常见的形式有专题讲座、授课、座谈会等。

知识宣教:主要包括高血压的概念、危害、危险因素、如何改变不良的生活方式、如何服用降压药物等。

(2) 预防与健康干预

考点提示

原发性高血压的健康干预要点

1) 一级预防:预防高血压的发生。主要内容是对生活方式的健康指导,这也是预防和延缓高血压发生、发展的基础疗法(表 7-2)。

表 7-2 常见不良生活方式及健康指导

不良生活方式		指导建议	具体措施
超重或肥胖(BMI ≥24)		控制体重	监测:BMI≥24,腰围男性 >90cm,女性 >85cm 者减重
			控制总热量,少食或不食肥肉及含脂肪高的食物
			合理运动:可根据个人情况合理增加运动量
			制订饮食和运动的个体方案
饮食	高盐	合理饮食	限钠 <6g/ 天
	高脂		瘦肉 50~100g/ 天;吃鱼 1~2 次 / 周;少食或不食动物内脏、肥肉及含脂肪高的食物
	低钙		多食含钙丰富的食物,如牛奶、豆类及其制品等
	其他		食用含优质蛋白食物,多食新鲜的蔬菜、水果
	大量饮酒	限酒	每天少量饮酒,白酒 <50ml、葡萄酒(或米酒)<100ml、啤酒 <300ml

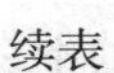

续表

<table>
<tr><th colspan="2">不良生活方式</th><th>指导建议</th><th>具体措施</th></tr>
<tr><td colspan="2" rowspan="3">缺少体力活动</td><td rowspan="3">加强体育锻炼</td><td>合理增加活动运动量</td></tr>
<tr><td>每周 3~5 次，每次≥30 分钟的规律运动</td></tr>
<tr><td>选择合适的运动方式及强度（监测心率：运动合适时心率 =170– 年龄）</td></tr>
<tr><td colspan="2" rowspan="3">吸烟</td><td rowspan="3">戒烟</td><td>劝说并督促戒烟</td></tr>
<tr><td>制订戒烟计划，并提供专业支持</td></tr>
<tr><td>创造戒烟环境，防止复吸</td></tr>
<tr><td rowspan="4">精神应激</td><td>精神紧张</td><td rowspan="4">平衡心态</td><td>减轻精神压力：放松疗法、散步、听音乐及有益的娱乐活动等</td></tr>
<tr><td>脾气暴躁</td><td>正确处理好周围的人际关系，培养豁达的性格，保持良好的精神状态，及时进行自我心理调节</td></tr>
<tr><td>焦虑</td><td>生活规律：保持良好的作息时间，劳逸结合</td></tr>
<tr><td>抑郁</td><td>提出有针对性的措施；进行心理调适或治疗</td></tr>
</table>

2）二级预防：①筛查高血压患者及危险因素，并及早进行治疗。②健康的生活方式是轻度高血压的主要治疗方法，也是控制中、重度高血压的基础疗法，更是预防和延缓高血压进展、有效控制血压、预防并发症的基础。

国际统一标准，在未用抗高血压药、安静、清醒的情况下，连续非同日至少 3 次以上测得收缩压≥140mmHg 和（或）舒张压≥90mmHg，即诊断为高血压。

考点提示

原发性高血压的诊断标准

3）三级预防：主要内容为建立健康档案、规范化治疗、加强患者对自身血压的管理。应根据患者血压水平及心血管风险分别制定具体的方案。高血压患者的降压目标为：①普通患者血压降至 <140/90mmHg。②年轻患者、糖尿病患者及肾病患者血压降至 <130/80mmHg。③老年人收缩压降至 <150mmHg；如能耐受，还可以进一步降低。

非药物干预：主要是改善不良生活方式，消除不利于身心健康的行为和习惯。

药物治疗干预：对于危险分层中危及以上患者，须加用药物治疗。目前常用的降压药物包括：β 受体阻滞药、钙通道阻滞药（CCB）、血管紧张素转化酶抑制剂（ACEI）、血管紧张素受体拮抗药（ARB）及利尿药五类。原发性高血压的治疗干预：①指导患者及家属监测血压，并记录服药与血压的关系。②坚持长期药物治疗，以保持血压水平的相对稳定。③患者必须遵医嘱按时、按量服药，否则会导致血压波动，从而引起靶器官损害，出现临床并发症。④患者不能擅自突然停药，经治疗血压控制满意后，可逐渐减少剂量，直至停药；但若突然停药，可导致血压突然升高，假如冠心病患者突然停用降压药还可诱发心绞痛、心肌梗死等。

中医药干预：传统的中药、中医疗法对高血压的患者有确切的疗效。

(3) 定期随访、效果评价

1）及时沟通、定期随访：专业人员要与患者及时进行沟通，根据患者病情制定规范化的个人健康管理方案。定期随访，以了解患者方案执行情况、病情变化等，及时纠正和干预患者的不良行为和调整方案。

2）监测血压、评价效果：教给患者或家属正确的血压测量方法。定时监测血压。

患者在家中应该监测以下几种情况的血压：①上午6~10点和下午4~8点；这两个时间段血压是一天中最高的，测量这两个时段的血压可以了解血压的高峰。特别是每日清晨睡醒时，此时的血压水平可以反映服用的药物的降压作用能否持续到次日清晨。②服药后：在药物的降压作用达到高峰时测量。短效制剂一般在服药后2小时测量；中效药物一般在服药后的2~4小时测量；长效药物一般在服药后3~6小时测量。③血压不稳定或更换治疗方案时：此时应连续测2~4周，掌握自身血压规律、了解新方案的疗效。

三、糖尿病的健康管理

糖尿病是一组由慢性血浆葡萄糖（简称血糖）水平增高为特征的全身性代谢性疾病。由于体内胰岛素分泌和（或）作用缺陷而引起碳水化合物（糖）、脂肪、蛋白质以及水和电解质的代谢紊乱；主要特点是高血糖及尿糖。本病使患者生活质量下降，寿命缩短，病死率增高，应积极防治。

1999年WHO将糖尿病分为1型糖尿病、2型糖尿病、其他特殊类型和妊娠糖尿病；其中最常见的是2型糖尿病，占90%以上，1型糖尿病占5%左右。

（一）糖尿病的流行现状

根据世界卫生组织（WHO）的统计数据，目前，全球的糖尿病患者人数已超过3亿。糖尿病已成为发达国家继心血管病和肿瘤之后的第三大慢性病。而我国目前已成为世界上糖尿病患者人数最多的国家。

我国糖尿病的流行情况有以下特点：①患病率呈逐年上升趋势，以2型糖尿病为主。②糖尿病的患病率在青中年人群中增长更加迅猛。③不同地区糖尿病患病率差异较大。④总体上城市高于农村。⑤有大量的未被诊断的糖尿病人群。

（二）糖尿病的危险因素

1. 不可干预危险因素

（1）遗传因素：糖尿病有明显的遗传性和家族倾向性，若双亲中两人同时患糖尿病，则子女的患病率约为5%。

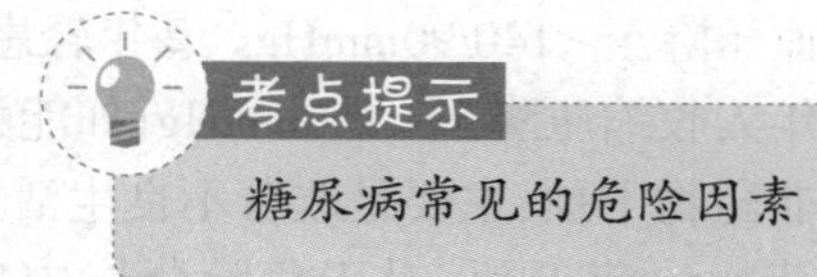

（2）年龄：糖尿病患病危险随年龄增长而升高，女性发病高峰在60岁组，男性发病高峰则在70岁组；但近些年发病有年轻化的趋势。

（3）先天的子宫内营养环境不良：可致胎儿体重不足，而低体重儿在成年后肥胖，发生糖尿病的概率增加。

2. 可干预危险因素

（1）膳食不平衡：糖尿病患病率的升高与生活方式，特别是不平衡的饮食结构有明显的关系。目前认为，摄取高热量、高蛋白、高脂肪、高碳水化合物和缺乏纤维素的膳食容易使人发生2型糖尿病。

（2）体力活动不足：体力活动不足会增加糖尿病发病的危险，活动最少的人与最爱活动的人相比，糖尿病的患病率相差2~6倍。

（3）病毒感染：1型糖尿病与柯萨奇病毒、腮腺病毒、风疹病毒等有关。有专家指出，持续性病毒感染可引起自身免疫反应，与2型糖尿病的发病有关。

(4) 超重和肥胖:2 型糖尿病发病率与超重和肥胖有明确相关性。

(5) 化学毒物和某些药物:某些药物和毒物可影响糖代谢并引起葡萄糖不耐受,是糖尿病患病危险性增加。

(6) 其他:女性有分娩巨大儿史者、妊娠期出现糖尿病者;有高血压、冠心病、高脂血症者;重大精神压力、创伤及精神紧张、焦虑、生气等均可诱使糖尿病患病的危险性增加或使病情加重。

(三) 糖尿病的筛查

1. 机会性筛查　糖尿病的筛查以规范化测得的血糖水平为依据。基层的医务人员,通过监测血糖发现高血糖者,初步筛查糖尿病。

2. 高危人群筛查　①年龄 >40 岁。②糖耐量受损病史。③肥胖,男性腰围≥90cm,女性腰围≥85cm。④糖尿病家族史。⑤妊娠糖尿病史。⑥心血管病史。⑦高血压病史。⑧血脂异常。⑨不健康的生活方式及缺乏足够的体力活动。⑩严重精神病和(或)长期接受抗抑郁症药物治疗的患者。满足以上条件≥1 项者,即为高危人群。建议定期监测血糖;必要时,及时至医院诊治。

筛检方法:①推荐应用口服糖耐量试验(OGTT)。②进行 OGTT 有困难情况下可仅检测空腹血糖。③毛细血管血糖(主要为指尖采血检测)只能作为机会性筛检的方法。④仅测空腹血糖而有漏诊可能性。

筛检周期:建议对高危人群每年检测 1 次空腹血糖和(或)OGTT;45 岁以上血糖检测正常者 3 年后再复查。

3. 其他

(四) 糖尿病的健康管理

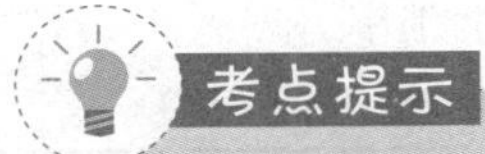

> 糖尿病健康监测及风险评估要点

1. 健康监测

(1) 一般情况:年龄、性别、职业、受教育程度、经济状况、婚姻状况。

(2) 现在健康状况、既往史、家族史的收集。

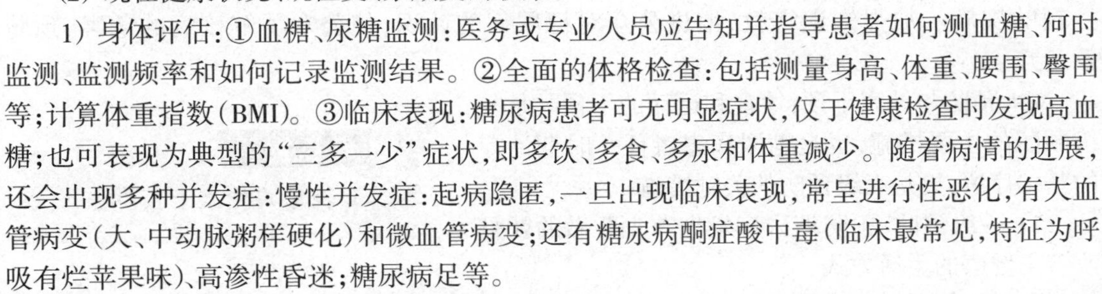

1) 身体评估:①血糖、尿糖监测:医务或专业人员应告知并指导患者如何测血糖、何时监测、监测频率和如何记录监测结果。②全面的体格检查:包括测量身高、体重、腰围、臀围等;计算体重指数(BMI)。③临床表现:糖尿病患者可无明显症状,仅于健康检查时发现高血糖;也可表现为典型的“三多一少”症状,即多饮、多食、多尿和体重减少。随着病情的进展,还会出现多种并发症:慢性并发症:起病隐匿,一旦出现临床表现,常呈进行性恶化,有大血管病变(大、中动脉粥样硬化)和微血管病变;还有糖尿病酮症酸中毒(临床最常见,特征为呼吸有烂苹果味)、高渗性昏迷;糖尿病足等。

2) 辅助检查:①一般检查:血常规、尿常规、血脂、血压、心电图等。②血糖指标通常有两个:血糖、糖化血红蛋白(HbA1c)。血糖以空腹血浆葡萄糖检测较为方便,且结果也最可靠;空腹是指 8~10 小时内无任何热量摄入。糖化血红蛋白测量一次可代表过去近 2 个月的血糖控制情况,可使用其作为已确诊的糖尿病患者监测血糖控制的指标,另外,HbA1c 不受饮食影响,也是人群糖尿病调查的较好指标,在先进国家已被广泛使用。③检查频率及其他检查:每日一次:血糖、尿糖;每月一次:体重、血压;每季度一次:糖化血红蛋白;每半年一次:肾功能、血脂、尿蛋白、心电图、末梢神经及眼底检测;必要时:胸部 X 线检查、口服葡萄糖耐量试验(OGTT)。糖尿病患者或高危人群要定期监测这些指标,以便及时发现并发症并及早采取措施。

3）个人习惯嗜好调查：饮食、运动状况如何等。

4）既往史：有无病毒感染史，化学毒物接触式或是否服用过某些影响糖代谢的药物。

5）家族遗传史：即直系亲属有无糖尿病病史。

2. 健康风险评估和分析　对于每一位糖尿病患者，都应确立血糖控制目标。2型糖尿病患者常常会伴随着年龄、血糖、血压、血脂水平增高及体重增加等一些危险因素致使患者并发症的发生率、风险性及危害性等将显著增加。因此，2型糖尿病患者理想的综合控制目标应根据年龄、并发症等不同而不同（表7-3）。

表7-3　2型糖尿病的综合控制目标

指标		目标值
血糖（mmol/L）	空腹	3.9~7.2（70~130mg/dl）
	非空腹	≤10.0（180mg/dl）
糖化血红蛋白 HbA1c（%）		<7.0
血压（mmHg）		<130/80
BMI（kg/m^2）		<24
血脂：HDL-C（mmol/L）		男性 >1.0，女性 >1.3
TG（mmol/L）		<1.7
LDL-C（mmol/L）		未合并冠心病 <2.6，合并冠心病 <1.8
尿白蛋白／肌酐比值（mg/mmol）		男性 <2.5，女性 <3.5
尿白蛋白排泄率		<20μg/min
主动有氧活动（分钟／周）		≥150

3. 健康指导

（1）健康教育：知识宣教：糖尿病是一种慢性、终身性疾病，但又是一种可以预防和控制的疾病。加强知识宣教，增进公众对糖尿病的认识，使公众了解该病的危害、预防及治疗。

（2）预防与健康干预：饮食和运动的干预既是一级预防的主要措施，也是糖尿病患者任一时期治疗的基础疗法，更是三级预防的关键措施。

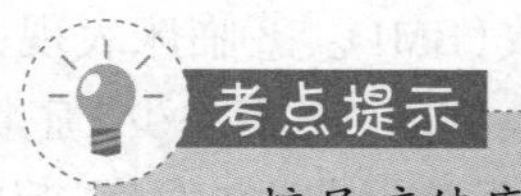

考点提示

糖尿病健康干预要点

1）一级预防：预防糖尿病发生首先要做的就是改善不健康的生活方式。

空腹血糖受损（IFG）和糖耐量损伤（IGT）是正常和糖尿病之间的过渡状态，既可转为糖尿病，又可转为正常，还有一部分会保持IFG或IGT状态（各约占1/3）。因此，在此阶段采取饮食、运动干预措施具有重要的意义。

2）二级预防

糖尿病诊断标准：①糖尿病症状加任意时间血浆葡萄糖（简称血糖）水平≥11.1mmol/L（200mg/dl）。②或空腹血糖水平（FPG）≥7.0mmol/L（126mg/dl）。③或OGTT时2小时血糖≥11.1mmol/L（200mg/

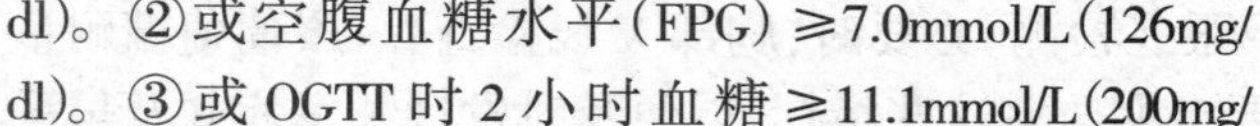

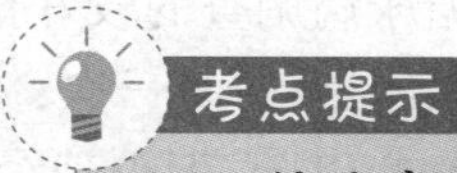

考点提示

糖尿病的诊断标准

dl)。④需重复一次确认,诊断才能成立。⑤空腹血糖受损(IFG)和糖耐量损伤(IGT)。IGT的诊断标准为:OGTT时2小时血糖≥7.8mmol/L(140mg/dl),但<11.1mmol/L;IFG诊断标准为空腹血糖≥5.6mmol/L(100mg/dl),但<7.0mmol/L((126mg/dl)。

非药物干预:饮食和运动应贯穿糖尿病治疗的整个过程。有规律的运动可以增加胰岛素的敏感性和改善糖耐量,但有下列情况的患者不宜运动:①血糖未得到较好控制(血糖>14mmol/L,尿酮体阳性)或血糖不稳定者。②合并严重眼、足、心、肾并发症者,如近期有眼底出血、足部有破溃、心功能不全,尿蛋白(>++)。

药物治疗干预:①方法:当饮食和运动不能有效控制血糖时,就需要及时加用药物。常用的口服降糖药物有磺脲类、双胍类、α-葡萄糖苷酶抑制剂、胰岛素增敏剂等。当口服降糖药的控糖效果不理想或出现口服药物使用的禁忌证时,还可选用注射胰岛素。②注意事项:医务人员在治疗过程中应告知患者药物的作用、用法及不良反应,给患者强调坚持长期药物治疗及饮食配合的重要性,必要时请家属参与提醒和督促患者。

心理干预:医务或专业人员应筛查包括抑郁、焦虑、进食障碍等心理问题,指导患者做好心理调适。

中医药干预。

3) 三级预防:糖尿病的并发症如果不及时干预和处理,可危及生命。

急性并发症:应立即联系专科医生或立即至医院就诊。

慢性并发症:对慢性并发症要早发现、早诊断、早治疗;对于糖尿病肾病、视网膜病变等,应定期检查,了解病程进展,规范治疗;必要时行降压、降脂、抗聚等治疗。

糖尿病足:要做到经常检查双脚,鞋袜要适宜,正确修剪脚趾甲,每天坚持小腿和足部运动30~60分钟,小心处理伤口,防止冻伤、烫伤、外伤等。

低血糖的干预:当患者出现饥饿感、头晕、乏力、心慌、出冷汗、双手颤抖、手足口唇麻木、视物模糊、面色苍白等表现时,应高度怀疑发生了低血糖。有血糖检测条件者,立即测血糖以明确诊断;无条件时,应先按低血糖紧急处理。低血糖紧急处理包括:①清醒的患者,应尽快吃一些含糖高的食物或饮料,如糖果、果汁等。②意识不清的患者,不能给其喂食或饮水,因为易引起窒息;应将患者侧卧,并尽快送医院抢救。

(3) 定期随访、效果评价

1) 定期随访:目标包括:①指导患者改善不良的生活方式,督促患者采取合理的综合治疗措施。②对患者进行定期检查,及早发现糖尿病并发症,以便尽早采取应对措施,阻止或延缓并发症的发生和发展。③监测血糖、血压、血脂等情况,评估治疗及控制效果,及时调整方案,使血糖等达到综合控制目标(参考表7-3)。

2) 监测血糖等:血糖水平是诊断糖尿病的准确指标,也是反映患者病情变化和预测并发症的最重要指标,糖尿病患者均应进行病情自我监测和定期复查。

四、冠心病的健康管理

冠心病是冠状动脉粥样硬化性心脏病的简称,又称为缺血性心脏病,是指因冠状动脉粥样硬化使血管管腔狭窄或阻塞,和(或)因冠状动脉痉挛导致心肌缺血、缺氧或坏死而引起的心脏病。冠心病是冠状动脉粥样硬化导致器官病变最常见的一种心血管病,也是严重危害人类健康的常见病。

冠心病分为无症状性心肌缺血、心绞痛、心肌梗死、缺血性心肌病和猝死五种类型,以心绞痛和心肌梗死最为常见。

(一) 冠心病的流行现状

全球冠心病的发病率和死亡率呈上升趋势，预计到2020年将成为世界排名第一的疾病。我国冠心病的发病率和死亡率也在逐年增加，且呈年轻化趋势，已位居我国城市死亡原因的第3位，农村死亡原因的第4位。

我国冠心病多发于40岁后，男性多于女性，脑力劳动者多于体力劳动者，城市多于农村，北方高于南方。

(二) 冠心病的危险因素

冠心病的主要病因是冠状动脉发生了粥样硬化。促使动脉粥样硬化的危险因素有很多，主要的危险因素包括以下两大方面。

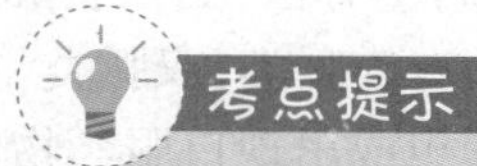

冠心病常见的危险因素

1. 不可干预危险因素

(1) 遗传：动脉粥样硬化有家族聚集倾向。有高血压、糖尿病、冠心病家族史及家族性高脂血症者发病率明显增高。

(2) 年龄：任何年龄均可发生，但40岁以上的中老年人多见，50岁以后进展较快。

(3) 性别：男性多于女性，男性的冠心病死亡率约为女性的2倍，但女性绝经后发病率与男性相同。

2. 可干预危险因素

(1) 血脂异常：目前认为与冠状动脉粥样硬化形成关系密切的血脂异常包括高甘油三酯血症、高胆固醇血症、低密度和极低密度脂蛋白增高、高密度脂蛋白降低。

(2) 高血压：冠心病患者中60%~70%有高血压，收缩压和(或)舒张压的升高均是其主要危险因素，并可作力独立危险因素存在；血压偏高或处于正常高值，其发病率及相对危险度显著增加。

(3) 糖尿病：大量研究证明，糖尿病是冠心病的独立危险因素。糖尿病患者冠心病发病率是非糖尿病者的3~5倍。

(4) 吸烟：包括主动吸烟和被动吸烟。吸烟者冠心病的发病率和病死率比不吸烟者高2~6倍，且与每日吸烟的支数成正比。主要由于吸烟可造成动脉壁氧含量不足，促进动脉粥样硬化的形成；烟草中的尼古丁还可使心率加快、血压升高，从而诱发和加重动脉粥样硬化。

(5) 过量饮酒：饮酒与冠心病的关系较为密切。大量饮酒可增加心脏的负担，乙醇又会直接损害心肌，促进冠心病的发生。

(6) 超重和肥胖：肥胖者易患冠心病，短期内体重迅速增加者危险性增加。

(7) 体力活动减少：体力活动减少，脑力活动紧张，经常产生紧迫感会使患病的危险性增加。适量的运动有助于促进新陈代谢，减少肥胖，增加血中高密度脂蛋白。

(8) 饮食不均衡：胆固醇、动物脂肪、饱和脂肪酸以糖、盐及热量摄入过多而体力活动较少易使冠心病发病率增高。

(9) 性格、心理因素：研究表明A型性格与冠心病发生有直接关系。

(10) 其他：近年发现的危险因素还有血中同型半胱氨酸增高、胰岛素抵抗增强、血液黏稠度增高、病毒或衣原体感染、炎性标记物(C反应蛋白等)。

概括起来，与冠心病相关的众多危险因素中，前4个因素是最重要的致病性危险因素。

(三) 冠心病的筛查

1. 机会性筛查　即区域性人群普查,通过问卷或现场调查、定期体检、自我检查和(或)选择特定的筛查项目来普查。

问卷调查:可以把冠心病的早期表现短暂的压榨性胸骨后疼痛、胸闷等和相关的危险因素如高血压、吸烟等设计成问卷或表格的形式来对某一区域的人群进行初步筛查。结果异常者需进一步筛查和确诊。

2. 高危人群筛查　长期吸烟、过量饮酒,血脂异常、高血压、高血糖、肥胖、有家族史及其他相关危险因素者均为本病的高危人群,应该定期监测相关指标并择项进一步筛查。

常见的筛查项目有以下几种:①心电图:无创检查,使用方便;无论心绞痛还是心肌梗死,都有典型的心电图变化,但往往是仅在病情发作时有表现。②螺旋CT:首选指标,无创检查。有较高的敏感性和特异性,但只有心率保持在70次/分钟以下时,才能保证图像质量。新型的双源64排CT可以不受病人心率限制。③冠状动脉造影:传统的"金标准",但为有创检查。④心电图运动负荷试验:无创检查。适用于劳累导致心绞痛的患者。但一些老年人和有运动障碍的患者不能耐受。⑤血管内超声:有创检查。建议接受专业人员生活方式的指导。如有必要,及时至医院诊治。

3. 其他

(四) 冠心病的健康管理

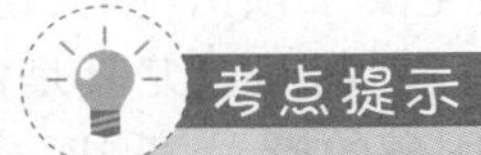

冠心病的健康监测及风险评估要点

1. 健康监测

(1) 一般情况:年龄、性别、职业、受教育程度、经济状况、婚姻状况。

(2) 现在健康状况、既往史、家族史的收集。

1) 身体评估:①全身体格检查:测量身高、体重、腰围、臀围,计算体重指数(BMI);着重心脏的检查。②临床表现:心绞痛主要的表现为有特点的发作性胸痛或胸部不适,其特点为:常由体力劳动或情绪激动所诱发;多位于胸骨中、上段之后,可波及心前区或放射至左肩部;性质为压迫、发闷、或紧缩性;持续时间多为3~5分钟,一般不超过15分钟,休息或舌下含用硝酸甘油可缓解。心肌梗死表现为胸痛症状持久而严重,多超过30分钟,休息和含用硝酸甘油也不能缓解。

2) 辅助检查:①常规检查:心电图(一般心电图、动态心电图)、心脏彩超、血脂、血糖、肝功能、肾功能。②需要时冠脉CT、冠脉造影。③必要时血管内超声等。

3) 个人习惯嗜好调查:是否吸烟、饮酒,饮食习惯及行为如何,身体活动状况如何、是否A型性格等。

4) 既往史:平素血脂、血糖、血压情况如何。

5) 家族遗传史:即直系亲属有无冠心病病史。

2. 健康风险评估和分析　根据高血压水平的分级,危险因素、靶器官损害及临床并发症进行心血管危险分层(详见表7-4),将其分为低危、中危、高危、很高危4层,其分别表示10年内发生心脑血管意外(包括冠心病、脑卒中)概率为<15%,15%~20%,20%~30%和30%以上。

表 7-4　高血压心血管危险分层

危险因素和病史	血压（mmHg） 1 级 收缩压 140~159 舒张压 90~99	2 级 收缩压 140~159 舒张压 90~99	3 级 收缩压 160~159 舒张压 90~99
无其他危险因素	低危	中危	高危
1~2 个危险因素	中危	中危	很高危
≥3 个危险因素或糖尿病或靶器官损害	高危	高危	很高危
伴有并发症	很高危	很高危	很高危

备注：心血管疾病常见的危险因素有：男性 >55 岁、女性 >55 岁，遗传，吸烟，中心性肥胖（BMI ≥28；腰围：男≥85cm、女≥80cm），血脂异常，缺乏体力活动

3. 健康指导

（1）健康教育：知识宣教：内容主要包括冠心病的概念、自然进程、危害性、常见的危险因素有哪些及如何改善、如何规范治疗、预后如何等。稳定型心绞痛患者可以生存很多年。

（2）预防与健康干预：冠心病一般不会因单一危险因素而致病，因而冠心病的预防要特别注意整体危险因素的有效控制。

考点提示

冠心病的健康干预要点

1）一级预防：主要干预措施有：①合理膳食：限制热量、控制体重，限制脂肪（尤其是饱和脂肪酸和反式脂肪酸）和胆固醇的摄入，低盐、补钾，充足的膳食纤维。②适量运动：稳定的冠心病患者宜参加有氧的平缓的运动，不宜举重等突然发力的运动，不稳定的患者不宜参加运动。③限酒：有高血压者应戒酒。④戒烟：是冠心病一级预防的关键。⑤心理平衡：注意调控情绪，保持心态平和。

2）二级预防：预防心肌的再次梗死和其他心血管事件。

临床医师主要通过临床表现、心肌酶学检查和心电图等来诊断心绞痛或心肌梗死。

二级预防的干预措施：①定期筛查早防早治：通过普查、筛查和定期健康体检，及时诊断和治疗冠心病。②规范治疗、及时发现先兆症状并适时转诊。冠心病规范化的治疗方法主要有：药物治疗；介入治疗，如经皮腔内冠状动脉成形术（PTCA）、冠状动脉支架术；外科手术治疗，主要是冠状动脉搭桥手术。③为便于记忆，二级预防可归纳为 ABCDE 五个方面：A. 抗血小板聚集（部分心肌梗死、心绞痛患者可小剂量阿司匹林长期服用）；使用硝酸酯类抑制剂抗心绞痛治疗。B. 控制好血压；预防心律失常、减轻心脏负荷。C. 控制血脂水平；戒烟。D. 控制饮食；治疗糖尿病。E. 普及冠心病教育，包括患者及其家属；鼓励有计划地适当的运动锻炼。

3）三级预防：干预措施主要为①对已确诊的患者，通过健康指导，提高患者用药依从性使其坚持药物治疗，以便控制病情，最大限度地改善生活质量。②对于危重患者，要及时采取措施，积极有效地抢救。③做好康复治疗、护理，功能恢复等；以预防并发症的发生和降低病残率。

（3）定期随访、效果评价：定期通过电话、邮件等随访患者，危险分层低危或中危者每 1~3 个月随访一次，高危者至少每个月随访一次。指导患者进行正确的康复治疗，敦促患者

按时服药，定期监测病情及复查；当患者病情发生变化，叮嘱患者及时复诊。

五、脑卒中的健康管理

脑卒中又称脑血管意外或脑中风，是指由脑部血液供应障碍引起的一组以突然发病、迅速出现局限性或弥散性脑功能缺损为特征的一组疾病。脑卒中又可分为出血性脑卒中和缺血性脑血管病，前者包括脑出血和蛛网膜下腔出血；后者包括脑梗死（包括脑血栓形成、脑栓塞等），临床上以脑血栓形成最常见，以脑出血病情最严重。

（一）脑卒中的流行现状

脑卒中是目前导致人类死亡的第二位原因，它与缺血性心脏病、恶性肿瘤构成多数国家的三大致死疾病。在我国，脑血管病发病率和死亡率逐年增加，脑卒中已超过恶性肿瘤成为中国第一致死病因；同时，脑卒中也是单病种致残率最高的疾病。

总之，脑卒中是目前我国发病率、死亡率、致残率、复发率均高的“三高”疾病。

（二）脑卒中的危险因素

1. 不可干预危险因素

（1）遗传：父亲或母亲的脑卒中病史增加了其子女脑卒中发病的风险。

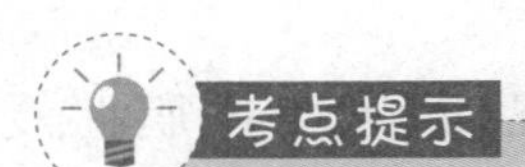

脑卒中常见的危险因素

（2）年龄：多发于 40 岁以上的中老年人，50 岁后病情进展较快。

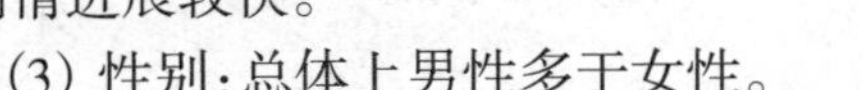

（3）性别：总体上男性多于女性。

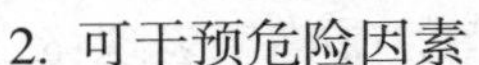

2. 可干预危险因素

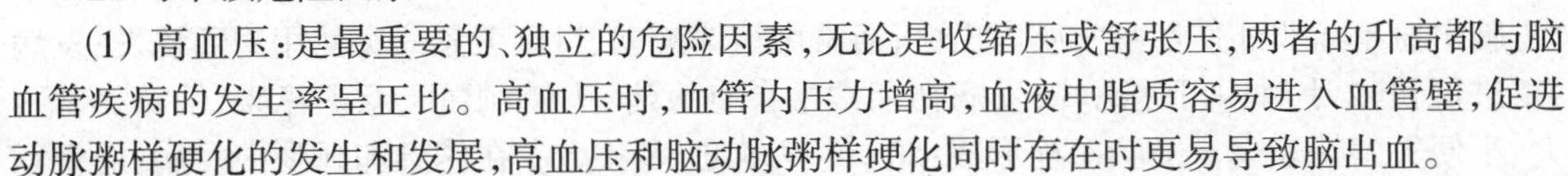

（1）高血压：是最重要的、独立的危险因素，无论是收缩压或舒张压，两者的升高都与脑血管疾病的发生率呈正比。高血压时，血管内压力增高，血液中脂质容易进入血管壁，促进动脉粥样硬化的发生和发展，高血压和脑动脉粥样硬化同时存在时更易导致脑出血。

（2）心脏病：是第二重要的疾病危险因素，冠心病、心力衰竭、房颤等这些心脏病患者发生脑卒中的危险性增加 2 倍以上。其致病原因主要有：心脏病引起的血流动力学和血液理化性质的改变可诱发缺血性脑卒中；心源性栓子脱落进入脑部血管会发生脑栓塞。

（3）血脂异常：血脂异常特别是高胆固醇血症、低密度脂蛋白升高与动脉粥样硬化的发生密切相关，使脑卒中发生、发展的风险明显增加。

（4）糖尿病：是缺血性脑血管疾病的主要危险因素。发病率上有糖尿病病史者明显高出无病史者；脑卒中时血糖越高，预后越差。主要因为较长时间的高血糖既可以使血液黏稠度增加又可促使血管发生动脉粥样硬化而致脑血栓形成。

（5）短暂性脑缺血发作（TIA）：数据提示，TIA 发作后第 1 年内发生脑卒中的危险性是正常者的 13 倍，7 年内危险性是正常者的 7 倍。TIA 发生越频繁，发生脑卒中的危险性越高。

（6）吸烟、过量饮酒：吸烟几乎可以使缺血性脑卒中发生的危险加倍，使蛛网膜下腔出血的危险性亦增加。吸烟量与颅外颈内动脉粥样硬化程度呈正相关。过量饮酒可引起血压升高，无论是一次或长期过量饮酒，都会增加出血性脑卒中的危险性。

（7）不健康的饮食等生活习惯：不合理的饮食、体力活动减少等与中青年脑卒中关系密切，频繁在外就餐、肥胖、过度劳累均为中青年脑梗死的危险因素。

（8）其他因素：包括体颈动脉狭窄，药物滥用，高同型半胱氨酸血症，A 型性格，社会、心理因素等与脑卒中的发生均有关联。

总之，脑卒中的危险因素为4项主要危险因素和12项一般危险因素。4项主要危险因素是：高血压、高脂血症、糖尿病及年龄超过50岁。12项一般危险因素：房颤、心脏病；呼吸睡眠暂停；脑卒中家族史；吸烟；大量饮酒；缺乏运动；膳食中油脂过多；肥胖；男性；牙龈经常出血、牙松动、脱落；缺血性眼病和突发性耳聋。

（三）脑卒中的筛查

1. 机会性筛查　脑卒中筛查第一步，是让患者自查或专业人员体格检查。若有两项主要危险因素，或1项主要危险和两项以上一般危险因素，或者以前有过脑卒中或短暂脑缺血发作的患者，就属重点人群，需进一步地筛查。

2. 重点人群筛查　初步筛查结果异常者，需进一步筛查。常用的筛查项目有：测血压、糖化血红蛋白、血脂，还有血常规、血生化、同型半胱氨酸、血凝、血沉、以及经颅多普勒（TCD）、心电图等检查；若还不能确诊，则可以选择做脑管CT、磁共振、脑血管造影等；以便进一步确诊。或及时转诊上级医院确诊。

3. 其他

（四）脑卒中的健康管理

1. 健康监测

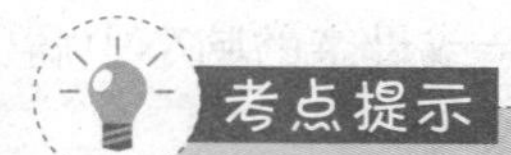

脑卒中的健康监测及风险评估要点

（1）一般情况：年龄、性别、职业、受教育程度、经济状况、婚姻状况。

（2）现在健康状况、既往史、家族史的收集。

1）身体评估：①全身体格检查：测身高、体重、腰围、臀围、双上肢血压、听诊颈部血管杂音及神经系统体格检查等。②临床表现：a. 脑出血：脑出血是指非外伤性脑实质内出血；通常由情绪激动、过度劳累或突然用力而诱发；发病急、进展快，2小时内可达高峰；发病初期常常会有头痛、头晕、呕吐、意识障碍、偏瘫、失语，大、小便失禁等表现。b. 脑血栓形成：50~60岁多见；多数患者在休息和睡眠中发病；通常意识清楚，可出现偏瘫、失语、意识障碍等临床表现；短暂性脑缺血发作（TIA）前驱症状如头晕、头痛，一过性肢体麻木，无力等是部分缺血性脑卒中发生的前兆。

2）辅助检查：①一般检查：血、尿常规，血凝、血沉、血生化、血糖、糖化血红蛋白血脂，心电图，肝、肾功能等。②需要时脑部影像学检查：如脑血管CT、磁共振（MRI）、脑部血管造影、经颅多普勒（TCD）。③必要时超声心动图检查、腰穿检查等。

3）个人习惯、嗜好调查：是否吸烟、饮酒，饮食习惯如何，身体活动状况如何，是否A型性格等。

4）既往史：平素血脂、血糖、血压情况如何，有无心脏病，有无TIA发作史。

5）家族遗传史：即直系亲属有无脑卒中病史。

2. 健康风险评估和分析（表7-5）

表7-5　Essen卒中风险评分量表（ESRS评分）

危险因素		分数	Essen值	卒中危险程度
年龄	<65岁	0		7~9
	65~75岁	1		极高危
	>75岁	2		

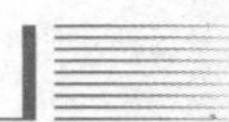

续表

危险因素	分数	Essen 值	卒中危险程度
高血压	1		
糖尿病	1		3~6
既往心肌梗死	1		
其他心血管疾病(除外心房颤动和心肌梗死)	1		高危
外周动脉疾病	1		
吸烟	1		0~2
既往缺血性脑卒中(TIA)史	1		低危

备注:表中评分越高,发生脑卒中和复合心血管事件的危险性就越高

3. 健康指导

(1) 健康教育:知识宣教:可利用一切与患者及家属接触的机会,采用专题讲座、板报及宣传资料等多种形式,使人群都能了解脑血管病的基本知识,使大家了解脑血管疾病的危险因素,以及如何降低脑卒中的风险等。

(2) 预防与健康干预

1) 一级预防:是指首次脑卒中发病的预防。主要干预措施有:调控可干预的危险因素,如避免精神紧张和过度劳累,注意合理饮食,戒烟戒酒,多食水果蔬菜,控制体重,积极治疗高血压、冠心病、糖尿病、TIA 等相关疾病。

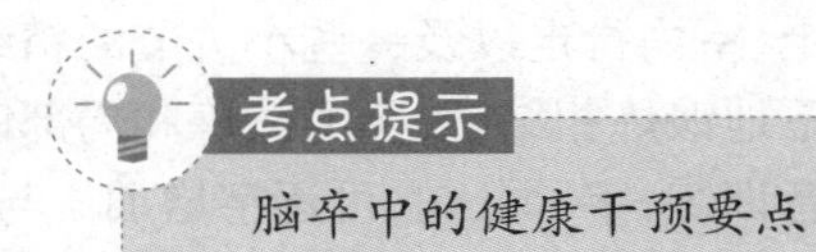

2) 二级预防:是指脑卒中再次发病的预防。主要干预措施有:①加强脑卒中危险因素的监测。主要监测内容为血压、血糖、血脂和暂时性脑缺血发作(TIA)。通过监测,争取做到早期发现,及早采取有效的干预措施。②脑卒中患者的家属也应被纳入高危人群进行管理。③诊断:一般情况下,医务人员通过病史和体检就能做出脑卒中的诊断。体检可帮助医生确定大脑受损的部位,计算机体层摄影(CT)和磁共振成像(MRI)常用于确诊。④药物治疗。⑤干预 TIA。

脑卒中的征兆与早期识别:①突然头晕;②肢体麻、面部麻和舌发麻;③说话吐字不清,流口水;④突然一侧肢体活动不灵活或无力,或出现肢体抽筋、跳动;⑤头痛程度突然加重;⑥原因不明的跌跤;⑦精神状态发生变化;⑧全身无力伴出汗;⑨恶心、呕吐伴呃逆;⑩嗜睡,但呼之易醒;⑪一时性视物不清。

3) 三级预防:是对脑卒中后遗症和并发症的预防。主要干预措施有:让患者及家属树立战胜疾病的信心,使患者能主动配合治疗、康复护理及功能锻炼,使患者恢复部分或全部机体功能,提高患者的生活质量,减轻家庭和社会负担。

4) 国家卫生和计划生育委员会脑卒中筛查与防治工程把脑卒中的防治分了 5 级,并规范了每级的应对措施。

1 级:血管没问题,风险因素没有达到上述标准的,属正常人群;定期自查。

2 级:血管没问题,风险因素达到上述标准的,属轻危人群;控制原发病。

3 级:血管有问题,如动脉粥样硬化,但相对稳定的,属于中危人群;长期吃药控制,防止恶化。

4级:出现血管狭窄的,属于高危人群;长期吃药控制。

5级:血管狭窄程度非常严重的,属于极高危人群;建议根据病情选择手术,如颈动脉剥脱术和支架手术等。

5) 家庭救护:脑卒中的患者发作时,若在家中,要维持心肺功能,尽快清除患者口、鼻腔的分泌物、呕吐物,以保持呼吸道通畅和给氧,昏迷患者应将头偏向一侧;及时给予心理护理以稳定情绪;严密观察生命体征。病情稳定时,应小心谨慎地护送,尽早去医院治疗。

护送方法:患者需要保持安静,卧位者切忌坐起或站立;轻柔搬动患者,在搬运途中,搬运患者下楼梯时应注意头部向上,以减少脑部充血。

6) 家庭康复护理干预:脑卒中患者做康复的目标就是减少疾病所带来的机体各方面的功能障碍,脑功能的康复需要很长的时间。绝大多数患者不可能长期住院,更多患者带着残疾回家康复。这就需要健康管理提供者对家庭康复知识和技能的指导,教育、家属积极坚持配合共同来实现。①心理康复干预:制订适合患者的有针对性的心理康复方案,使患者能尽快稳定情绪、接受现实、建立信心,做到残而不废。②肢体功能康复干预:对卧床患者应注意卧床时按肢体功能进行体位摆放,以预防功能受损。协助患者练习床上翻身、床上坐起、床边行走、室内行走以及一些小关节的精细运动。使患者主动活动和被动活动相结合,床上锻炼和下地锻炼相结合,全身锻炼和局部锻炼相结合。③语言功能康复干预:对失语患者可采用发音训练,字、词、句,可逐字增加。与失语患者说话时,家属要有耐心,给患者充分的思考和反应时间,不要催促患者。对患者的语言尽量简练、易懂,一次只说一件事情。鼓励患者讲话。④其他:积极预防呼吸道、泌尿系感染以及心血管和消化系统等的并发症;对深感觉障碍患者可用按摩和针灸的方法促使其恢复感觉;长期卧床者指导患者排便的方法并养成按时排便的习惯。

六、慢性阻塞性肺疾病的健康管理

慢性阻塞性肺疾病(COPD,简称慢阻肺)是一种具有气流受限特征的疾病,其气流受限不完全可逆,呈进行性发展,与肺部吸入有害气体、有害颗粒等所造成的异常炎症相关。具体包括慢性支气管炎(简称慢支)和肺气肿两种疾病。

COPD是一种反复发作、病情不断恶化的慢性疾病,最终导致肺源性心脏病。COPD是呼吸系统的常见病和多发病,严重影响患者的健康和劳动能力。

(一) 慢性阻塞性肺疾病的流行现状

1. 流行病学特点　COPD流行病学出现“三高”的特点:

(1) 患病率高:我国40岁以上COPD患病率达到8.2%。

(2) 死亡率高:据世界卫生组织估计,COPD的死亡率居全球疾病死因的第4位,且逐年增加。目前COPD已成为我国农村人口死亡的首要原因,城市人口的第4位死因。

(3) 治疗费用高:COPD给中国社会带来的经济负担是巨大的,在我国疾病负担中占居首位,据WHO的研究表明,到2020年COPD将成为世界经济负担的第5位。

2. 分布特点　不同国家、不同地区、不同城乡之间患病率均存在差异。我国北方气候寒冷,患病率高于南方。同时,农村患病率高于城市,山区较平原高。

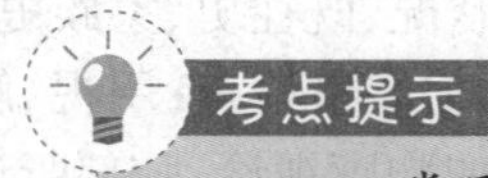

COPD 常见的危险因素

(二) 慢性阻塞性肺疾病的危险因素

1. 不可控干预因素

(1) 遗传、个体因素:COPD 发病具有多基因遗传特点和家族聚集倾向,患者各级亲属的发病率高于一般群体发病率。a1- 抗胰蛋白酶(a1-AT)缺乏是目前已知可增加 COPD 危险性的遗传因素。气道高反应性也是 COPD 的危险因素,与某些遗传基因和环境因素有关。

(2) 年龄、性别:随着年龄增长,COPD 的患病率、死亡率呈逐渐增高的态势;男性患病率显著高于女性,其原因可能与男性吸烟率高有关。

2. 可干预危险因素

(1) 环境因素:①吸烟:包括主动和被动吸烟,是最重要的危险因素。吸烟者 COPD 的患病率比不吸烟者多 3~5 倍。吸烟量愈大、时间愈长、烟雾吸入气道愈深、开始吸烟年龄愈早,患病危险性愈大。WHO 曾宣布,在西方工业发达国家 65 岁以下男性 COPD 死亡者中 75% 是由于吸烟所致。国内调查显示,60% 的男性 COPD 是由吸烟引起,在烟草引起的死亡中 COPD 占 45%。②职业粉尘和化学物质:职业暴露虽没有吸烟那么重要,但职业暴露与吸烟之间存在着交互作用。当职业粉尘和化学物质(如过敏原、烟雾、室内空气污染、工业废气等)浓度过大或接触时间过长时,均可使气道反应性增加而引起 COPD。③空气污染:大气中的有害气体如二氧化硫、二氧化氮、氯气等明显增加时,会引起 COPD 急性发作显著增多;其他粉尘、烟尘等也会刺激支气管黏膜,损害气道清除功能而引起 COPD。

(2) 感染:肺炎链球菌、流感嗜血杆菌可能是 COPD 急性发作的主要病原菌,病毒感染也会引起 COPD 的发生和发展,许多研究发现牙周病可增加患者慢阻肺的危险性。儿童期的下呼吸道感染可以增加成年后患 COPD 的风险。

(3) 营养素缺乏:维生素 C 和维生素 E 由于有一定的抗氧化功能,可以在一定程度上预防 COPD 的发生。

(4) 其他:如冷空气、人群抵抗力等都和 COPD 的发生、发展密切相关。

(三) 慢性阻塞性肺疾病的筛查

1. 机会性筛查　即区域性人群普查,通过问卷或现场调查、定期体检、自我检查和(或)选择特定的筛查项目来普查。

问卷调查:可以把 COPD 的早期表现如咳嗽、咳痰、喘等和相关的危险因素如吸烟等设计成问卷或表格的形式来对某一区域的人群进行初步筛查。结果异常者需进一步检查。

2. 高危人群筛查　长期吸烟者,职业性或环境有害物质接触史的人群,有 COPD 家族史者,早产儿及幼年反复的气管、肺感染史者,生活水平低下、慢性咳嗽、咳痰的人群均为 COPD 的高危人群。初步筛查结果异常人群和高危人群要做体格检查和辅助检查,最常用的检查项目是肺功能的检查。如有必要,需到上一级医院进一步诊治。

3. 其他

(四) 慢性阻塞性肺疾病的健康管理

COPD 的健康管理目标应包括尽早干预、减少或消除可控危险因素、缓解症状、预防疾病进展、提高运动耐量、改善生活质量、防治并发症、降低死亡率。

1. 健康监测

(1) 一般情况:年龄、性别、职业、受教育程度、经济状况、婚姻状况。

(2) 现在健康状况、既往史、家族史的收集。

1) 身体评估:①体格检查:用视、触、叩、听的方法重点检查胸部,如胸廓视诊,肺部听诊;测量血压、身高、体重、腰围等。②临床表现:慢支以咳嗽(早上起床时明显,慢性咳嗽随病情的发展可终生不愈)、咳痰(一般为白色黏液或浆液性泡沫痰,急性发作期可有脓性痰)、喘息(即气短或呼吸困难,是 COPD 的标志性症状;早期在劳力时出现,后逐渐加重,以致在日常活动甚至休息时也感到气短)为主。炎症反复发作(每年持续 3 个月以上,连续发作 2 年)为特征;发展到肺气肿时咳、痰、喘、炎症进一步加重,部分患者听诊可闻及干性啰音和(或)湿性啰音。并以桶状胸(即胸廓前后径≈左右径。)、叩诊呈过清音为特征表现;随病情进展晚期会出现呼吸衰竭和(或)心力衰竭。

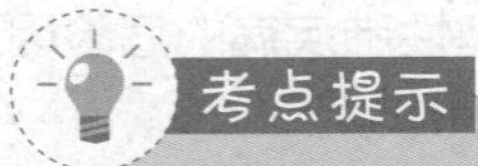

COPD 健康监测及风险评估要点

2) 辅助检查:①一般检查:血常规、尿常规、空腹血糖、血脂、心电图等。②肺功能:是气流受限的主要客观指标,是 COPD 检查的"金指标",对病情评估、诊断、治疗及预后均有重要意义。常用的肺功能检查项目有:第一秒用力呼气容积占用力肺活量的百分比(FEV_1/FVC)、第一秒用力呼气容积占预计值百分比($FEV_1\%$ 预计值)等。③需要时做痰培养,可检出病原菌;胸部 X 线。④必要时查胸部 CT、血气分析等。

3) 个人习惯、嗜好调查:是否吸烟等。

4) 既往史:有无花、草等过敏史,有无反复呼吸道感染史。

5) 家族遗传史:即直系亲属有无 COPD 疾病病史。

(3) 其他相关病史:COPD 患者往往还会有以下相关病史:①有较长期接触粉尘、烟雾、有害气体或有害颗粒等有害物质接触史。②多发于中年后,好发于秋冬季节,且随病情进展急性发作愈加频繁。

2. 健康风险评估和分析。

3. 健康指导

(1) 健康教育:健康教育有助于促进公众对该病的认识、了解,提高患者应付疾病的能力和技巧,它是改善人群健康状态,也是促使人群减少或消除危险因素的有效途径。

知识宣教:①认真向患者介绍 COPD 的长期性、危害性以及危险因素、预防、用药、氧疗、复诊、饮食、戒烟的有关知识。②宣教如何干预危险因素:如监督患者戒烟。③宣教如何预防 COPD。④需要时患者还可以家庭氧疗。

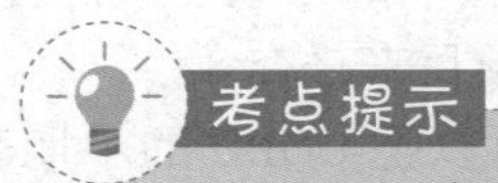

COPD 健康干预要点

(2) 预防与健康干预

1) 一级预防:①控烟:戒烟是最有效也是最经济的降低 COPD 发生并延缓其进展的有力措施。在疾病的任何阶段戒烟都是很有益处的。②环境管理:政府有关部门应采取有效措施减少环境污染,如治理污染工厂,合理规划城乡建设等;公众尽量避免或防止粉尘、烟雾、烹饪、取暖燃料等带来的有害气体吸入。③控制、减少职业性危害:煤矿工人、建筑工人、棉纺工人及从事吸入大量粉尘工作的工人应采取相应的保护措施,定期组织体检,工厂还应尽力降低或清除工作场所中各种有害物质的暴露。④防治感染:积极防治婴幼儿和儿童期的呼吸系统感。加强体育

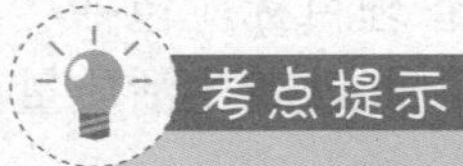

COPD 的诊断标准

锻炼,平衡营养,增强体质,增强抵抗力;注意防寒保暖;合理使用通风、空调及防尘设施;避免和呼吸道感染病人接触;以预防感冒和呼吸道感染。可每年接种1次肺炎疫苗及流感疫苗等。

2)二级预防:①通过对高危人群定期检测肺功能,尽早发现COPD可疑患者。②COPD的诊断:主要根据吸烟等高危因素史、临床表现、肺功能检查等综合分析确定。不完全可逆的气流受限,即肺功能检查时 $FEV_1/FVC<70\%$ 及 $FEV_1<80\%$% 预计值,是诊断的必备条件。③对高危人群的干预:如戒烟,避免被动吸烟等。

3)三级预防:①药物治疗干预:支气管舒张剂、糖皮质激素为控制COPD的主要药物,定期注射疫苗可以减少呼吸道感染,抗生素可用于治疗COPD合并感染的患者,痰液溶解剂可能对痰液黏稠的患者有效,以上药物均需在医生的指导下使用,定期服药,切勿自行停药。②手术治疗:有指征的患者可根据病情实施肺大疱切除术、肺减容术、肺移植术等手术治疗。③氧疗:对严重低氧者可进行长期的每天12~15小时的家庭氧疗,可改善生活质量,提高生存率。④康复干预:适用于中后期COPD患者,包括呼吸生理治疗、运动锻炼、营养咨询和教育。⑤中医、中药干预:中医可根据患者的病情,辨证给予清中药治疗以调节机体免疫功能、减轻症状、提高生存质量;穴位贴敷、砭石疗法、针灸等传统疗法能促进炎症吸收。⑥心理干预:COPD患者易产生抑郁、焦虑等情绪,甚至对治疗失去信心,应与患者及时沟通,疏解患者不良情绪。⑦COPD急性加重时:应及时转上级医院专科诊疗。

4)肺呼吸功能健康干预:①有效咳嗽与排痰:指导患者尽可能取坐位,先深而慢呼吸5~6次,然后屏气片刻,躯干前倾,连续短促有力咳嗽2~3次,咳嗽同时收缩腹肌或用手按压上腹部,帮助痰液咳出。经常变换体位或翻身、叩背也有利于痰液的排出。痰液黏稠不易咳出者多饮水或遵医嘱雾化吸入,以稀释痰液,便于咳出。②呼吸肌训练:加强胸、膈呼吸肌肌力和耐力,改善呼吸功能。

(3)定期随访、效果评价:定期复查及监测病情,定期随访,指导患者进行正确的康复治疗,敦促患者按时服药,当患者病情发生变化,叮嘱患者及时门诊复诊。

七、肥胖症的健康管理

肥胖症是体内脂肪堆积过多和(或)分布异常,体重增加的一种全身慢性的代谢性疾病。

肥胖可作为某些疾病的临床表现之一,称为继发性肥胖症;无明显病因的肥胖称为单纯性肥胖症,单纯性肥胖者占肥胖症总人数的95%以上。男性脂肪主要是在腹壁和腹腔内过多蓄积,也称为"中心性"或"向心性"肥胖,对代谢影响很大。女性脂肪多集中于臀部和大腿,称"外周性"肥胖,减肥相对更为困难。

1948年WHO已将肥胖症列入疾病名单。肥胖特别是"中心型"肥胖症是多种慢性病的重要危险因素,比如与2型糖尿病、高血压、血脂异常、高血压、冠心病、脑卒中和某些癌症等疾病密切相关。肥胖症及其相关疾病损害了患者身心健康,使生活质量下降,预期寿命缩短,成为重要的世界性健康问题之一。

(一)肥胖症的流行现状

WHO承认超重和肥胖已成为一个全球的流行病,而我国肥胖问题也已凸显,成人、儿童、青少年的超重和肥胖率与10年前相比均呈现明显的上升趋势。根据《中国居民营养与慢性病状况报告(2015年)》显示,全国18岁及以上成人肥胖率为11.9%,6~17岁儿童青少年肥胖率为6.4%。

我国人群肥胖症的发病总体来说是农村少于城市；南方少于北方；重度肥胖数少于轻、重度肥胖。

(二) 肥胖症的危险因素

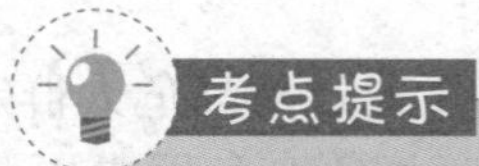

肥胖症的危险因素

1. 不可控危险因素

遗传：家里父母肥胖的，孩子有很大概率都会超重肥胖。

2. 可控危险因素

(1) 饮食不当：①热量摄入过多，营养素及热量摄入过多，超过机体的需要，剩余部分便转化成脂肪储存于体内，导致肥胖。②饮食不均衡：我国脂肪摄入量过多，平均膳食脂肪供能比超过 30%，超过能量消耗的脂肪在体内储存，引起体脂增加；动物脂肪（主要为饱和脂肪酸）摄入过多，除了可能导致肥胖外，还可增加高脂血症和动脉粥样硬化发生的风险；碳水化合物摄入增加，体重也加速增长；谷类、新鲜蔬菜和水果等食用偏少而致膳食纤维摄入不足，膳食纤维可有预防肥胖、保持体重的作用。③不良的进食行为：如经常暴饮暴食、夜间加餐、喜欢零食，是许多人发生肥胖症的重要原因。

(2) 体力活动过少：随着现代交通工具的日渐完善，职业性体力劳动和家务劳动量减轻，人们处于静态生活的时间增加。大多数肥胖者相对不爱活动，成为发生肥胖的主要原因之一。

(3) 其他：情绪低落、精神紧张、病理性原因，药物疾病等因素均会影响肥胖的发生。

(三) 肥胖症的筛查

1. 机会性筛查　利用体重（质）指数（BMI）作为为筛检指标建立超重、肥胖筛查标准已成世界潮流。基层的医务人员，测量人群的身高、体重，成人用体重指数（BMI，$\geq 28kg/m^2$）作为阳性标准。

2. 重点人群筛查　有肥胖家族史、摄入能量过多、运动过少或男性腰围≥85cm、女性≥80cm的人群，应重点或定期监测体重指数（BMI）、腰围等。

3. 其他。

(四) 肥胖症的健康管理

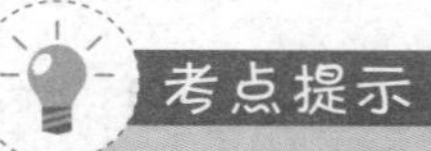

肥胖症的健康监测及风险评估要点

1. 健康监测

(1) 一般情况：年龄、性别、职业、受教育程度、经济状况、婚姻状况。

(2) 现在健康状况、既往史、家族史的收集。

1) 身体评估：①测量身高、体重、计算体重指数（BMI）、腰围、臀围。②全面体格检查。③临床表现：早期表现不明显，部分患者可有头晕、头痛、眼花、耳鸣、乏力等表现，随着病情进展，可引起心、脑、肾、眼底等多个靶器官损害。

2) 辅助检查：①一般检查：血常规、尿常规、血糖、血脂、心电图等。②需要时影像学检查：CT 或 MRI。

3) 个人习惯、嗜好调查：主要了解相关的危险因素，如是否吸烟饮酒，饮食习惯如何，身体活动状况如何等由此构成基本资料。

4) 既往史：指以往、平素的健康状况如何。

5) 家族遗传史：即直系亲属有无类似疾病发作史。

2. 健康风险评估和分析　肥胖症评估病情常用以下测量方法：

(1) 体重（质）指数（BMI）：BMI= 体重（kg）/［身高$(m)^2$］。BMI 和身体总脂肪密切相关，在判断肥胖程度时，使用这个指标的目的在于消除不同身高对体重指数的影响，以便于人群或个体间比较。体重指数是肥胖程度的分类指标。

(2) 腰围(WC)：是指腰部周径的长度(经肋弓和髂嵴之间最细部位的水平围长)。目前公认腰围是衡量脂肪在腹部蓄积(即中心性肥胖)程度最简单、实用也是最重要的临床指标。脂肪在身体内的分布，尤其是腹部脂肪堆积的程度，与肥胖相关性疾病有很大的关联。腹部脂肪增加(腰围 > 界值：男 ≥85cm，女 ≥80cm)的"中心型"肥胖，是心脏病和脑卒中的独立的重要危险因素。

世界卫生组织肥胖工作组在《亚太地区肥胖治疗指南》中建议用体质指数(BMI)和腰围(WC)来评估患者的肥胖程度。再结合世界卫生组织(WHO)肥胖程度的标准和我国卫生部发布的《中国成人超重和肥胖症预防控制指南》中规定的中国标准，见表 7-6。

考点提示

肥胖症的诊断标准

表 7-6 中国肥胖问题工作组及 WHO 成人超重和肥胖的体重指数和腰围界限值与相关疾病危险的关系

分类		体重(质)指数(BMI)(kg/m^2)		腰围(cm)		
		中国	WHO	男 <85 女 <80	男 85~95 女 80~90	男≥95 女≥90
体重过低		<18.5	<18.5			
正常范围		18.5~23.9	18.5~24.9		增加	高
超重		24~27.9	25~29.9	增加	高	极高
肥胖	Ⅰ	≥28	30~34.9	高	极高	极高
	Ⅱ		35~39.9	严重增加	极高	极高
	Ⅲ		≥40	极高	极高	极高

备注：①相关疾病是指高血压、糖尿病、血脂异常和危险因素聚集等。②体重过低可能预示有其他健康问题

(3) 理想体重(IBW)：IBW(kg)= 身高(cm)−105，或 IBW(kg)=[身高(cm)−100]×0.9(男性)或 0.85(女性)。

(4) 腰臀比：已被用于判断脂肪的分布类型。女性腰臀比 >0.9(女性腰臀比 >1.0)为不正常，腰臀比异常与不良事件的危险性相关，其预测价值大于 BMI。

3. 健康指导

(1) 健康教育：预防肥胖应从儿童开始，尤其是加强对学生的健康教育。

知识宣教：主要包括肥胖对人类健康的危害；树立健康体重的概念；教育、指导居民合理膳食的可操作方法；合理的运动以及长期坚持减重计划，不宜过急、过快的必要性。

(2) 预防与健康干预

1) 一级预防：主要措施是减少危险因素的发生、发展。具体内容包括①在工作和休闲时间，有意识地多进行中、低强度的体力活动。②使人们更加注意膳食平衡，防止能量摄入超过能量消耗。膳食中蛋白质、脂肪和碳水化合物摄入的比例合理，特别要减少脂肪摄入量，增加蔬菜和水果在食物中的比例。③传播健康的生活方式，戒烟、限酒和限盐。④预防体重增长过多、过快。

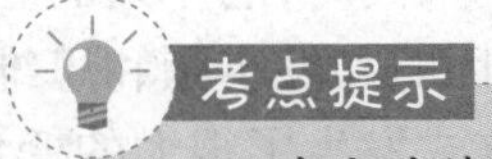

肥胖症的健康干预要点

成年后的体重增长最好控制在5kg以内,超过10kg则相关疾病危险将增加。

2)二级预防:具体措施包括:①非药物干预:饮食控制和运动疗法仍是目前治疗肥胖最为有效的方法,长期坚持是关键。②药物治疗干预:减重药物通过抑制进食,抑制脂肪合成与吸收,促进能量代谢的调节等环节发挥作用。常用减重药物主要有:抑制食欲的药物如安非泼拉酮;抑制脂肪吸收的药物如胰脂酶抑制剂;促进代谢的药物如双胍类降糖药;甲状腺素制剂,仅适用于甲状腺功能低下患者;利尿药和泻药,长期使用这些药物可导致水和电解质紊乱,危害健康。儿童、孕妇、乳母;对上述药物有不良反应者;正在服用其他选择性血清素再摄取抑制剂者;不宜应用减重药物。③中医中药干预:我国传统医学在治疗肥胖症上有独到之处。主要有针刺疗法、耳穴贴压法、艾灸疗法、指针减肥法、推拿按摩法等。④外科疗法:适用于严重的病态性肥胖患者。外科治疗肥胖主要有两种方式:一种是胃肠外科手术,目的是减少和限制消化道食物营养成分的吸收。包括胃成形术、胃分流手术、空回肠短路手术、肠道分流手术等。另一种外科手术疗法是局部脂肪切除术,适宜腹型或臀型肥胖患者。这种手术降低体重效果显著,但是需要饮食控制等治疗方法的配合,否则切除脂肪的部位可能会再次发生脂肪沉积。

3)三级预防:三级预防要同时防治与肥胖相关的疾病。①定期监测:要提醒有肥胖倾向的个体(特别是腰围超标者),定期检查与肥胖有关的指标,控制体重,尽早发现高血压、血脂异常、冠心病和糖尿病等隐患,并及时治疗。②引导患者做好饮食、体力活动及体重变化等自我监测记录和减重计划的综合干预方法。③提高患者减重的信心,鼓励患者长期坚持下去。

(3)定期随访、效果评价:定期监测身高、体重、体重(质)指数(BMI)、腰围等。

第二节 重点人群的健康管理

重点人群是指包括老人、儿童、青少年等特殊人群。重点人群的健康管理是指针对重点人群,依据相关的原则,采取相应的干预手段,实施全过程、全方位和全系统的健康管理,以达到资源的最佳利用和目标人群健康管理的最大效果。

一、老年人群的健康管理

世界卫生组织(WHO)提出:60~74岁为年轻老年人,75~89岁为老年人,90岁以上为长寿老年人。60岁是我国划分老年人的标准。据统计,中国目前是世界上老年人口最多的国家。

衰老或老化是生命过程的自然规律。随着年龄的增长,老年人不仅会有身体上的变化,如须发变白、皮肤色素沉着、皮肤松弛、身高下降、眼睑下垂,眼球凹陷、牙龈萎缩、牙齿松动脱落、关节活动不灵活等;老年人还会有各器官、系统功能的进行性减退,如记忆力减退、皮肤感觉迟钝、视力及听力的减退、嗅觉和味觉的敏感性降低、血管弹性调节作用降低、消化吸收不良,药物代谢速度减慢、生育功能与性功能下降;另外,还有脑组织萎缩、骨质疏松、免疫及防御功能下降等;同时,老年人的心理过程也会发生明显的变化,如因各种原因引起的孤独感、焦虑不安、怀旧和发牢骚和思维迟钝、强制性思维以及逻辑障碍等;而且,老年人离退休后,工作生活方式发生了很大的变化,再加上一些突发的不幸生活事件,这就会引起老年人一系列的健康问题。

老年人群健康管理的重点就在于这些健康问题以及常见慢性病(包括肿瘤)的早发现、早预防、早诊断、早治疗。下面分为健康老年人群和患有慢性疾病老年人群进行阐述。

(一) 健康老年人群

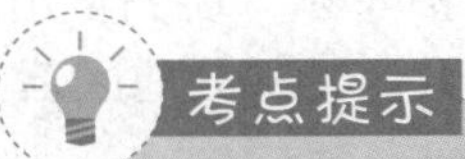

老年人群特点和健康管理要点

1. 开展老年人健康教育　指导老年人进行健康的自我保健护理,熟悉或掌握自我护理常用的技能和方法,了解患病的早期征象和危险信号,指导老年人学会使用常用的急救药品和器械以及一些急救的方法和健康知识等。

2. 定期进行健康体检　对于65岁以上老年人应定期测量体重;老年人建议每年进行全面健康体检一次,如发现异常应及早、及时就诊。

3. 适宜的娱乐和运动　鼓励老年人适当多参与健康的娱乐和运动,如下棋、散步、慢跑、游泳、打太极拳等,以促进新陈代谢、调畅情志、延缓身体衰退或老化。

4. 合理的营养和饮食　老年人健康的饮食应包括:①防止病从口入,注意饮食卫生、餐具卫生。②饮食要易消化、少量多餐、定时定量、细嚼慢咽、不宜过饱、不暴饮暴食。③每天尽量减少或避免高糖、高脂肪食物的摄入,不食过冷过热和辛辣刺激的食物,并多食水果、蔬菜等。④提倡食用植物油、低盐及优质蛋白饮食,并适当增加含钙丰富的食物的摄入。⑤老年人宜多饮水,每天饮水量在1500ml左右为佳。

5. 良好的休息和睡眠　合理安排老年人的日常生活,培养良好的生活方式,劳逸结合,规律作息,提高睡眠质量,以改善老年人的健康状态。

6. 必要的安全和防护　注意老年人的用药安全;采取必要的措施可预防老年人跌倒、坠床、烫伤、呛噎等意外的发生,预防感染。

7. 重视老年人的心理健康

(二) 患有慢性疾病老年人群

老年人是慢性病的高发人群。对于明确患病老人,应定期随访、做好登记、加强观察、及时复诊、按时服药和治疗,并定期监测相关指标,如血糖、血脂、血压、心率等;若病情发生变化,及时就诊。同时要做好所患疾病的相应的健康管理,如运动、饮食、睡眠等。对于不同系统疾病,相应的健康管理要点各不相同。如老年人宜发生骨质疏松,继而诱发骨折,老年人除服药治疗骨质疏松外,还应采取防碰、防摔、防跌倒等措施,以免诱发骨折。

老年人宜患慢性疾病常见的危险因素主要包括肥胖、吸烟、酗酒、不良的饮食习惯、不健康的生活行为等,应尽早去除可干预的疾病危险因素,以减缓或减少疾病的发生。

老年人由于肝、肾功能减退,新陈代谢减慢,易发生药物中毒或不良反应。因此老年人群用药时应注意:①在医师指导下用药。②用药剂量不宜过大。③用药种类不宜过多。④慎用镇静、安眠类药物。⑤依据不同药物缓慢增减。⑥酌情使用维生素及保健制品。同时,还要从老人的接受能力、认知能力、自理能力、饮食习惯、经济状况等多方面评估其服药能力,督促并帮助老年人规范服药,以达到治疗目的。

二、儿童、青少年人群的健康管理

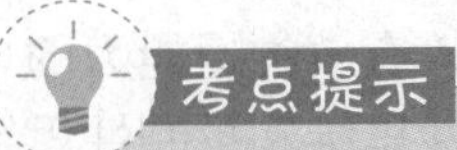

儿童、青少年人群特点和健康管理要点

我国相关法律规定:不满14周岁的为儿童,14周岁以上不满18周岁的为青少年。人们一般认为青少年都是健康的,然而,WHO指出,在世界上贫富之间的健康不平等现象中,儿童和青少年的健康问题占一半以上。

(一) 儿童、青少年人群存在的健康问题

1. 身体的健康问题　①身体功能、素质不断下降。②生长发育不平衡。③超重和肥胖率持续、大幅度上升。④部分地区营养不良的问题依然严重。⑤健康素养有待提高,学生常见病多发。

2. 心理健康问题　心理社会能力不足,致使网络成瘾、物质成瘾、伤害、不健康的饮食行为、缺乏运动、不安全性行为等危害健康的各种行为高发。

(二) 儿童、青少年人群的分期健康管理

根据儿童、青少年的发育特点,一般可分为新生儿期、婴幼儿期、学龄前期、学龄期和青少年期 5 个阶段,不同阶段健康管理的侧重点也有所不同。

1. 新生儿期　此期每天睡眠可在 20 小时左右;关键是新生儿的健康检查、日常生活的指导以及育儿指导。

2. 婴幼儿期　此期体重增长很快;关键是加强护理及喂养,做好预防接种,促进语言、动作和感知觉的发展,及时观察各种指标,如身高、体重、智力、视力、听力等,尽早发现并筛查先天性的疾病。

3. 学龄前期　此期体格仍然持续快速生长,是性格形成的关键期;关键是做好入园准备和安全教育,平衡膳食,促进思维发育,保护视力、帮助培养良好的心理素质。体格检查方面应注意缺铁性贫血、龋齿、视力等常见病的筛查与矫治。同时应做好预防溺水、外伤、误服药物及食物中毒等意外伤害的发生。

4. 学龄期　此期骨骼易变形,具备学习概念的能力;关键是正确的坐、立、行走的姿势和良好的学习习惯、生活习惯、社会适应性的培养,预防意外的伤害和疾病。

5. 青少年期　此期出现第二次生长加速,第二性征迅速发育,心理发展加快;关键是指导健康行为,培养良好的心理品质,培养自信心和责任感,合理营养,定期体检,以促进身心的健康成长。

(三) 儿童、青少年人群健康管理内容

1. 身体的健康管理　儿童青少年人群的发育分期不同,身体生长发育的特点亦不同。管理内容包括:体格检查、身体测量、体力测试、生理及生化功能的检测、问卷调研等;通过数据收集和资料整理,评估其发育水平及生长速度;有针对性地对个体或群体做出评价及制订方案。

2. 心理行为的健康管理　儿童、青少年心理行为的健康管理需要社会及家长的理解与支持;针对儿童开展行为指导针对青少年开展心理咨询,结合学校的心理教育和生活技能训练,从而帮助儿童、青少年为将来的步入社会做好准备,并养成良好的习惯,以保障心理的健康发展。

(1) 社会适应性的培养

1) 加强自我认识,抵制诱惑、控制情绪:成人在应对儿童的要求与行为时,其中用诱导方法比强制方法可以减少敌对情绪,取得满意效果。成人应帮助儿童在正确认识自我的基础上,逐步建立自信心,以正确应对问题,控制情绪、抵制诱惑。

2) 加强与他人有效沟通能力的培养。

3) 指导创造性思维和批判性思维能力的培养。

4) 培养独立性:在安全和安宁的条件下,培养孩子的独立性,包括独立生活和独立思考解决问题的能力。

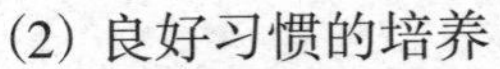

(2) 良好习惯的培养

1) 生活习惯:不爱运动的生活方式是造成儿童、青少年身体功能、素质不断下降的直接因素,并引发健康问题。良好的生活习惯应包括:①饮食习惯:保证足够的营养摄入,根据年龄或月龄,合理安排进餐内容和时间,不偏食、不挑食、不吃零食,进餐不宜过饱,从小培养独立进餐及按时进餐的习惯。②运动习惯:根据各年龄期生长发育特点,安排并指导参与不同形式的体育锻炼项目或游戏、活动,以增强体质。家长要对其指导。③作息习惯:家长指导孩子合理分配学习、运动、游戏、睡眠的时间,劳逸结合,不贪睡,不熬夜。④卫生习惯。儿童、青少年应从以上方面加以改善,提高健康素养有,以减少学生的常见病、多发病。

2) 卫生习惯:包括良好的个人卫生、饮食卫生、口腔卫生、用眼卫生习惯的培养;如勤洗澡、勤换洗衣物、勤剪指甲、饭前便后要洗手、看书写字姿势时光线要充足、3 岁以后要培养刷牙的习惯等。

3) 学习习惯:包括良好的学习能力和兴趣的培养,读书写字时要保持良好的坐姿,小学之后要独立完成作业等。

3. 伤害及常见疾病的健康管理

(1) 计划免疫:主要为婴幼儿期按时接种乙肝疫苗、卡介苗、脊髓灰质炎疫苗、百白破疫苗、麻疹疫苗等。

(2) 加强防范,定期检查和体检:婴幼儿易发生窒息、灼烫伤、中毒、溺水等意外,故应加强看管,针对学龄前期和学龄期儿童容易发生龋齿、弱视、近视、肥胖症、缺铁性贫血、咬伤等则宜开展筛查诊断。

三、妇女人群的健康管理

妇女的身心健康决定着下一代的健康及人口素质的提高。妇女健康管理内容包括一般情况与妇科情况,后者主要记录月经、婚育、避孕措施、妇科肿瘤筛查等。由于女性的生理特点,往往要经历经、孕、产、乳等变化,由此有了不同的分期,其健康管理的侧重点亦有所不同。

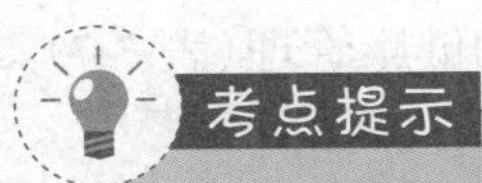

妇女人群特点和健康管理要点

(一) 育龄期妇女人群

育龄妇女指的是生育期妇女,生育期又称性成熟期,是女性一生中最重要而又最繁忙的时期,存在着特殊的生理、心理和社会问题。做好基础健康管理,建立基本健康档案;注意个人卫生,尤其经期卫生、性卫生,预防生殖系统炎症;做好婚前检查,加强计划生育、生理期及性保健卫生的健康指导,选择合适的避孕措施,减少意外妊娠带来不良影响。

1. 基础健康管理　每年组织一次宫颈防癌普查,进行宫颈刮片筛查;每隔 1~3 年组织一次乳腺防癌检查,推荐乳腺钼靶 X 线摄影检查、乳腺彩色超声联合检查;指导育龄期妇女每月自我检查乳腺一次;定期进行健康知识讲座;每年健康评估,动态观察,积极做好一级及二级预防。

2. 常见疾病的预防与管理　育龄期女性应该 1~2 年普查一次常见的妇女病。常见疾病有月经失调、生殖系统感染、子宫内膜异位、肿瘤、性传播疾病、不孕症等,这些疾病既相互独立又相互影响,在预防与管理上具有共性。针对普查结果,应加强健康宣教,制定预防和干预措施,主要包括:养成健康的生活方式,如饮食调养、情志调节、经期卫生、性卫生、避孕措施等。如发生上述疾病,应尽早到正规医疗机构诊治。

3. 孕前健康管理　包括医学检查与健康指导两部分内容。

(1) 孕前医学检查:①详细收集相关资料,包括年龄、月经史、婚育史、疾病史、生活习惯、职业、家庭环境等;②体格检查,包括生殖系统相关检查;③实验室检查,包括遗传病、传染病、性病生殖道感染抗体的筛查。

(2) 孕前健康指导:①日常生活、心理指导,如健康的生活方式、合理的饮食搭配、适当的运动锻炼、合理受孕时机的选择等;②对亚健康人群进行生活方式、行为习惯指导,如烟、酒、情绪焦虑或抑郁等进行干预调整;③对已有生理、心理疾病的个体应根据疾病治疗情况判断对妊娠的影响,在专科医生共同保健下妊娠;④对于妇产科特殊生育史、不孕史等需进行相应的检查,以明确病因,对症治疗。

(二) 孕产期人群

孕产妇健康管理的主要目标是减少孕产妇及围产死亡,降低母婴发病率及远期致残率,从而提高人口素质。可按孕前、孕期及产后进行分期健康管理。

1. 孕期常见疾病筛查与预防　主要指妊娠期高血压、糖尿病的筛查与防治。妊娠期高血压多发生于妊娠20周后,高危因素有初产妇、孕妇年龄过小或大于35岁、多胎妊娠、妊娠期高血压疾病史及家族史、慢性高血压、慢性肾炎、糖尿病、肥胖等。妊娠期糖尿病是指妊娠后首次发现或发病的糖尿病,应在妊娠24~28周进行筛查;有糖尿病家族史、孕前体重≥90kg、胎儿出生体重≥4kg、孕妇曾有多囊卵巢综合征,不明原因流产、死胎、巨大儿或畸形儿分娩史,本次妊娠胎儿偏大或羊水过多者应警惕患糖尿病。上述疾病应针对可去除高危因素进行干预;存在不可去除的高危因素者应加强相应检查及密切随访,及早发现、及早干预、及早规范治疗;确诊者进行专科治疗。

2. 孕、产期的健康管理(表7-7)

(三) 更年期妇女人群

更年期是妇女育龄期至老年期的过渡阶段。在这个阶段,随卵巢的衰退及年龄的增长,心理和生理均出现衰退性改变。绝经早期主要引起血管舒缩症状(潮热、出汗)、精神神经系统症状(情绪波动、记忆减退等)和一些躯体症状(疲倦乏力),绝经多年后逐渐出现泌尿生殖道变化、代谢变化、心血管疾病、骨质疏松及认知功能下降等退行性变化或疾病。更年期妇女人群的生理特点要求在健康管理方面要加强健康宣教、及早发现、及早干预、及时就医,帮助其平稳过渡,提高生活质量。

1. 健康监测与风险评估　根据临床症状进行健康状况评估,包括症状、生活方式,必要的体格检查及辅助检查。

2. 预防健康干预　以评估结果为依据,建立基本健康干预措施。

(1) 一般人群:即评估中未发现明显异常的更年期妇女人群。该人群应做好常规健康管理,定期妇科及全身检查,并做好预防措施,合理安排生活,适度运动;注意个人卫生,调整心态,稳定情绪;使其认识到更年期只是生命过程中的一个自然过渡阶段。另外,开展家庭支持教育,及时给予安慰并避免无谓的争吵。

(2) 对常见疾病的预防性干预:更年期女性容易出现妇科、泌尿生殖、心血管系统、骨骼、子宫等器官、组织的疾病。可采取指导激素替代疗法;适当补充钙质、预防骨质疏松;存在情绪问题可能者每两月随访一次,填好随访记录,并针对性进行健康教育及指导;同时对家庭成员进行健康教育和配合的干预措施。

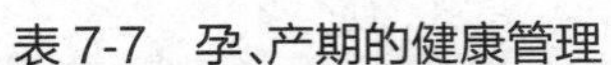

表 7-7 孕、产期的健康管理

分期	常见健康问题	检查、建档			健康指导
		产前检查		其他	
孕早期（孕 12 周之前）	早孕反应，眩晕或晕厥，有流产或胎儿致畸的危险。	≥1 次	内容：资料的收集，一般体检，妇科检查和血、尿、便常规，肝、肾功能等常规检查，以及传染病、阴道分泌物等检测	为孕妇建立《孕产妇保健手册》，并进行第一次产前随访	合理营养、休息与运动；预防感染；避免接触有害物质；尽量少用药或不用药，必要时遵医嘱用药；避免性生活；加服叶酸片
孕中期（孕 12~27 周）	营养失衡，知识缺乏，贫血，便秘，腰背痛，下肢痉挛，并发症	≥2 次（建议在孕 16~20 周、孕 21~24 周各 1 次）		定期自我或保健人员检测：①数胎动：常从孕 30 周起，早、中、晚固定时间测 3 次，1 次 1 小时。②听胎心音。③测量宫底高度及腹围。④测量体重	合理饮食、休息；运动指导，如孕妇体操；适宜的胎教指导；防治并发症；如定时排便，俯拾或抬举物品时，上半身要保持直立等
孕晚期（孕 28~40 周）	低血压综合征，水肿及下肢、外阴静脉曲张，阴道流血，胎膜早破，假临产，并发症	≥2 次（建议在孕 36 周后至少 1 次）		指导识别胎膜早破、临产先兆	注意休息；在医生指导下服用钙剂和铁剂；以左侧卧位为佳；防治并发症；对常见问题积极干预；乳房保健和母乳喂养指导；分娩知识指导
分娩期	住院分娩				
产褥期（一般为胎盘娩出 6~8 周）	不健康生活方式，子宫复旧不良；感染；产后心理障碍；知识缺乏	产后 42 天产后健康检查：血压、脉搏、查血、尿常规等全身检查；妇科检查。			①知识宣教。②加强卫生心理保健与心理支持。③指导产后活动与体操，促进恢复。④提倡母乳喂养，促进母婴健康

(3) 疾病诊断明确者，进行专科治疗，并做好复诊及随访工作。

本章小结

本章主要介绍了常见慢性疾病包括恶性肿瘤、原发性高血压、糖尿病、冠心病、脑卒中、慢性阻塞性肺疾病、肥胖症的流行现状、筛查、危险因素和健康管理；也包括重点人群即老年人群，儿童、青少年人群，妇女人群的特点和健康管理。本章是对前面理论知识的应用，也是人群健康管理的主要方向和重点内容。

（杨苗苗）

目标测试

A1 型题

1. 属于癌症早期征兆的是
   A. 出现便血
   B. 皮肤伤口经久不愈
   C. 非哺乳期的妇女乳头溢液
   D. 肢体麻木
   E. 疣或黑痣突然增大或破溃，变色或隆起
2. 下列**不属于**高血压高危人群的是
   A. 收缩压介于 120~139mmHg 和（或）舒张压介于 80~89mmHg
   B. 超重或肥胖，BMI ≥24kg/m^2
   C. 病毒感染
   D. 高血压家族史（一、二级亲属）
   E. 长期膳食高盐
3. 在糖尿病筛查中监测血糖的目的是
   A. 查出隐形的糖尿病患者
   B. 糖耐量损伤（IGT）
   C. 查出有糖尿病并发症的患者
   D. 查出空腹血糖受损者（IFG）
   E. 预测糖尿病病情进展情况
4. 老年人出现胸闷、胸痛，持续几秒至几十秒，这可能是
   A. 脑卒中　B. 高血压　C. 冠心病
   D. 糖尿病　E. 慢性阻塞性肺疾病
5. 以下**不属于** COPD 的高危人群的是
   A. 经常饮酒者　B. 有长期吸烟者
   C. 慢性咳嗽、咳痰症状者　D. 儿时反复下呼吸道感染
   E. 经常接触刺激性工业粉尘
6. 关于减肥的措施，下列说法**错误**的是
   A. 食物控制与运动治疗是治疗肥胖的基础
   B. 行为治疗有助于达到和维持减重的目的
   C. 药物治疗是主要治疗手段
   D. 手术治疗不宜常规使用
   E. 积极防治肥胖相关疾病
7. 二级预防的主要对象是
   A. 健康人　B. 高危人群　C. 病患者
   D. 残疾人　E. 儿童
8. 高血压、糖尿病、超重和肥胖的共同危险因素有
   A. 吸烟　B. 体力活动不足
   C. 膳食不平衡　D. 精神紧张

E. 大量饮酒

9. 高血压患者，每天坚持吃黑豆泡醋，现已停用降压药。则以下叙述正确的是

A. 做法正确

B. 感觉不适时再加药也不晚

C. 高血压药不能长期服用

D. 如果无明显不适，可以停药

E. 做法不正确，不能擅自停药

A3/A4 型题

（10~11 题共用题干）

张大妈，57 岁，退休在家。身高 154cm，体重 62kg，血压 125/80mmHg，餐后两小时血糖 9.1mmol/L，空腹血糖 6.3mmol/L，爱吃油腻和辛辣食品，不爱运动。

10. 根据张大妈体重与身高，按照我国的标准，她属于的类型是

A. 标准　　B. 超重　　C. 肥胖

D. 偏瘦　　E. 削瘦

11. 若已对张大妈采取了健康干预措施，那么效果评价**不应**包括

A. 危险因素的控制　　B. 患病危险性的变化

C. 成本效果评价　　D. 医患关系评价

E. 患者的满意度健康状况

B1 型题

（12~15 题共用备选答案）

A. 遗传因素

B. 超重和肥胖

C. 不良生活方式

D. 吸烟

E. 高血压

12. 2 型糖尿病的最主要的危险因素是

13. 脑卒中的最重要的危险因素是

14. 肥胖的最常见的危险因素是

15. 慢阻肺的最重要要的危险因素是

第八章　中医学与健康管理

学习目标

1. 掌握：中医养生学的特点、原则和方法；基本中医体质类型和特征；基本中医体质类型调护。
2. 熟悉：中医养生学的基本理论和常用方法。
3. 了解：中医学的基础理论。

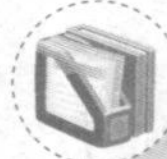

案例

患者男性，65岁，因"反复咳嗽两年，加重三天"来就诊，来诊时见气急，呼多吸少，动则加剧，自汗乏力，舌苔淡白，脉沉细。

请问：1. 该患者属于何种中医体质类型？

2. 针对该患者你可以给出怎样的中医调护方法？

第一节　中医学概述

一、中医基础理论

（一）阴阳五行学说

阴阳五行学说是中国古代朴素的唯物论和辩证法，阴阳学说认为物质世界是在阴阳二气的作用下滋生、发展和变化的，阴与阳之间，存在着对立统一、互根互用、消长平衡、互相转化等关系，人类正常的生命活动，就是阴与阳两个方面保持对立统一协调关系的结果。五行学说认为木、火、土、金、水五种最基本的物质是构成世界不可缺少的元素，这五种物质相互资生、相互制约的不断运动变化构成了物质世界。中医学运用它来解释人体脏腑组织的结构、生理功能、病理现象，并以此来指导临床的诊断和治疗。

（二）藏象学说

中医的藏象学说，是通过对人体生理、病理现象的观察，研究各个脏腑组织的生理功能、病理变化及其相互关系的学说。按照脏腑组织的特点，中医学把脏腑分为五脏、六腑、奇恒之腑三类，五脏有心、肝、脾、肺、肾；六腑有胆、胃、大肠、小肠、膀胱、三焦；奇恒之腑有脑、髓、骨、脉、胆、女子胞。五脏主要的生理功能特点是化生和贮藏精气；六腑主要的生理功能特点是受盛和传化水谷；奇恒之腑其形态类似于六腑，生理功能类似于五脏，似脏非脏似腑非腑，故称之为奇

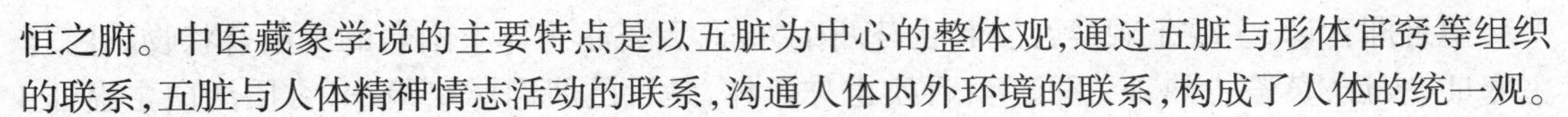

恒之腑。中医藏象学说的主要特点是以五脏为中心的整体观,通过五脏与形体官窍等组织的联系,五脏与人体精神情志活动的联系,沟通人体内外环境的联系,构成了人体的统一观。

(三) 气血津液

气、血、津、液是构成人体和维持人体生命活动的最基本物质,是人体脏腑、经络等组织器官进行生理活动的物质基础。气是不断运动着的具有很强活力的精微物质;血指血液;津液是指机体一切正常水液的总称。气具有推动、温煦、防御、固摄、气化等功能;血与津液均属液态类物质,具有濡养、滋润等功能。气血津液为机体组织器官的功能活动提供能量,其生成和代谢又依赖于脏腑组织的正常生理活动。

(四) 经络学说

经络是经脉和络脉的总称。经络是人体运行气血、联络脏腑肢节、沟通上下内外的通路。经络系统由十二经脉、奇经八脉、十二经别、十五别络、浮络、孙络、十二经筋、十二皮部等构成。其中十二经脉是经络系统的主干,它分别隶属于相应的脏腑组织,有确定的循行路线,对称分布,大多循行于人体组织的深部。

(五) 病因学说

病因,指导致疾病发生的原因。近现代把病因分为:外感性病因,包括六淫、戾气;内伤性病因,包括七情、劳逸失度、饮食失宜;继发性病因,包括痰饮瘀血等;其他病因,包括药邪、寄生虫、外伤等。

(六) 中医学理论体系的基本特点

中医学理论体系的主要特点有两个,一是整体观念,二是辨证论治。

1. 整体观念　中医学认为人体是一个有机的整体,构成人体的各个部分之间,在结构上是不可分割的,在功能上是相互为用的,在病理上是相互影响的;人与自然环境有着密切的关系,人类在能动地适应自然和改造自然的过程中,维持着机体正常活动,这种内外环境的统一性,机体自身整体性的思想,称之为整体观念。这一思想贯穿于中医学的生理、病理、诊断、辨证、治疗等方面。

2. 辨证论治　辨证论治是指通过四诊收集的症状、体征等临床资料,通过分析、综合,辨清疾病的原因、性质、部位,判断为某种性质的证候,然后再根据辨证的结果,确定相应的治疗法则。辨证是论治的前提,论治是手段和方法,辨证论治的过程就是理论和实践结合的集中体现。

二、中医诊疗方法

(一) 中医诊断方法

中医诊疗,主要是通过望诊、闻诊、问诊、切诊等四种方法,即“四诊”获取临床资料,然后以中医理论进行分析、辨识,最终确定疾病的性质和证候。

1. 四诊

(1) 望诊:是指医生运用视觉,对病人全身和局部的神、色、形、态及舌象进行观察,以了解病情的诊察方法。主要内容有整体望诊、局部望诊、望舌、望排出物、望小儿指纹等。其中,面部望色和望舌是重点。

在望面色中,白色主虚、寒;赤色主热;黄色主湿、脾虚;青色主瘀、寒、痛;黑色主寒、瘀血、水饮、肾虚等。

> **考点提示**
> 四诊指的是什么

望舌即舌诊,主要是观察舌质和舌苔两个方面,舌苔是舌体上附着的一层苔状物。白苔主寒证、表证;黄苔主热证、里证等;舌质也称舌体,是舌的肌肉脉络组织,舌质淡白主虚证、寒证;红舌主热证;绛舌,为深红色,主病有内伤与外感之分,内伤见绛舌多为阴虚火旺,外感见绛舌,多为热入营血;紫舌主病,不外寒热之分,热盛津伤,多见绛紫而干,寒凝血瘀则青紫湿润。

(2) 闻诊:是医务工作者通过听觉和嗅觉了解病人的声音和气味的变化,以获取病人临床客观体征的一种方法。闻声音主要是观察病人呼吸、语言、咳嗽等声音的变化,嗅气味主要是观察病人的排泄物、分泌物的气味变化,以辨别疾病的寒、热、虚、实。

(3) 问诊:是医生通过询问患者或家属,以了解疾病的发生、发展、治疗经过及自觉症状的一种诊察方法。问诊包括问一般情况、生活习惯、家族病史、既往史、现病史等方面。问诊时的重点是主诉和病史、现在症状等。问诊是获取疾病资料的主要途径,其内容概括为"十问歌","一问寒热二问汗,三问头身四问便,五问饮食六胸腹,七聋八渴俱当辨,九问旧病十问因,再兼服药参机变;妇女尤必问经期,迟速闭崩兼可见"。

(4) 切诊:包括脉诊和按诊两个部分。通过脉诊,体察患者不同的脉象,了解病情,诊断疾病,是中医学的一种独特的诊断方法。切脉的部位常在手太阴肺经的寸口,每侧寸口分为寸、关、尺三部,两手合为六部,寸、关、尺三部可分浮、中、沉三候,是为寸口脉诊的"三部九候"。寸、关、尺分候脏腑,历代观点不一,目前多以下列为准:左寸候心、膻中,右寸候肺、胸中,左关候肝胆、膈,右关候脾、胃,左尺候肾、小腹,右尺候肾、小腹。中医脉象中的病脉归纳为"二十八脉",即:浮、沉、迟、数、虚、实、滑、涩、洪、细、微、散、芤、紧、长、短、弦、革、牢、弱、促、结、代、动、疾、濡、缓、伏等。

诊脉一天中均可,但最好的时间是清晨,清晨患者不受饮食、活动等因素的影响,体内、体外环境都比较安静,气血平和,容易鉴别病脉。诊脉前,先让患者休息片刻,使患者气血平静,医者也要平心静气,然后方可诊脉。

2. 辨证论治　辨证和论治是中医临床理、法、方药在临床中的重要环节,两者互相联系不可分割,辨证是前提,论治是手段和方法,并且是检验辨证是否正确的客观标准。中医辨证是在长期的临床实践中形成的,方法有多种,主要有八纲辨证、脏腑辨证、气血津液辨证、三焦辨证、卫气营血辨证等,其中八纲辨证和脏腑辨证是主要的。

(二) 中医主要治疗方法

1. 中药　中医临床主要的治疗手段是采用中药,中药品种在李时珍《本草纲目》中记载了1892种,赵学敏在《本草纲目拾遗》中又增补了716种,估计现有中药约3000多种。中药的来源主要有植物、动物、矿物等类别,其中植物药占大多数,因此中药也称之为"草药"。研究中药的药性理论主要有四气五味、升降浮沉、归经等,四气是指寒、热、温、凉,五味是指酸、苦、甘、辛、咸。升降浮沉是指药物在人体中的作用趋向。归经主要是指药物在人体中的选择性治疗作用。中药按照一定的规律组合在一起使用构成处方,也称之为方剂,方剂的组成规律是君臣佐使。中药的常用剂型有汤、丸、散、膏、丹、酒等。

2. 针灸　分为针法和灸法,总称针灸,是中医学宝贵遗产之一,是国际上被广为接受的中医传统疗法。据世界卫生组织宣布,可用针灸治疗的疾病约有300多种,其中疗效较好的有100多种,可治愈的约为67种。

临床治疗中,针灸是按照中医的基本理论,对疾病作出全面诊查,明确病因、病机,病在何脏、何经,按照经络理论,调整经脉、气血,使阴阳归于相对平衡,从而达到治疗疾病的目的。

针法是采用特制的金属针，刺入患者特定的腧穴内，并使用适当的操作手法以达到治疗疾病的目的，灸法是用燃烧着的艾绒，温热穴位皮肤的表面，来达到治疗疾病的目的。

3. 推拿按摩　推拿也称之为按摩，属于中医外治法之一。推拿是以中医基本理论为指导，医生采用推拿手法或借助于推拿工具，作用于患者体表特定部位来治疗疾病的一种治疗。

4. 拔罐　是一种以杯罐作为工具，借助热力排去其中的空气产生负压，吸着于皮肤造成局部充血或瘀血的一种方法。中医学认为拔罐可以疏经通络，开泄腠理，常用于治疗肌肉疼痛、腰痛、气喘等病症。

5. 食疗　食疗法在中医养生和治疗中都有着非常重要的作用，它是通过食物本身的性能，来影响机体各方面的功能活动，从而达到防病、治病、康复、保健的目的。

第二节　中医养生学

一、概述

养生学是中华文化的重要组成部分，它是在中医理论的指导下，研究我国传统养生理论和方法，以此来指导人们的养生保健活动的一门学科。在长期发展的过程中，我国各族人民非常重视养生学，并在生活实践中积累了丰富的经验，创立了既有系统理论，又有民族特色的中医养生学，为中华民族的保健事业做出了杰出的贡献。

（一）中医养生学的概念

养生（又称摄生、道生）一词最早见于《庄子·内篇》，它是根据生命发展的规律，采用可以保养身体，增进健康，减少疾病，延年益寿的手段所进行的保健活动。

自古以来，人们把养生的理论和方法称之为“养生之道”。如《素问·上古天真论》说：“上古之人，其知道者，法于阴阳，和于术数，食饮有节，起居有常，不妄作劳故能形与神俱，而尽终其天年，度百岁而去。”这里的“道”就是养生之道。人是否能健康长寿，不仅仅在于是否懂得养生之道，更为重要的是要把养生之道应用到日常生活中。我国的传统养生方法很多，诸如儒家养生、道家养生、释家养生、医家养生、武术家养生等，他们从不同角度阐述了养生的理论和方法。中医养生学就是在中医理论的指导下，研究中国传统的预防疾病，增强体质，延年益寿的理论和方法，并依此来指导人们保健活动的应用科学。

（二）中医养生学的特点

1. 独特的理论体系　中医养生学作为中医学的重要组成部分，完整地贯穿了中医学的基本观点和思想，如整体观念、辨证论治、三因制宜、未病先防等。中医养生理论以“天人合一”的整体观念为出发点，认为人与自然、人与社会环境是一个完整的统一体，强调人与自然和人与社会环境的和谐协调，运用阴阳五行学说、藏象学说、气血津液学说等来解释人体的生长壮老已的规律。把精气神视为养生“三宝”，确立了指导养生实践的各种原则，提出养生必定“法于阴阳，和于术数”“起居有常，不妄作劳”等。顺应自然变化的规律，保护生机。

2. 以和谐为宗旨　养生保健务必整体和谐协调，寓养生于日常的生活之中，贯穿在衣、食、住、行等各个方面，其最突出的特点，就是和谐协调，使体内阴阳平衡。比如，情绪保健要求“不偏不倚”，节制饮食，适度睡眠，节欲保精，形劳而不倦等，都是这种思想的体现。

3. 以综合调摄为原则　人体是一个有机的统一体，脏腑组织中无论哪一个部分发生了病变，都会影响到整体的生理活动，因此，养生必须从整体观念出发，进行综合调养。要想达到健康长寿，必须采用综合调养的方法，并持之以恒，才能达到目的。

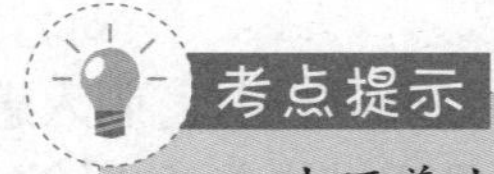

中医养生学的特点

二、中医养生学的基本理论

中医养生学以中医学的基本理论和中国古代的哲学思想为指导，从“天人相应”和“形神合一”的整体观念出发，主张从综合分析的角度去看待生命活动。养生的方法主要以平衡和谐协调为基本准则，以正气为本，预防为主，需要人们自觉、正确地运用养生保健的知识和方法，提高身体素质，提高抗衰老防病的能力，最终达到延年益寿的目的。

（一）正气为本

中医养生学非常重视人体的正气，认为人体疾病的发生，人体早衰发生，其根本原因就在于正气的不足，因此养生的根本，必须固护正气，以正气为本，而人之正气本于先天之肾气和后天之脾气，从治本之策来讲，护养脾肾则为根本。

（二）规避邪气

疾病的发生，涉及正气与邪气两个方面，正气不足是疾病发生的内在原因，而邪气则是疾病发生的重要条件，所以养生预防疾病的发生，必须从这两个方面入手，既要培养正气提高机体的抗病能力，同时也要采取各种措施防止病邪的侵袭。

（三）天人相应

人类生活在自然界中，自然界的一切与人类的生命活动息息相关，人体的阴阳之气与自然界的阴阳之气相通，养生必须顺应春生、夏长、秋收、冬藏的自然规律，做到“天人合一”。

（四）形神合一

形，指形体，即人的肌肉、脏腑、筋骨等组织器官，它是人体生命的物质基础。神，是指人体生命活动的外在表现及思维、意识等心理活动。形与神相互依存，神本于形而生，形为神之基，神为性之主，两者密不可分。神以形为物质基础，形具而神生，形与神的对立统一，成为人体生命有机统一的整体。五脏之精化气生神，形与神可分而不可离，所以形神合一，形神必须共养，不仅注意形体的保养，更要注意精神的保养，使得人体精力充沛，形体健康，形体与精神都得到均衡的发展，达到“形与神俱，而尽终其天年”。

（五）动静互涵

动与静是物质运动的两种不同的表现形式。“生命在于运动”，是我们大家所共知的保健格言，说明运动可以促进人体的新陈代谢，增强体质防止早衰，但运动要合理适度，不是运动量越大越好，人体静而乏动则易致气血凝结，精气郁滞，久则损寿。所以动静要有度，动以养形，静以养气，动静结合，相得益彰，方能符合生命运动的客观规律，有益于健身防病。

三、中医养生学的基本原则

（一）协调脏腑

所谓的协调脏腑，是指要增强脏腑组织的协同作用，增强其新陈代谢的活力，同时在脏腑组织失和，要及时给予调整，使之达到协调平衡。这一养生原则，贯穿在各种养生方法之中，例如在饮食养生中强调五味要平和，不可过偏，精神养生中强调情志要舒畅，避免五志过极，四时养生中强调保养阴阳等。

（二）调息养气

养气首先是要保养元气，元气是人体气之根本，是人体生命活动的原始动力，元气足，则身体强健，其次是条畅气机，气机条畅，则脏腑安和。所以要通过养生的方法，调息养气。

（三）疏通经络

经络是人体气血循环流动的通路，经络系统遍布全身，把人体五脏六腑皮肉筋骨等组织紧密地连接在一起，从而保证了人体生命活动的正常运行。因此，保持经络的畅通，对于保健养生的意义极其重要。

（四）清静养神

清静是指心理需求、动机及情感要保持平衡，处于淡泊名利，情绪宁静的状态中，养神是指神气内守，凝神敛思。做到这一点，在心理上个人要淡泊名利，情感安静，行为上要表现出对环境的主动适应性。对此《素问·上古天真论》明确指出："恬淡虚无，真气从之，精神内守，病安从来"。

（五）节欲保精

精，是人体生命活动的最基本物质，在人类的生命活动中起着非常重要的作用，我国明代著名医家张景岳在《类经》中明确指出："善养生者，必宝其精，精盈则气盛，气盛则神全，神全则身健，身健则病少，神气坚强，老而益壮，皆本乎精也。"欲达养精之目的，必须抓住两个关键，第一是节欲，男女之欲是人类正常的生理需求，欲不可能绝，但要适度，不可太过，节欲可防止阴精的过分耗伤，有利于身心健康。第二是保精，此精是指广义的精，是指通过调情志而不使其过极，养五脏不使其过伤，忌劳伤不使其过耗，从而达到养精保精的目的。

（六）持之以恒

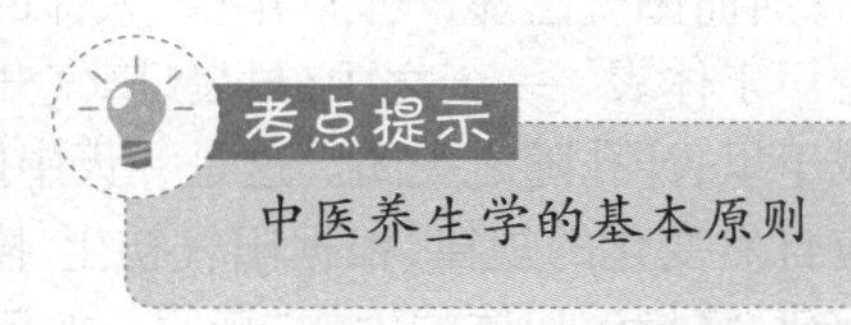

养生必须贯穿生命的始终，在人的一生中，各种因素都可能影响到人类的寿命，只有坚持不懈，才能不断改善体质，从而达到养生延年益寿的目的。我国古代历代医家都十分重视养生，金元时期著名医家刘完素提出了人的一生"养、治、保、延"的思想；明代张景岳特别重视中年调理的重要性，强调胎孕养生保健，告诫为人父母者，生命出生之前常为一生寿夭的关键时期，要高度重视节欲保精，造福后代。刘完素根据人的不同年龄的生理特点，提出不同的养生法。对少年时期，指出"其治之之道，节饮食，适寒暑，宜防微杜渐，用养性之药，以全其真"；对于壮年，提出"其治之之道，辨八邪，分劳佚，宜治病之药，当减其毒，以全其真"；对老年之人，"应当内养精气神，外避六淫之邪，保其正气，济其衰弱。"高龄之人，"视其阴阳气血之虚实，可针对性地采取保健措施，延年益寿"。

四、常用中医养生学方法

（一）精神养生

是在中医理论指导下，通过清静养神的手段，来保护和增进人的心理健康、身心康复的养生方法。其内容包括清静养神、立志养德、调摄情绪、修身养性等。

1. 清静养神　主要方法如下。

(1) 少私寡欲：减少私心杂念，克制对名利等欲望的追求，《庄子·在宥》中云："无视无听，抱神以静，形将自正；必静必清，无劳汝形，无摇汝精，乃可以长生；目无所见，耳无所闻，心无所知，汝神将守形，形乃生长。"

(2) 养心敛思：人之心静则不躁，神安则不乱，诚如《素问·痹论》所云："静则神藏，躁则消亡。"心静则神安，神安则五脏安和，气机条畅，自可延年益寿。反之，若躁动不安，则神气外耗，必然伤及身体。

2. 立志养德　我国古代医家对此有深刻的论述，《灵枢·本脏》中说："志意者，所以御精神，收魂魄，适寒温，和喜怒者也。"说明人之意志与健康有密切的关系，意志具有调和情志，统领精神，御邪防病等功能。

3. 调摄情绪　《备急千金药方》中指出："卫生切要知三戒，大怒、大欲、并大醉，三者若还有一焉，须防损失真元气。"可见保持情绪情感的愉快，使人心情舒畅，豁达乐观，从而使气机条畅，身心健康，避免大喜、大悲、大怒等负性情感的发生至关重要。

(二) 起居养生

1. 法道自然　人的生活起居必须顺应四时季节的更替变化，法道自然，平衡阴阳，《内经》云："阴阳者，天地之道也，万物之纲纪，变化之父母，生杀之本始，神明之府也，治病必求于本。"内经的论述，清楚地表明，养生要重视天人相应，适应四时，顺应自然的养生原则。人的生活起居，在四时季节更替中，必须遵循自然规律，在春夏季节，要使阳气生而勿伐，长而勿亢，在春天衣着要宽松，适当多做户外运动。夏季气候炎热，人之腠理疏松，毛发开张，不可过用空调，不可过食寒凉之品，避免虚邪贼风的侵袭。秋冬阳气潜藏，入秋不宜马上进补，可以进食滋润清淡之品，收敛心神，使心思沉静安定。冬季可适当进补。

2. 起居有常　中医学认为人之起居作息，必须与自然界阴阳消长变化规律相适应，方能有益于健康，《素问·生气通天论》中说："故阳气者，一日而主外，平旦人气生，日中而阳气隆，日西而阳气已虚，气门乃闭。"人体的阳气与自然界阴阳消长的变化密切相关。阳气在白天主司于体表。一天之中，早晨，阳气开始生发，中午，阳气最为隆盛，太阳西下时，阳气渐渐潜藏于里，汗孔随之关闭。这是一天中阳气消长盛衰的过程。说明对于人体阳气的保养，要顺应自然变化的规律，根据阳气初生、隆盛、潜藏的不同时间，调节起居，安排作息。违反这个规律，将导致形体的困顿、衰薄。如黄昏时分劳动筋骨，则阳气难以收敛而耗散；或置身于雾露之中，则寒湿之邪易侵袭人体，损伤阳气。养生者于此不可不知。

3. 劳逸适度　人之劳逸均当适度，过劳、过逸均不可取，都会损害身体健康，对此，中医学有深刻的论述，如《素问·宣明五气篇》中说："五劳所伤，久视伤血，久卧伤气，久坐伤肉，久立伤骨，久行伤筋。"孙思邈在《备急千金药方·道林养性》中说："养生之道，常欲小劳，但莫疲及强所不能堪尔"。

(三) 饮食养生

饮食养生也是按照中医学的基本理论，调整饮食结构，以增进健康，延年益寿的方法。食物的味道不同，对脏腑组织的营养作用也不同，故《素问·至真要大论》说："五味入胃，各归所喜，故酸先入肝，苦先入心，甘先入脾，辛先入肺，咸先入肾，久而增气，物化之常也。"所以有选择针对性地摄入食物，养生的价值会更好，对人的营养作用也会更明显。饮食养生，主要的要点有四，一是饮食不可偏，要平衡膳食，全面营养。二是不可过饱过饥，食量适中。三是防止病从口入，注意饮食卫生。四是因人因时而宜，尤其要注意饮食宜忌。

(四) 房事养生

中医有关房事养生的论述，主要强调行房有度，节制房事，节欲保精，保精的关键在于保养肾精。男女生殖之精是人体先天之本，宜藏而不宜泄，《千金要方·养性》中说："精竭则身

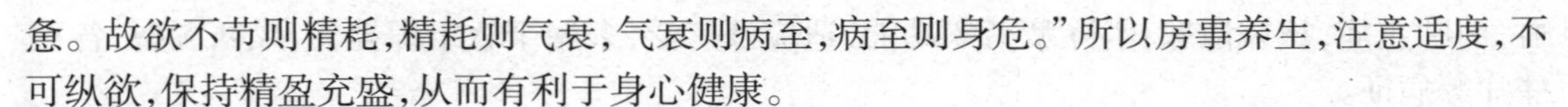

惫。故欲不节则精耗，精耗则气衰，气衰则病至，病至则身危。”所以房事养生，注意适度，不可纵欲，保持精盈充盛，从而有利于身心健康。

（五）运动养生

人之气血经络以通利流畅为贵，平时经常进行各种体育锻炼，可以促使气血、经络畅通，脏腑调和，从而达到延年益寿的目的，这种养生的方法称为运动养生，也称作传统健身术。

我国传统的运动健身术，多数起源于佛家、道家，代代相传，形成了各种流派。比如佛家的健身术，它主要起源于禅定修心，为了能保证“坐禅”的顺利进行，就需要采取一些手段和方法，以便活动筋骨，通利血脉，就在这样一个基础上逐渐形成了其独特的健身功法，最具代表性的如少林拳、罗汉十八手、达摩易筋经、形意拳等。道家的健身术，其理论源于老、庄，强调养气为主，以提高人体的生命能力，他们提出了“导引”、“养形”，练气以养生的观点。最具代表性的健身功法，如太极拳、华佗的“五禽戏”、八段锦、马王堆出土的“导引图”等。

（六）娱乐养生

我们生活中的娱乐活动种类繁多，丰富多彩，比如琴棋书画、旅游观光、艺术欣赏、花木鱼鸟等。琴棋书画古人称之为四大雅趣，这些活动，可以怡情养性，防病健身。《礼记·乐记》中说：“诗，言其志也；歌，咏其声也；舞，动其容也；三者本于心，然后乐器从之，是故情深而文明，气盛而化神，和顺积中而英华发外。”

琴，是我国的古老的民族特色弹弦乐器，常与瑟一起演奏，故常琴瑟并称。优美的音乐，悦耳动听，令人心旷神怡，人处于这种情景之中，可以抒发感情，调节情志，使血脉和调，五脏安康。

棋，如围棋、军旗、象棋等，我国的棋类很多，在参与棋类博弈时，棋手意守棋局，精神专注，心无杂念，神情弛张有度，身心舒畅，既可益智也可养性。

书，指书法绘画，书画养生，其内容有二，一是席书作画，自己动手，作画练字，融学习、艺术欣赏、学习、健身养性于一体。二是书画欣赏，在对古今名家书画碑帖艺术品的欣赏时，人的意识在对艺术美的欣赏中，达到了健身养生的目的。

（七）针灸保健

针灸是中医临床治疗疾病的重要手段，也是中医养生学的特色。

1. 针刺保健　是在中医基础理论指导下，用毫针刺激人体相应的穴位，激发人体经络之气，调整脏腑，达到延年益寿，强壮身体的养生方法。通过针刺腧穴，调节气血循环，增进机体正气水平，提高身体抗病能力，达到平衡阴阳的作用，同时针刺对人体“亚健康”状态，也有很好的调整作用，达到养生防病的目的。

2. 艾灸保健　艾灸是使用艾绒在身体特定部位上施灸，以达到调整经络脏腑，延年益寿的养生方法。灸法不仅具有强身保健之功，也可用于久病体虚之人的康复，我国古代医学家运用灸法养生，积累了丰富的经验，比如《扁鹊心术》中说：“人于无病时，常灸关元、气海、命门、中脘，虽未得长生，亦可得百余岁矣。”目前，灸法养生治疗范围非常广泛，是人民群众喜爱，行之有效的实用养生康复方法之一，特别是对虚证、寒证及阴证有较好效果。

（八）拔罐养生

拔罐又名“火罐”，它是以罐为工具，利用燃烧抽吸造成罐内负压，使罐吸附于腧穴或体表的一定部位，产生良性刺激，达到调整机体功能，防病养生目的的外治方法。

拔罐以后，引起局部组织充血，使机体经络畅通，气血循环流畅，具有疏经活络，行气活血,消肿止痛,祛风散寒,消除疲劳等功能,适应证广泛,多用于软组织挫伤、风寒湿痹、各种痛症等病证。

罐的种类有很多,如陶罐、竹罐、玻璃罐等。

(九) 刮痧养生

刮痧法是我国传统的自然疗法,它是以中医皮部理论为基础,使用牛角等工具,在人体皮肤相关部位刮试,以达到活血化瘀、疏经通络的养生方法。

使用刮痧器具,在经络穴位上操作,通过良性刺激,使经络穴位充血,改善人体局部微循环,起到了疏经通络,活血化瘀,消肿止痛,去除邪气,祛风散寒等功效,从而达到防病养生的目的。

(十) 推拿养生

推拿又称“按摩”,它是以中医脏腑经络理论为基础,采用特定手法作用于人体特定部位,达到治疗养生目的的一种方法。

推拿常用的手法,主要有推法、擦法、抹法、摩法、点法、击法、拍发、捏法、拿法、按法、搓法、揉法、一指禅推法等。推拿操作,不受时间地点气候条件的限制,也不需要特殊的医疗设备,易学易用,经济简便,无任何不良反应,是深受广大人民群众喜爱的养生保健疗法。这种疗法,对健康人来讲,可增强人体的自然抗病能力,获得保健效果,对患病的人来讲,既可以治疗疾病,也可以养生保健,从而收到良好的效果。

(十一) 沐浴养生

是利用药物、温泉、泥沙等天然物理因子,使这些物理因子作用于人体体表,达到防病健身,锻炼身体,康复保健等目的。沐浴时这些物质作用于局部组织,经吸收之后,循行于经络血脉而产生治疗效果。常用的方法有药浴、温泉浴、海水浴、森林浴、泥浆浴、沙浴等。

(十二) 香薰疗法

本法是通过鼻闻馨香和具有养心安神、芳香开窍等保健康复作用的香气,从而达到养生保健目的的一种疗法。香薰原料药,大多具有芳香走窜之性,有芳香健脾、活血止痛、疏经通络、醒脑益智等功效,如麝香、苏合香可芳香开窍,艾叶、佩兰可芳香避秽,合欢花可养心安神等。故此本法用于多种慢性疾病的治疗和康复保健。

(十三) 药物养生

是在中医理论指导下,按照患者证候类型,使用中药内服、外用,达到防治疾病,康复保健的养生方法。

药物养生使用得当,可补虚、泻实、调整阴阳,起到养生益寿的作用,在具体使用时,要遵循三因制宜的原则,辨证进补,不盲目进补,补不过偏,方能取得好的效果。故此养生多从以下几方面入手:

1. 因人制宜　人体自身由于遗传等因素的原因,存在着较大的个体差异,同时个体在不同的生长阶段,也会表现出不同的生理特点,比如老年人多气血不足,小儿则脏腑娇嫩,女性则因经历月经、妊娠、生育、更年期等特殊生理变化,故多血常不足。2009年的《中医体质分类与判定》标准课题组,制定了中医体质分类与判定标准,把人体体质分为平和质、气虚质、阴虚质、阳虚质、湿热质、痰湿质、气郁质、血瘀质、特禀质等九种基本体质,基于以上原因,在使用中药养生时,必须在辨证的基础上,结合个体体质特点,因人治养,方能取得好的效果,反之,不识体质,不辨证候,滥用药物,于身体无益,反而会妨碍健康达不到养生的目的。

2. 因时制宜　中医学认为人类生活在自然界,自然界四时季节的更替必然会对人体自身阴阳的变化产生影响，为此，养生必须顺应四时阴阳之气的变化。早春时节，仍有冬日之余寒，要顺应春阳升发之气，可多用温补阳气的方药，在饮食上以平补为原则，晚春阳热上升，人体体内郁热易生肝火，可服用清解里热，滋养肝脏的药物。夏季火热偏重，饮食以清淡为主，使用具有清热解暑的西瓜、绿豆、鲜藕等。秋季燥气当令，易伤津液，宜用养阴润肺之品。冬季寒气主令，多食温热之品，提高机体的耐寒力，用药多注意养阳，顺应自然的变化。

3. 因地制宜　我国疆域辽阔，气候类型多，如北方多寒冷干燥，南方多湿热，西北多干燥等，养生要顺应不同地区的气候环境特点，方能取得好的效果。

4. 补要适度　使用药物养生，主要目的在于利用药物的特性，纠正人体阴阳失衡的状态，不是简单地使用药物进补，即使进补，也要适度，防止过度补益伤害身体。所以补益要适度，适可而止。

5. 脾胃为本　脾胃为人体后天之本，气血生化之源，只有脾胃功能正常，各种药物才能发挥其功效，因此，使用药物养生必须注意顾护脾胃，特别是应用滋补类药物时，要注意滋腻之品影响脾胃。

第三节　中医体质辨识

一、概述

(一) 体质的含义

体质是人体生命发生过程中，在先天遗传和后天获得的基础上所形成的形态结构、生理功能、心理状态方面综合的、相对稳定的固有特质。它是人类在生长、发育过程中所形成的与自然、社会环境相适应的个体特征，个体体质表现具有结构、功能、代谢以及对外界刺激反应等的个体差异性，对某些疾病的易感性，体质具有鲜明的个体差异性，群体趋同性、相对稳定性以及可变性等特点。

(二) 体质的形成与影响因素

个体体质遗传于先天，滋养于后天，从胚胎开始，各种先天、后天因素以及环境因素，都会对体质的形成和影响产生作用。

1. 先天因素　人体的先天禀赋是体质形成的关键基础，个体体质的强弱与此有着密切关系，诸如父母的血缘关系所赋予的遗传性，父母的生育年龄，身体的高度，生殖之精的质量等，以及妊娠期的疾病等都会对体质产生影响。

2. 后天因素　后天因素主要有生活起居、精神状态、体育锻炼、饮食营养等。这些因素都会对人体体质产生影响，也可影响到体质的强弱变化。后天因素如果调摄适当，可以弥补先天的不足，使个体的体质由弱变强，调摄失当者，虽然先天禀赋良好，如若过度耗伤，也可使体质由强变弱。

3. 环境因素　人类生活在自然和社会环境之中，当这种环境与个体能够保持相对平衡的状态，人体可以适应环境的变化，则不会对个体的身体造成损害，一般来讲，人体对环境的适应力是有限度的，当自然环境、社会环境中的有害因素长期作用于人体，或超过了人体的限度，就会发生疾病。

4. 疾病与药物因素　疾病对个体体质的改变，具有重大作用，特别是一些慢性消耗性疾病、重大疾病，它们不仅可以损害人体的组织器官，也可以使人体五脏六腑的关系失和，气血阴阳失调,从而影响到体质。

药物对人体的影响极其深远,从胚胎发育来讲,药物可以影响胚胎的发育,对个体的体质特征产生损害或者发生改变,比如可以引起先天畸形,先天性耳聋等。如果药物使用不当,可以对个体体质造成伤害,产生各种疾病。

二、基本中医体质类型及特征

体质类型是建立在分类基础之上,是认识人类体质差别的主要手段。中医学早在两千多年前问世的《黄帝内经》中就有了人体体质分类的观点,在《灵枢·阴阳二十五人》中,把人的体质分为木、火、土、金、水五个主型,其后汉代的张仲景在《伤寒杂病论》中,把人体的体质类型分为平人、强人、盛人、羸人、瘦人、老小、虚弱家、亡血家、汗家、湿家、淋家等,元代朱丹溪在《格致余论》中提出了"肥人多痰"的痰湿体质说,明代的张景岳则把人的体质分为阴脏、阳脏、平脏三型。

我国现代医家对人体体质分类标准多以王琦的九分法为标准,把人体体质分为平和质、气虚质、阴虚质、阳虚质、痰湿质、湿热质、气郁质、血瘀质、特禀质等。

(一)平和质

平和质之人,通常先天禀赋良好,后天调养得当,是主要原因,其人精力充沛,脏腑功能强健。

体质特征:体型匀称健壮,性格开朗随和,对自然环境和社会环境的适应能力较强,平素很少患病,面色、肤色润泽,头发稠密而有光泽,两目炯炯有神,鼻色明润,嗅觉、味觉正常,口唇色红润,精力充沛,不易疲劳,睡眠良好,耐寒热,食欲良好,二便正常,舌淡红,苔薄白,脉象平和有神。

(二)气虚质

气虚质之人,是以一身之气不足,脏腑功能低下,气息低弱为特征的一种体质类型,成因主要与先天不足,后天失养,或是大病之后伤气而导致气虚,其中如若先天不足,多与元气虚有关。

体质特征:形体肌肉松软不健壮,性格内向且不稳定,胆小,不喜欢冒险,适应环境的能力较差,不耐风邪、寒邪、暑邪,平时体质较差,易于感冒,抗病能力较差,发病后难以痊愈,易致内脏下垂,平时气短懒言,易呼吸短促,声音低弱,不喜欢说话,常出虚汗,容易感冒,精神不振,面色萎黄,唇舌色淡,头晕健忘,常感疲乏无力,脉象缓或虚。

(三)阳虚质

阳虚质是以阳气不足,形寒肢冷等虚寒现象为主要特征的一种体质类型。阳虚之本,多与元阳不足有关,也可因后天失调,喂养失当营养不良引发,或是中年劳倦内伤,伤及肾阳等所致。

体质特征:形体肌肉松软,不健壮,性格多内向沉静,不耐受寒邪,不耐受冬季,易感湿邪,患病多为寒证,易患泄泻、阳痿等证,总是手脚发凉,胃脘怕冷,衣服总比他人要多,吃凉东西总感不舒服,容易出现大便稀溏,小便色清量多,喜热饮,精神不振,口唇色淡,目光晦暗,易出汗,舌淡胖嫩苔润,边有齿痕,脉象沉迟。

(四)阴虚质

阴虚质是以精血、津液亏少,津液不足,阴虚内热为特征的一种体质类型。阴虚多与元阴不足,或是后天久病、失血,劳瘵伤阴等有关。

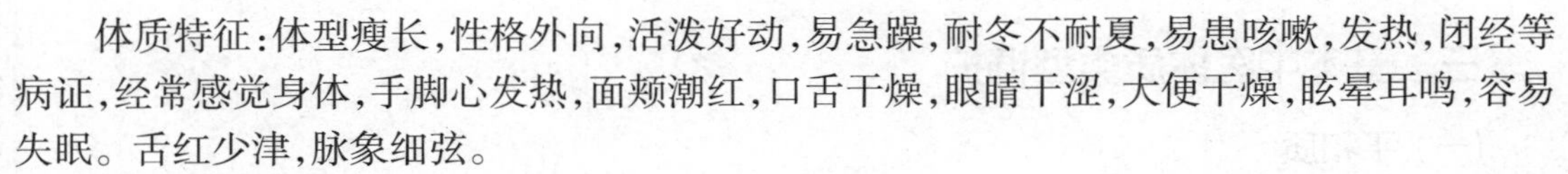

体质特征：体型瘦长，性格外向，活泼好动，易急躁，耐冬不耐夏，易患咳嗽，发热，闭经等病证，经常感觉身体，手脚心发热，面颊潮红，口舌干燥，眼睛干涩，大便干燥，眩晕耳鸣，容易失眠。舌红少津，脉象细弦。

（五）痰湿质

痰湿质是以痰湿凝聚，黏滞重浊为特征的一种体质类型。痰湿质多与脾虚运化失职，水液停聚有关，其成因或由先天不足，后天饮食不节，伤及脾胃而致。

体质特征：其人体肥胖，腹部肥而松软，性格温和，善于忍耐，为人谦恭，处事沉稳，对潮湿环境适应能力差，容易患中风、糖尿病、痛风、高血脂、高血压、冠心病等。常感肢体酸困沉重，身体潮湿多汗且粘腻，面部常有油腻感，口腔黏腻不爽，喜食肥甘，痰多胸闷，平素舌体胖大，苔白腻，脉滑，大便正常或稀溏，小便不多。

（六）湿热质

湿热质是以湿热内蕴为主要特征的一种体质类型。湿热质多与先天禀赋或久居湿地，导致湿热蕴结不解。

体质特征：体型偏胖或瘦，其人多性格急躁易怒，难以适应湿热气候，易患火热、疮疖、黄疸等病证。面部多见污垢油光，易生粉刺痤疮，身重困倦，口苦口干，舌红苔黄腻，小便短赤，大便燥结，女子易患带下且量多，男性易阴囊潮湿。

（七）血瘀质

血瘀质是以瘀血内阻、血液运行不畅为特征的一种体质类型。血瘀质多与后天所伤，起居失宜，久病瘀血有关。

体质特征：体型偏瘦，性情急躁，易于健忘，不耐受风、寒之邪，易患中风、冠心病、出血性等疾病。平素皮肤常干燥粗糙，易见瘀斑，常出现疼痛，面部色素沉着，或现黄褐斑，面色晦暗，眼眶黯黑，眼睛常有红丝，牙龈经常出血，口唇黯淡，舌质紫暗或有瘀点、瘀斑，女子多见痛经、闭经，经色紫黑有块。

（八）气郁质

气郁质是以长期情志不畅，气机郁滞而为特征的一种体质类型。气郁质多见气机郁滞，多与先天禀赋、后天情志所伤有关。

体质特征：体型多瘦，性格敏感多疑，忧郁脆弱，内向而不稳定。对精神情志刺激耐受力差，不喜欢阴雨气候。易患抑郁、失眠等病证。平素多神情抑郁，烦闷不乐，善太息，胸胁胀满，走窜疼痛，或乳房胀痛，或咽喉有异物感，或嗳气呃逆，食欲减退，健忘，睡眠较差，舌淡红，苔薄白，脉弦细。

（九）特禀质

特禀质是以先天禀赋遗传或由先天不足造成的一种体质类型。特禀质多与先天遗传有关，但环境因素、药物因素等也是不可或缺的要素。

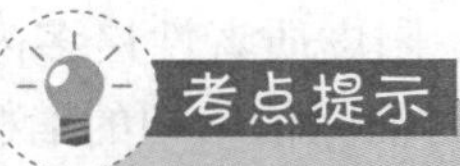

基本中医体质类型和特征

体质特征：或由先天生理缺陷、畸形，有遗传性疾病者，家族亲代多有相同疾病，或出生就有缺陷，过敏体质者，容易出现药物、花粉、哮喘等病证，适应能力差。过敏体质者，平素易打喷嚏，流鼻涕，易患哮喘，容易对药物、气味、花粉、季节过敏，皮肤易起荨麻疹，皮肤常一抓就红并出现抓痕。

三、基本中医体质类型调护

(一) 平和质

1. 情志调摄　平和质的心理特征多表现为心理素质稳定,适应环境的能力及抵抗疾病的能力较强。要保持积极进取,乐观、开朗的情绪,克制偏激的情感,要及时消除工作、生活中的不良事件对情绪的负性影响。可培养一些兴趣爱好,如唱歌跳舞,琴棋书画等来陶冶性情,保持心理健康,通过爬山、跑步、散步等运动来保持情绪的稳定。

2. 饮食调护　饮食调护的基本原则是膳食平衡,食物要多样化,粗细粮食要合理搭配,多吃蔬菜,瓜果。同时,饮食要有节制,避免过饱过饥,过冷过热,避免不干净的食物,以维护机体阴阳的平衡,少食辛辣油腻之物,戒酒、禁烟。

3. 生活起居　起居要有规律,不要过度劳累,饭后要缓行,不宜食后马上睡觉,作息要有规律,要劳逸结合,保持足够的睡眠时间。要顺应四时季节的变化,调摄起居,做到在春季"夜卧早起,广步于庭",夏季"夜卧早起,无厌于日",秋季"早卧早起,与鸡俱兴",冬季"早卧晚起,必待日光"。

4. 体育锻炼　通过体育锻炼可以增强现有的良好状态,使自己的体质得到进一步提高。要根据年龄、性别、兴趣爱好等的差异,参加适宜的运动,如年轻人可以跑步,老年人可以打太极拳或是散步等,通过锻炼使身体素质得到全面协调发展。循序渐进,持之以恒。

5. 药物调护　一般不提倡使用药物。

(二) 气虚质

1. 情志调摄　多参加有益的社会活动,培养乐观豁达的生活态度,保持平和稳定的心态,避免过度紧张和身心疲劳,多与人沟通交流,以积极进取的心态面对生活。

2. 饮食调护　多食有益气健脾的食物,如山药、莲子、扁豆、香菇等,少食具有耗气作用的食物,如生萝卜、槟榔等,避免滋腻之品。也可结合补脾益气的药膳调养。

3. 生活起居　气虚质的人多卫阳不足,易于受到外邪的侵袭,忌汗出当风,注意保暖。同时起居要有规律,夏季应适当午休,保持充足的睡眠。不要过度劳作,以免伤及正气。

4. 体育锻炼　可以做一些舒缓的运动,比如可以在公园、湖畔、河边、广场等空气清新之处打太极拳、散步、做广播体操等,不宜做大负荷的运动,避免汗出过多。控制好运动时间,循序渐进。可经常自行揉按足三里穴,以补气健脾,调整气虚状态。

5. 药物调护　如有自汗、气虚感冒等,可以使用玉屏风散等方药防治。

(三) 阳虚质

1. 情志调摄　阳虚质者性格多内向、沉静,经常情绪低落,易于悲哀。平素要注意多与他人交流沟通,及时消除情绪中的消极因素,注意听一些激扬、豪迈的音乐以调动情绪,注意惊恐,避免悲忧。

2. 饮食调护　平时要多吃一些具有温阳益气的食物,如羊肉、韭菜、茴香、生姜等,少食寒凉之品,如绿茶、绿豆、芹菜等。

3. 生活起居　阳虚质者耐春夏不耐秋冬,在秋冬季节,适当增加衣服,尤其注意腰部和下肢的保暖,注意保护阳气。夏季高温暑热,避免汗出过多伤阳,避免在阴冷潮湿的环境下长期工作和生活。

4. 体育锻炼　可以做一些柔和的运动,比如散步、打太极拳等,在夏天不宜作过剧烈的运动,冬天要避免在大寒、大风、大雪、大雾以及空气污染的环境里锻炼。可自行按摩足三里、气海、关元等腧穴。

5. 药物调护　可根据具体情况,服用温补阳气的药物。

（四）阴虚质

1. 情志调摄　阴虚质之人常心烦易怒,性情急躁,所以平时要注意克制情绪,学会正确对待顺境和逆境,注意怡情悦性,陶冶情操,可多听一些抒情的音乐,避免恼怒生气。

2. 饮食调护　多食具有滋阴潜阳的食物,如牛奶、百合、乌梅等,避免肥甘厚腻,姜、大葱、大蒜、辣椒、韭菜等具有温热性质的调味品亦当少用,狗肉、羊肉等温热之品也要少食。如果出现大便干燥,注意多食蔬菜、水果,注意多喝水,年老之人如果便秘,可服润肠通便的药物。同时注意养成好的排便习惯。

3. 生活起居　早睡早起,养成好的生活起居习惯,不在睡前喝茶、玩游戏、长时间看电视等,避免经常熬夜,避免在高温酷暑下长时间工作,戒烟戒酒,节制房事。

4. 体育锻炼　宜选择太极拳、八段锦等等动静结合、中小强度的健身项目,锻炼时要注意控制运动量,控制出汗量,避免在炎热的夏季、闷热的环境中活动,以免汗出过多伤阴。

5. 药物调理　可根据具体情况,服用六味地黄丸等养阴药。

（五）痰湿质

1. 情志调摄　痰湿质者性格多温和,要适当增加社会活动,开阔眼界,舒畅情志,条畅气机,节制大喜大悲。

2. 饮食调护　饮食以清淡为原则,多食赤小豆、莲子、山药萝卜等食物,少食肥肉、油腻、甜食等食物。

3. 生活起居　要选择干燥的居住环境,避免潮湿环境,经常晒太阳,多做户外运动。在湿冷的气候条件下,要减少户外活动,避免受到雨淋等寒湿的伤害。

4. 体育锻炼　由于痰湿质者体型肥胖者居多,形体肥胖易于困倦,所以运动要根据自身情况,选择合适的运动方式,如散步、游泳、羽毛球、武术等。运动应循序渐进,贵在长期坚持,运动时所选环境应当温暖,体格肥胖超重之人,可选择游泳锻炼。

5. 药物调理　可酌情服用健脾、化痰、利湿的药物。

（六）湿热质

1. 情志调摄　湿热质者性格多急躁,活泼好动,要注意克制自己过激的情绪,合理安排工作与学习,学会正确对待苦乐、顺逆、喜忧等,舒缓情志,保持稳定的心态。

2. 饮食调护　饮食以清淡为原则,如莲子、茯苓、薏苡仁、冬瓜等,少食辛辣燥烈之品,如白酒、辣椒、狗肉、花椒、生姜等。戒烟酒,以免湿热内生。

3. 生活起居　避免居住在潮湿环境中,居住环境要干燥、通风。不宜长期熬夜,过度疲劳,注意二便通畅,避免湿热郁积,在夏季暑湿之气较重之时,要实时减少户外活动时间,保持足够的睡眠时间。

4. 体育锻炼　湿热质者体内湿热较重,所以适合做大运动量的锻炼,如爬山、中长跑、武术、各种球类等,通过运动消耗体内多余的热量,排泄多余的水分。在盛夏之际,天暑地热,湿度太大,锻炼最好选择在清晨或傍晚凉爽之时。

5. 药物调理　根据具体情况,可酌情服用清热化湿之品,如清胃散、六一散等。

（七）血瘀质

1. 情志调摄　血瘀质者多有急躁、忧郁、多疑、健忘等症状,所以要及时消除不良情绪,合理安排学习、工作,培养多方面兴趣,克制情感冲动。

2. 饮食调护　要多食具有活血化瘀，疏肝理气作用的食物，如山楂、绿茶、玫瑰花等，少食滋腻之品，如肥猪肉等。适当饮用葡萄酒，以利促进血液循环。

3. 生活起居　避免寒冷刺激，作息要有规律，保持足够睡眠。

4. 体育锻炼　适宜做有助于促进气血循环的运动项目，以促进全身气血、经络的通畅，比如太极拳、按摩、五禽戏、舞蹈、健身操等。

5. 药物调理　依据具体情况，可酌情服用具有活血化瘀的药物。

(八) 气郁质

1. 情志调摄　气郁质性格内向不稳定，脆弱多疑，容易产生不良心态，所以要多参加有益的社会活动，提升工作和学习热情，培养兴趣和爱好，学会与人交往，结交知心朋友，及时向朋友倾诉不良情绪，改善不良情绪。

2. 饮食调护　气郁质者要多食用具有疏肝理气功效的食物，如玫瑰花、山楂、陈皮、佛手、菊花等，慎用柿子、乌梅等酸涩之品。

3. 生活起居　气郁质者多有气机郁结的倾向，在日常生活中要学会调畅情志，增加户外活动，增加社会交往活动，减少抑郁情绪。养成有规律的睡眠习惯，睡前避免喝咖啡、茶等。

4. 体育锻炼　体育锻炼有助于调节气机，舒畅情志，所以要尽可能增加户外活动，可以选择跑步、登山、游泳、武术等，积极参加群体性运动项目，如球类、跳舞、下棋等，促进人际交流，改善抑郁状态。

5. 药物调理　可根据具体情况，酌情服用柴胡疏肝散、逍遥丸等。

(九) 特禀质

1. 精神调摄　特禀质者多有适应环境能力差的问题，会有焦虑、抑郁、多疑、敏感等心理反应，应当采取有针对性的心理疏导措施，做好心理保健工作。要合理安排作息时间，处理好工作、学习的关系，避免各种引起情绪紧张的因素。

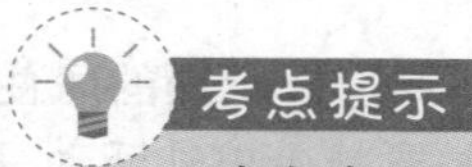

基本中医体质类型调护

2. 饮食调护　根据个体的实际情况，制定有针对性的保健食谱，如过敏体质者，忌食鱼、虾、蟹等食物，多食清淡等。

3. 生活起居　居室要注意通风，被褥、床单要经常洗、晒，防止尘螨过敏。起居当有规律，保持足够的睡眠时间。

4. 体育锻炼　根据个人不同情况，有针对性地参加体育活动，逐渐改善体质。寒冷季节参加锻炼，注意防止感冒。

本章小结

本章主要介绍了中医学的基本理论，如阴阳五行学说、藏象学说、气血津液、经络、病因学说等；介绍了中医学理论体系的主要特点和中医学诊疗方法；介绍了中医养生学的基本理论、基本原则、特点；中医养生学常用的方法；介绍了基本中医体质类型、基本中医体质类型调护。上述内容是我国传统医学的精华，是每位健康管理提供者必须熟悉的内容，也是人类养生保健必备的知识，学习者研读本章内容，对于健康养生将大有裨益。

（韩新荣）

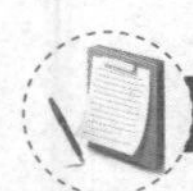

目标测试

A1 型题

1. 总体特征:元气不足,以疲乏、气短、自汗等表现为主要特征的是

A. 平和质　　B. 阳虚质　　C. 气虚质

D. 痰湿质　　E. 阴虚质

2. 高血压患者在季节变换中要少吃酸性食品,多吃哪类食物

A. 温胃　　B. 补益脾胃　　C. 活血化瘀

D. 补肾　　E. 养阴润肺

3. 平和质之人,冬季锻炼身体当

A. 夜卧早起,广步于厅　　B. 夜卧早起,无厌于日

C. 早卧早起,与鸡俱兴　　D. 早卧晚起,必待日光补

E. 补养肾阳,温阳散寒

4. 气郁质的性格特征具有

A. 性格内向不稳定　　B. 性格急躁多疑健忘

C. 性格活泼好动　　D. 性格多温和

E. 性格多内向沉静

5. 湿热质者的饮食调护是

A. 清淡为主

B. 滋腻为主

C. 可以食用羊肉、狗肉等食物

D. 白酒、辣椒、花椒、生姜等均可

E. 绿茶、绿豆、芹菜等均可

6. 夏季气候炎热,养生要注意

A. 腠理疏松,不可过用空调　　B. 被褥、床单要经常洗晒

C. 居住环境要干燥、通风　　D. 避免寒冷刺激

E. 尽可能增加户外活动

第九章 健康管理服务与健康产品

学习目标

1. 掌握:健康管理服务特性;健康管理消费行为特征;健康管理服务营销的过程和策略。
2. 熟悉:健康管理相关产品的命名原则;健康管理需求特征;消费者的购买决策过程。
3. 了解:健康管理的行业本质;健康管理服务的概念。

目前,我国的健康管理服务市场还处于初级阶段,主动消费的市场还未形成,如何将健康管理理念融入到社区基层卫生管理中,如何通过健康管理来改善个体或群体的亚健康状态、提高身体素质和降低大众医疗消费水平,在健康管理行业中显得尤为重要。

第一节 健康管理服务概述

随着社会的发展和生活水平的逐渐提高,人们对健康的认识也逐渐清晰,健康保健意识日益增强,各类保健器械和医疗服务开始进入居民家庭,大众的消费模式逐步从以往单一的基本医疗消费,转变为医疗、保健和提高身体素质等多种形式并存的健康消费模式,健康管理服务业由此应运而生。这一新兴行业降生之初,便呈现明显的时代特色,带有"社会服务"的胎记,但人们对它毕竟还感到陌生,对它的"服务"本质不甚了解。

一、健康管理服务概念

健康管理服务是对个体或群体的健康进行全面监测、分析、评估,提供健康咨询和指导及对健康危险因素进行干预的过程,是恢复或促进健康的一系列活动。其核心是培养个人良好的生活习惯、发展自我保健意识和能力,保持良好的生活方式和心理状况。通俗地理解,健康管理服务就是针对个体或群体的健康需求所实施的一项专业化服务。什么是"服务"?我们可以从"服务"的英文单词"SERVICE"中悟出一些道理。"S"表示微笑地对待顾客;"E"表示精通业务上的工作,即专业水准服务;"R"表示亲切和善地对待顾客;"V"表示视每一位顾客为贵宾;"T"表示要邀请每位顾客再次光顾;"C"表示为顾客营造一个温馨的服务环境;"E"表示要用热情的眼神表达出对顾客的关爱。

健康管理服务在美国已开展了20多年,主要是针对慢性病预防的营养管理、体重控制、压力管理、吸烟控制和医学自我保健等。健康管理项目一般是护士、健康教育工作者、心理学家、营养师和运动生理学家共同开展实施。在美国的健康管理服务主要包括以下三个层次:

(一) 提高健康认知水平

目前,很多健康问题都与生活习惯有关,不良的生活习惯与个人对健康的认识程度密切相关。“得病在青年,发展在中年,发病在老年”,很多慢性病都是长期不好的生活习惯造成的恶果,健康管理提供者应找到一项能够有效地帮助服务对象提高健康认知水平的解决方案。提高健康认知水平的常用方法包括通讯手段、宣传画、公益广告、健康知识专家讲座、DVD、健康教育基地、网站、专题工作坊等,目前也较多采用手机短信、微信或 QQ 等方式来开展互动性健康教育,通过一对一的个性化健康知识来帮助个人提高健康认知水平。

(二) 改变生活方式

生活方式的行为改变比提高健康认知拥有更深层次的内容,包括限盐、控油、戒烟、运动锻炼、压力管理、体重管理、睡眠管理以及膳食种类选择等。成功的行为改变与健康教育、行为矫正、作业计划实施和绩效反馈机制紧紧地联合在一起,健康管理提供者需要至少开展 12 周一对一的过程服务,让服务对象的健康得到意想不到的改善,最终形成个人的健康习惯,让其影响人的一生。

(三) 建立支持性环境

健康管理最能够产生效果的地方是工作场所,在工作场所创造一个与健康生活方式相关的工作习惯和工作环境,这样更容易帮助人们养成一些健康的生活方式,获得健康素养。如:工作场所禁止吸烟,可以帮助一位准备戒烟的员工逐渐减少吸烟次数,尽量控制因此带来的痛苦;每天单位食堂的午餐应提供少油低盐食物,新鲜的蔬菜水果;单位提供宿舍让员工午休,以饱满的精神来迎接下午的工作,让员工感受午休带来的舒畅;工作场所内提供运动器械或健身房,帮助那些平时不爱运动的员工尝试着去感受运动的快感,从而对运动产生兴趣。当然,有不少单位把健康管理工作制度化,以员工的健康素质和体能水平来发现干部和培养干部,这也是提高人人重视健康,人人自我管理健康的驱动力和方向标。

二、健康管理服务特性

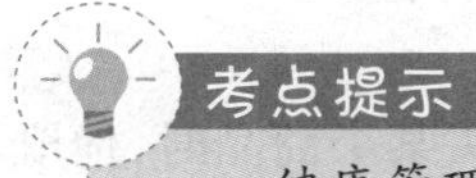

健康管理服务特性

健康管理作为一种服务类产品,具有多种特性。科学、全面、准确地了解健康管理服务的特性,对健康管理服务进行内容设计、服务提供、质量控制与效果评价,完善健康管理的工作质量和为消费者提供优质的健康服务均具有重要的意义。

(一) 无形性

健康管理服务产品主要是通过医务人员或健康管理提供者来为服务对象的健康需求所提供的个人健康信息,并在此基础上开具健康处方,再通过个性化健康教育和健康危险因素干预来达到改善健康的目标。它是一种绩效或行动,但不是实物,尽管服务对象可以看到或接触到服务的某些部分,如设备、评估报告等,但实际上服务对象在购买之前是无法看到和触摸到大部分服务,也无法用形状、质地、大小标准来衡量和描述,更难像在市场上购物时“货比三家”。健康管理服务的无形性给服务对象的购买和选择带来一定的不确定性。因此,服务对象在决定购买服务时,很大程度上是依据服务承诺和服务机构过去的经验成果,或通过一些信息来确定服务的质量和价值。

(二) 紧密性

因为大多数服务对象都不具备充分的医学专业知识,无法客观地衡量服务质量的高低,所以健康管理提供者的专业知识、个人形象等,如形象衣着、沟通技巧、服务态度都会成为服务对象的评判要素。在健康服务过程中，服务对象必须直接介入服务过程，致使健康管理提供者与服务对象之间的互动相当频繁。换句话说，从产品购买开始到服务结束，健康管理提供者与服务对象始终是实现健康绩效的两个重要角色，缺一不可。这种紧密性一直延伸到服务机构的所有人员，如呼叫中心的接线员、专车司机、档案管理人员等。

（三）不稳定性

物质产品的制造通常是在标准化、规格化的程序中进行的，但健康管理服务是一种由人来执行、并以人作为服务对象的社会活动，主体和客体都是人，所以健康管理服务过程必然涉及人性因素，这使健康服务的结果难以维持在某一特定的水平。同时，最优秀的健康管理提供者也会有工作疏忽的时候，服务质量往往会由于健康管理提供者、服务对象或者双方同时出现的心理与行为的变化波动而失去稳定性。

（四）不可储存性

与物质产品不同，健康管理机构不可能提前生产一定数量的服务以备不时之需，服务对象也不可能事先“预购”某种医疗健康服务，以供生病时之用。同时，医务人员或健康管理提供者针对服务对象当时的健康数据而提出的健康处方，会随着服务对象的健康指标变化而失去价值。如：一个减肥的服务对象在血压处于正常范围时的“健康处方”没有实施，当血压出现异常时再进行操作，此时可能并不适用，反而会适得其反。也就是说，健康管理服务的供给与需求，具有极大的变化性和不可储存性。

（五）差异性

在日常生活中，消费者在购买某个商品之前，能够了解自己购买的商品质量。而在购买健康管理服务时，服务对象却往往难以分辨，甚至永远也不会清楚他所购买的服务是否属于最佳选择，是否能达到预期效果。也就是说，若健康管理服务达到同一效果，某些服务对象非常满意，某些服务对象却不满意，这是因为服务对象的满意标准往往与个人的期望值有关，具有一定的差异性。

（六）参与性

当消费者购买某个商品时，他既不会考虑生产该商品的周期，也不会考虑由谁来制作它。然而，服务对象在购买健康服务产品时，服务对象本人就在“工厂”里，亲自观察“产品”生产的全部工序，参与其中。若参与性较低，配合度不高，最终也会影响“产品”的质量。

三、健康管理的行业本质

世界银行2011年发布的一篇报告提出：发达国家成功经验证明，在消除导致疾病的相关健康危险因素后，健康状况改善所需要的时间并非如人们通常认为的数十年，而是在一年或数年内就能见成效。通过改变生活方式，如降低吸烟率，减少酗酒，可以预防一半以上的慢性病；解决因高脂高盐高糖饮食及运动减少导致的肥胖症发病率攀升的问题，也有助于预防和控制慢性病发病率的上升趋势。这些都是经过实践证明的成本低、效果好的干预措施。

健康管理的行业本质就是“管理”两字。何谓“管理”？管理是指管理主体有效组织并利用其各个要素（人、财、物、信息和时空），借助管理手段，完成该组织目标的过程。根据管理是一个不断循环的过程，20世纪50年代，世界著名质量管理专家爱德华兹·戴明博士基于全面质量管理理论提出了PDCA循环方法，又称“戴明环”，也就是英文单词Plan（计划）、Do（执行）、Check（检查）和Action（处理）的首字母，PDCA循环就是按照这样的顺序来实施质量管理，并且周而复始地进行下去的工作程序，在用于帮助个人进行行为改变上的作用显著。具体可以分为四个阶段八个步骤实施（表 9-1）。

表 9-1 健康管理 PDCA 循环步骤

阶段	步骤	工作重点
P:计划阶段	第一步	分析健康现状，发现健康问题
	第二步	分析健康问题中存在的各种危险因素
	第三步	分析影响健康的行为危险因素
	第四步	制订干预计划（开具健康干预处方）
D:实施阶段	第五步	执行干预计划
	第六步	将执行结果与预期目标做出对比，进行绩效评价
C:检查阶段	第七步	总结成功的经验，重新修改并制订相应的健康行为标准
A:处理阶段	第八步	提出未解决的问题或新出现的问题，并转入下一个 PDCA 循环

成熟的健康风险评估技术能够收集个人的健康信息，并与医学体检数据相结合，分析出导致慢性病的行为危险因素，并针对这些危险因素提出个性化健康干预处方，其中基于生活方式疾病风险的评估方法在整个 PDCA 循环过程中非常重要。总之，健康管理提供者正确地理解和运用好 PDCA 循环理论将会大大提高健康服务的有效性和可持续性，从而实现服务对象的健康价值。

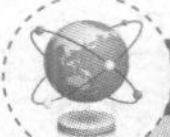
知识链接

PDCA 循环的特点主要包括：①大环套小环，相互衔接，互相促进，一环扣一环，互相制约，互为补充的有机整体。②每个 PDCA 循环，都不是在原地周而复始运转，而是像爬楼梯那样，每一个循环都有新的目标和内容，呈阶梯式上升。

第二节 健康相关产品及健康管理相关产品

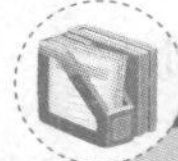
案例

王女士，40 岁，因脸上有很多斑点，上网购买了一套祛斑化妆品，无意中被其家人发现，告知其上当受骗。王女士深信不疑地说，化妆品外包装上注明了“彻底消斑，无不良反应”。

请问：1. 该套化妆品包装上的语言是否恰当，触犯了我国的哪项规定？

2. 如果你是王女士的家人，你准备如何劝说她放弃使用此套化妆品呢？

我国卫生管理部门颁布的相关法规中，“健康相关产品”包括我国《食品安全法》、《传染病防治法》、《公共场所卫生管理条例》、《化妆品卫生监督条例》、《生活饮用水卫生监督管理办法》和《消毒管理办法》中规定的由卫生部许可的食品、消毒剂、消毒器械、化妆品、涉及饮用水卫生安全产品和消毒产品等与人体相关的健康产品。但广义的健康相关产品可包括保健食品、食品饮料、医疗辅助器械、制造设备、包装材料、化妆品等，也包括医疗保健服务、健康管理、休闲健身、营养保健、咨询服务、健康信息传播等活动。

一、健康相关产品

(一) 健康相关产品的分类

1. 消毒产品　为了加强消毒产品生产企业的卫生管理，保证消毒产品卫生质量和消费者的使用安全，2011 年 1 月 1 日开始实施卫生部印发的《消毒产品生产企业卫生规范》，从事消毒产品生产的企业必须遵守该规范。

消毒产品包括消毒剂、消毒器械（含生物指示物、化学指示物和灭菌物品包装物）、一次性使用卫生用品和医疗用品，其中一次性使用卫生用品指卫生巾、湿巾、避孕工具、外用洗液、漱口液等；一次性使用医疗用品指输液器、注射器、抽液器、麻醉穿刺包、输液针、无菌手术包(衣)、医用手套、口罩等。消毒产品能预防和控制感染性疾病的传播，保障人体健康。

2. 涉水产品　指涉及饮用水卫生安全的产品。换句话说，凡在饮用水生产和供水过程中与饮用水接触的连接止水材料、塑料及有机合成管材、管件、防护涂料、水处理剂、除垢剂、水质处理器及其他材料和化学物质都是涉水产品。涉水产品的保健功能没有公认的理论依据，对于其广告宣传，要注意识别，防止上当受骗。对于涉水产品的疗效问题，卫生部早就明令禁止宣传，也从来没有给水矿化器、离子水机等产品发过批件。此外，诸如活化水、磁化水、频谱水、小分子团水等都没有公认的理论依据和严格的验证方案，更没有科学的评判标准和可行的计量方法。识别涉水产品要把握以下三点：

(1) 查验卫生批件：无论是国产还是进口净水器，均需查验其是否有卫生部颁发的卫生批件，还要查验批件是否在有效期内，批件及其附件的内容是否与产品的实际净水工艺、材料完全一致。真正原装进口的涉水产品极少，我国是净水器等产品的生产大国和出口大国，对自称“原装进口”的产品，要注意查验其卫生安全许可批件（由卫生部盖章颁发，可上网查询验证真伪)、海关进口单据以及进口商检证明等。

1）需经卫生部批准生产的涉水产品：进口的涉及饮用水卫生安全的各类产品、与饮用水接触的防护材料、水质处理器（包括个人、家庭、团体用的各类水质处理器)、与饮用水接触的新材料和化学物质等。

2）需经省级卫生行政部门批准生产的涉水产品：与饮用水接触的连接止水材料、塑料及有机合成管材、管件、水处理剂（包括混凝剂、助凝剂、软化剂、灭藻剂以及其他饮用水处理)、除垢剂等。

(2) 看材料品质：相同部件，如果材质不同，价格相差很大。材料的品质和性能不仅决定了产品的品质和性能，某种程度上也决定了出水水质的优劣和产品的使用寿命。如塑料是全部新料还是回收料；活性炭是椰壳炭、果壳炭还是廉价的煤质炭；不锈钢是 316、304 还是 302 等。

(3) 看制造、装配工艺及外观：正规企业生产的净水器外形优美、装配严谨，外观色泽明亮，表面手感光滑。而小作坊里生产出来的产品则大多色泽灰暗，表面粗糙，装配松垮。

3. 新资源食品　根据《新资源食品管理办法》(2006 年 12 月 26 日经卫生部部务会议讨论通过，自 2007 年 12 月 1 日起施行）的规定，新资源食品包括：

(1) 在我国无食用习惯的动物、植物和微生物。

(2) 从动物、植物和微生物中分离的在我国无食用习惯的食品原料。

(3) 在食品加工过程中使用的微生物新品种。

(4) 因采用新工艺生产导致原有成分或者结构发生改变的食品原料。

虽然国家鼓励对新资源食品的科学研究和开发，但是新资源食品应当符合我国《食品安全法》及有关法规、规章、标准的规定，对人体不得产生任何急性、亚急性、慢性或其他潜在性健康危害。我国卫生部主管全国新资源食品卫生监督管理工作，县级以上地方人民政府卫生行政部门负责本行政区域内新资源食品卫生监督管理工作。

新能源食品生产企业应当向省级卫生行政部门申请卫生许可证，取得卫生许可证后方可生产。食品生产企业在生产或者使用新资源食品前，应当按照卫生部公告的内容进行核实，保证该产品为卫生部公告的新资源食品或者与卫生部公告的新资源食品具有实质等同性。生产新资源食品的企业或者使用新资源食品生产其他食品的企业，应当建立新资源食品食用安全信息收集报告制度，每年向当地卫生行政部门报告新资源食品食用安全信息。发现新资源食品存在食品安全问题，应及时报告当地卫生行政部门。新资源食品以及食品产品中含有新资源食品的，其产品标签应当符合国家有关规定，标签标示的新资源食品名称应当与卫生部公告的内容一致。生产经营新资源食品，不得宣称或者暗示其具有疗效及特定保健功能。

4. 保健食品　为规范保健食品的注册行为，保证保健食品的质量，保障人体食用安全，2005 年 7 月 1 日，我国正式实施《保健食品注册管理办法(试行)》。保健食品被定义为具有特定保健功能或者以补充维生素、矿物质为目的的食品，即适宜于特定人群，具有调节机体功能，不以治疗疾病为目的，并且对人体不产生任何急性、亚急性或者慢性危害的食品。但保健食品与我们日常生活中接触到的一般食品、药品和特殊营养食品间有一定区别。

(1) 保健食品和一般食品：虽然一般食品和保健食品都能提供人体生存必需的基本营养物质(食品第一功能)，都具特定色、香、味、形(食品第二功能)，但两者间仍具有以下区别：①保健食品含一定量的功效成分(生理活性物质)，能调节人体功能，具有特定功能(食品的第三功能)，而一般食品不强调特定功能。②保健食品一般有特定食用范围(特定人群)，而一般食品没有。

(2) 保健食品与药品：①药品是治疗疾病的物质，保健食品的本质仍是食品，虽有调节人体某种功能的作用，但它不是人类赖以治疗疾病的物质。②食品中还有一类特殊营养食品，是"通过改变食品的天然营养素的成分和含量比例，以适应某些特殊人群营养需要的食品"，如适应婴幼儿生理特点和营养需要的婴幼儿食品、经添加营养强化剂的食品，都属于这类食品。

(3) 特殊营养食品与保健食品：虽然特殊营养食品和保健食品都添加或含有一定量的生理活性物质，适于特定人群食用，但前者不需要通过动物或人群实验证实，后者须通过动物或人群实验证实有明显、稳定的功效作用。

5. 化妆品　为了加强对化妆品标识的监督管理，规范化妆品标识的标注，防止质量欺诈，保护消费者的人身健康和安全，2007 年 7 月 24 日国家质量监督检验检疫总局审议通过《化妆品标识管理规定》，自 2008 年 9 月 1 日起施行。化妆品是指以涂抹、喷、洒或其他类似方法，施于人体(皮肤、毛发、指趾甲、口唇齿等)，以达到清洁、保养、美化、修饰和改变外观，或者修正人体气味，保持良好状态为目的的产品。按产品特点可分为以下几类：

(1) 按使用目的分类：①清洁化妆品：用以洗净皮肤和毛发的产品，如清洁霜、洗面奶、浴液、洗发剂、护发剂、剃须膏等。②基础化妆品：化妆前，对面部及头发的基础处理，如各种面霜、蜜、化妆水、面膜、发乳、发胶等。③美容化妆品:用于面部及头发的美化用品,如胭脂、眼影、口红、头发染烫、发型处理、固定等。④疗效化妆品:介于药品与化妆品之间的日化用品,如清凉剂、除臭剂、除毛剂、驱虫剂、染发剂等。

(2) 按剂型分类:①液体化妆品:如洗面乳、浴液、洗发液、化妆水、香水等。②乳液:如蜜类、奶类。③膏霜类:如润面霜、粉底霜、洗发膏。④粉类:如香粉、爽身粉等。⑤块状:如粉饼、化妆盒。⑥棒状:如口红、发蜡。

(3) 按使用部位分类:①肤用化妆品:指面部及皮肤用化妆品,如各种面霜、浴剂。②发用化妆品:指头发专用化妆品,如香波、摩丝、喷雾发胶等。③美容化妆品:主要指面部美容产品,也包括指甲和头发的美容品。④特殊功能化妆品:指添加有特殊作用药物的化妆品。

(4) 按年龄分类:①婴儿用化妆品:婴儿皮肤娇嫩,抵抗力弱,配制时应选用低刺激性原料,香精也要选择低刺激的优质品。②少年用化妆品:少年皮肤处于发育期,皮肤状态不稳定,易长粉刺,可选用调整皮脂分泌作用的原料,配制弱油性化妆品。③男用化妆品:男性多属于脂性皮肤,应选择适于脂性皮肤的原料,剃须膏、须后液是男人专用化妆品。

(二) 健康相关产品的命名要求

1. 健康相关产品的科学和规范,应必须遵循以下原则:

(1) 符合国家有关法律、法规、规章、标准、规范的规定。

(2) 反映产品的真实属性,简明、易懂,符合中文语言习惯。

(3) 名称由商标名、通用名、属性名三部分组成,器械类产品名称还应当有产品型号,名称顺序为商标名、型号、通用名、属性名。

2. 健康相关产品的商标名、通用名、属性名、产品型号必须符合下列要求。

(1) 商标名应当符合国家有关法规的规定,一般采用产品的注册商标,健康相关产品不得使用有夸大功能或误导消费者的商标。

(2) 通用名应当准确、科学,可以是表明主要原料、主要功效成分或产品功能的文字,但不得使用明示或暗示治疗作用的文字。

(3) 属性名应当表明产品的客观形态,不得使用抽象名称,若消费者已知晓其属性的传统产品,可省略属性名,如:口红、胭脂、眼影等。

(4) 产品型号应当反映该产品的特点,如材质、体积、容量、先进程度等。

3. 同一配方不同剂型的健康相关产品,在命名时可采用同一商标名和通用名,但需标明不同的属性名。

4. 健康相关产品商标名、通用名、属性名相同,但具有不同口味或为特定人群生产,适宜特定人群食用的保健食品和具有不同颜色、气味、适用人群的化妆品(如眼影、粉饼、胭脂、口红、睫毛膏、染发剂、指甲油、洗发液等),应在属性名后标识以示区别。

5. 健康相关产品命名时禁止使用下列内容:

(1) 消费者不易理解的专业术语及地方方言。

(2) 虚假、夸大和绝对化的词语,如"特效"、"高效"、"奇效"、"广谱"、"第×代"等。

(3) 庸俗或带有封建迷信色彩的词语。

(4) 已经批准的药品名。

(5) 外文字母、汉语拼音、符号等(表示型号的除外),如注册商标必须用外文字母、符号的,需在说明书中用中文说明。

6. 进口健康相关产品的中文名称应尽量与外文名称对应。可采用意译、音译或意、音

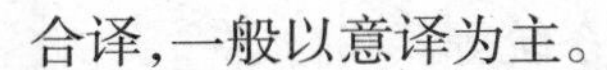

合译，一般以意译为主。

二、健康管理相关产品

健康管理相关产品有很多，但是较常用的主要是健康维护产品、健康咨询服务和健康监测设备。

（一）健康维护产品

在实施健康管理的干预和指导过程中，健康管理提供者需要根据服务对象的具体情况，向其推荐适当的健康维护产品，以减少或消除他们的健康危险因素，从而促进健康和恢复健康。

健康维护产品没有官方的权威定义，一般是指能够直接或间接促进和改善人类健康的相关产品。其包括食品、药品和保健品等，不直接与人接触但通过改善人的生活环境而发生促进健康作用的产品，如环保的建筑材料、安全的儿童玩具、可降解的农药和杀虫剂等。其中以保健品最为常见，保健品可大概分为保健食品、保健化妆品、保健用品和保健器械等。保健用品和保健器械具有日常生活用品的性质，常见的有健身器、按摩器、保健衣服、鞋帽、垫毯、保健香袋等，而保健器械常指体积较大的保健用品。

（二）健康咨询服务

健康咨询服务是健康管理任务的一项基础性工作，也是健康教育工作的一种重要方法，有广阔的发展前景。健康咨询服务形式多样，可分为以下四种：①按性质可分为一般健康咨询服务和专题健康咨询服务。②按咨询规模可分为个体健康咨询服务和团体健康咨询服务。③按咨询时程可分为短程健康咨询服务、中程健康咨询服务和长期健康咨询服务。④按咨询形式可分为门诊健康咨询服务、电话健康咨询服务、信函与短信健康咨询服务和互联网健康咨询服务等。目前，我国最传统的健康咨询服务模式是门诊和电话服务。随着健康管理的普及和社会信息化水平的提高，互联网健康咨询服务将会成为健康管理服务中最主要的咨询服务形式。

（三）健康监测设备

在健康管理过程中，健康管理提供者需要对服务对象的健康状况进行深入、全面和连续地了解和监测，以获得尽可能多的健康信息或与疾病相关的信息。除了问卷调查和一般体检外，很多健康检查需要通过仪器设备来完成，因而也极大地推动了社会对医学健康监测设备的研发和制造。按监测项目的不同，健康监测设备可分为以下几类：

1. 一般检测监测设备　这些设备由于体积小巧，使用方便简单，又称作个人健康监测设备，主要包括电子秤、BMI 人体健康监测仪、计步器、电子体温计、血压计和心率监测仪等。

2. 影像学检查监测设备　这些设备都有各自的优点和缺点，可根据服务对象的实际情况来进行选择，主要包括彩色多普勒超声诊断仪、CT 检查、X 线检查和超声检查等。

3. 实验室检查监测设备　如生化分析仪、宫颈癌细胞学检查仪（TCT 检测仪）、对疾病风险基因进行检测（对冠心病、心肌梗死、心绞痛、高血压、脑卒中、肺癌）的设备等。

4. 临床特殊检查监测设备　如动脉硬化测定仪、固有荧光早期癌症诊断仪、双能 X 线骨密度仪、超声骨密度仪、胶囊式内镜等。

5. 功能检查监测设备　如心电图仪、脑电图仪、量子共振分析检测仪、食物不耐受检测仪等。

6. 运动医学检查监测设备　如人体脂肪测量仪、体质体能测试系统等。

7. 移动体检监测设备　如移动体检车等。

第三节　健康管理消费行为

案例

王女士，60岁，患有糖尿病，无意中看到某公司的健康管理服务宣传广告，故前来咨询，在健康管理服务人员的介绍过程中，王女士咨询了很多问题，但她觉得公司给的健康处方是无法看到和摸到的实物，只是口头承诺，故决定去咨询一下别的公司后进行对比后再做决定。

请问：1. 王女士属于健康管理消费行为中的哪种消费者？

2. 作为一名健康提供者，你该如何给王女士解释健康管理服务的无形性？

消费行为是消费者为实现一定目的而购买、使用、处置产品或服务的一系列行为，它是一系列的心理活动过程和行为过程。也就是说，消费者为解决自己所面临的消费问题，在受营销刺激的情况下，经过一系列的心理活动过程和行为过程来做出具体的消费行为，但健康管理需求、消费行为和消费者的购买决策过程均有其特殊性。

一、健康管理需求特征

（一）需求的被动性

健康管理服务是以预防疾病为目标的健康服务。在疾病发生之前，服务对象往往缺乏对疾病危害和痛苦方面的体验，所以，对自己所需要的健康管理缺乏主动性。甚至当服务对象要求提供健康管理服务时，对健康管理的服务数量和质量也不可能像在商品市场上购物一样，能完全自由地选择，基本上是完全依靠健康管理提供者的推荐和健康理念的营销所产生的消费行为结果，处于被动状态。

（二）需求的不确定性

人们是否需要健康管理服务，并不以个人的主观愿望为主导，而是取决于服务对象是否有发生疾病的健康风险，及通过健康体检和疾病风险评估分析出潜在疾病风险的程度等来确定健康管理计划，但整个计划并不是一成不变，而是随着个人健康的改善情况而发生变化。

（三）需求的差异性

健康管理服务实际上是以个性化服务为主的产品化过程。在同一市场中，因为每个人的健康观念、行为矫正难易度、期望值和环境的压力不同，所以每位服务对象的需求也存在差异性。同时，随着消费者文化素养和对自身健康水平的变化，自身的需求也在不断发生变化。

（四）需求的发展性

随着健康管理服务的不断深入，服务对象对服务的需求会随之而发展变化。如从生活方式改变到精神压力管理，从身体健康管理到身心健康管理，从以体重为干预目标到以血压、血糖、脂肪肝、骨质疏松为干预目标。

(五) 需求的外部关联性

健康管理服务不仅仅是满足个体的健康需求,还会影响到企业单位或其他场所的各种消费者。因为良好的生活方式是来自于环境的影响和约束,工作场所健康管理项目的开展可以充分发挥个体健康改善对周围人和外部环境的影响效果,提高个体的主动性。

(六) 需求的广泛性

确切来说,每个人都有健康管理服务的需求,只是表现的时间不同。随着年龄的增长和不良生活习惯带来的影响,肥胖、糖尿病、高血压、痛风、冠心病、颈椎病、腰椎病等疾病发生的风险也在不断增加,所以健康管理的需求具有广泛性。

(七) 需求的超前性与滞后性

以预防疾病为目的的健康需求具有超前性的特征,在没有发生疾病之前就已经产生了消费行为。这种消费模式在发达国家比较普遍,在发展中国家的人们往往难以接受这种健康消费观念,具有一定的滞后性。因此,对于我国健康管理服务机构来说,这是一个严峻的挑战。

(八) 需求的重复性

一个人一旦患上了高血压、糖尿病、肥胖、冠心病、颈椎病等,虽然能够通过积极的医疗和疾病管理服务获得控制与康复。但是,随着年龄的增加或未调整自己的生活方式,复发也是必然的结果。所以,疾病管理服务对于个人来说,是一生的消费需求,具有一定的重复性,这也是健康管理产业巨大的市场魅力所在。

二、健康管理消费行为特征

健康管理消费行为是指消费者在购买健康管理服务产品时所表现出来的心理特征和行为特征。由于受到消费者的经济收入、教育程度、专业知识、个性、地点、时间等因素的影响,不同的健康管理服务对象的购买行为并不完全一致。根据消费者购买的态度与要求可分为以下五种类型:

(一) 习惯型

这种消费者具备一定的健康知识,习惯在医务人员或健康管理提供者的帮助和指导下来改善自己的生活、运动与营养膳食行为,形成了一定的依赖性。一个能够被喜欢的健康管理提供者是这种服务对象最好的消费导师。

(二) 经济型

这种消费者由于经济条件的限制,因此特别重视成本的投入,对健康服务的价格非常敏感,低成本的健康管理服务对他们具有较大的吸引力。

(三) 理智型

这种消费者在作出购买决策之前,已经对自己所要选择的健康管理服务机构进行了认真的分析、比较和评估,十分慎重,主观性较强。他们往往会选择那些有丰富健康管理经验和成功案例机构的服务产品作为购买对象。

(四) 盲目型

这类消费者缺乏相关的健康知识,往往容易受到各种宣传广告、健康管理机构或健康管理提供者的诱导,以直观感觉为主,盲目冲动地购买某种健康管理服务。

(五) 躲闪型

这类消费者由于害怕单位领导知道自己的健康问题,因而不愿意参加健康体检和健康管理项目,总是躲一天算一天、抱着临时抱佛脚的态度面对疾病的危害。

三、健康管理消费者的购买决策过程

健康管理消费者购买决策，是指消费者谨慎地评估健康管理服务产品的品牌属性或服务属性，并进行理性选择，希望用最少的成本购买能满足某一特定需要的产品过程(图 9-1)，一般消费者做决策需要五个阶段：

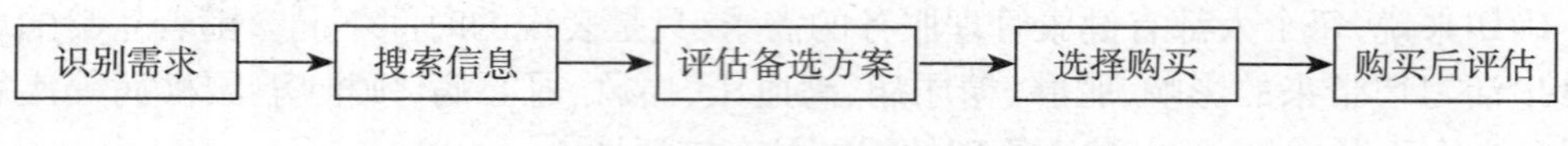

图 9-1 健康管理服务购买决策过程

(一) 识别需求

识别需求是消费者购买决策的起点。消费者首先要对自身健康状况和健康需求进行评估，了解自身存在的危险因素，一般评估的依据来自于医务人员的建议和健康体检报告。当然，也有部分消费者是通过媒体健康知识传播、网络搜索等进行对号入座来确定自己的健康需求。

(二) 搜索信息

消费者认识到自身需求后会寻求满足需求的途径，也就是解决问题的方案，即如何找到适合于自己的健康服务产品。为了使解决问题的方案具有充分性与可靠性，消费者一般会通过网站、媒体及各种宣传广告来搜索各种信息，进行比较和思考，包括能够满足需求的服务种类、价格、质量、品牌等。

(三) 评估备选方案

当消费者从不同的渠道获取到有关信息后，会对这些信息进行认真的分析、对比和评价，提出若干个购买备选方案，并根据自己的购买标准对可选择的方案进行分析、比较和选择，最后决定购买。

(四) 选择购买

需求和刺激是产生购买的动力。在感知过程中，消费者在对备选方案进行评估的基础上做出决策，选择购买适合自身的服务产品。但是该阶段的消费行为还受到购买环境中服务人员、广告宣传等的影响，消费者可能会对可供选择的品牌形成某种偏好。

(五) 购买后评估

消费者购买了服务后，会对服务的结果进行评价，得出满意与否的结论，甚至还会将此信息和形成的经验反馈并传递给周围的人。如果物有超值，消费者就会开始在周围朋友中进行宣传，起到了品牌宣传的效果；如果购买后感觉到质量不如所愿，就会产生不满情绪，这种不良情绪就会在周围的圈子里产生不好的影响，最终导致潜在消费者的流失，影响服务品牌的声誉。

第四节 健康管理服务营销

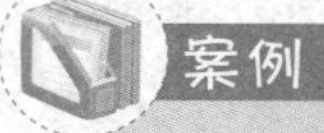

王先生，30 岁，准备与朋友一起在北京开办一家健康管理服务机构，但是他们两人在商讨营销方法的过程中出现较大分歧，彼此都不愿退让。而门面已经装修完毕，此时

已经没有退路可选,必须继续往下走。

请问:1. 如果你是一名管理人员,你准备给他们什么样的建议?

2. 健康管理服务营销的组合是什么?该如何来进行操作?

美国现代营销学之父菲利普·科特勒认为:营销是个人和集体通过创造,提供出售,并同别人自由交换产品和价值以获得其所需之物的社会过程。健康管理服务营销过程主要包括:确定目标消费者、分析消费者需求、选择资源和产品、促进消费者购买和实现消费者价值,而健康服务营销的组合一般包括:产品、价格、渠道、促销、物理特征、流程和人员。

一、健康管理服务营销过程

(一) 确定目标消费者

健康管理服务看似大众化需求但却是小众化的消费。从市场营销的角度来看,人们的消费动机主要是两种:要么是获得快乐,要么是摆脱痛苦。健康管理不能让消费者立即体验到快乐,只有在人们为了摆脱疾病所带来的痛苦时,才能够激发其购买动机。显然,健康管理服务市场营销的任务就是通过健康教育与服务营销的手段,让一些处于高风险状态下的消费者提前认识到疾病的危害,体会到慢性病的痛苦,从而激发健康管理服务消费行为。

健康体检机构是确定目标消费者的最佳场所,一旦消费者通过健康体检发现了危险因素,就会产生如何干预风险的需求。此时的医务人员所提供的健康服务营销会调动消费者购买健康服务的积极性和主动性。

(二) 分析消费者需求

1. 医院体检中心　通过体检来评估消费者的健康风险,并细分消费者需求,包括现患的疾病、健康教育需求、体重管理需求、高血压、糖尿病管理需求、生活行为矫正需求等。

2. 企业工作场所　通过健康体检、健康评估、人群风险分组等方式来确定重点干预对象,并将其导入目标管理人群。同时还可采取健康风险评估软件和分类方法等工具来评价消费者的需求。

(三) 选择资源和产品

1. 选择资源　对健康管理师或服务机构来说,一旦消费者需求被明确,下一步将是选择与配置资源。如:糖尿病、高血压等代谢疾病患者群的资源主要包括定期健康体检的资源、开具健康处方的权威软件、监测运动能耗的工具、监测血压、血糖的家庭专用仪器、能够及时获得患者健康数据的通讯资源及有功效的营养干预产品资源。

2. 确定产品　所谓产品价值,就是能够给消费者带来健康收益的价值。健康管理作为服务产品,其效果体验需要时间来验证。因此,在设计服务产品过程中,需要充分考虑服务成本与消费者预期效果,从而确定产品的价值,或称产品定价。

(四) 促进消费者购买

如何促进消费者购买是一门学问。市场营销的主要功能就是通过产品展示、信息传递、成功案例展现来提高目标消费者的购买欲望,并通过一些现场促销手段让消费者产生购买行为。因为健康管理服务具有无形性,所以有健康量化目标的服务承诺显得非常重要。

（五）实现消费者价值

健康管理的核心是有效地帮助消费者进行行为危险因素的干预，作为健康管理服务提供者，除了应熟悉临床医学知识和预防医学知识外，还需要研究与掌握一些行为科学、沟通技巧和健康心理学等知识，从而让消费者自身行动起来，认真参与到服务过程中。因为通过健康管理服务的特性，我们应清楚地认识到健康管理消费者价值的体现不仅仅是服务提供方的努力，还需要消费者自身的努力。

二、健康管理服务营销策略

考点提示

健康管理服务营销过程

营销策略的一个基础要素是营销组合。服务营销组合是健康服务机构依据其营销战略对营销过程的构成要素进行配置和系统化管理的过程。健康服务营销的组合一般包括以下七个方面：

（一）产品

健康管理产品是健康服务机构提供给服务对象用于满足其健康需要和欲望的服务，包括有形和无形的服务。例如，冠心病、糖尿病、脑卒中、高血压疾病预防与风险控制需求的慢性病管理服务中包括危险因素筛查、健康监测、健康干预、干预相关的工具（运动监测、医学指标监测）、营养干预组合（保健食品、膳食处方）、运动干预组合（运动指导、能耗监测工具、互联网信息服务）等。

（二）价格

价格是指为获得某项产品，消费者支付的金钱以及其他非金钱代价，如时间、宣传等因素。服务产品的定价方法一般有：

1. 成本导向定价法　成本导向定价法是一种最简单的定价方法，是以产品的成本为中心，制定对公司最有利的价格的一种定价方法。换句话说，就是在产品成本的基础上，加上预期利润作为产品的销售价格。

2. 竞争导向定价法　是将其他公司的同质化服务产品价格作为本公司定价的依据。此方法以同行业或市场中其他公司的定价为基本依据，而不过多考虑成本及市场需求因素的定价方法。

3. 需求导向定价法　是指公司不再以成本为基础，而是以消费者对产品价值的理解和需求强度为依据，即价格会以顾客为提供的服务支付多少费用为导向。但是健康服务与商品在需求导向定价法上的一个主要区别是在计算顾客的感受价值时必须考虑非货币成本和利益，如获得服务的时间成本、感受成本、心理成本等。

（三）渠道

服务营销中的分销又称为渠道，是服务从生产者手中送到消费者手中的通道。在考虑渠道决策时，必须考虑到服务无法存储和运输，其生产、销售和消费很可能在同一空间完成，为使更多的目标消费者能够获得满意的服务，在可能大规模生产和销售的情况下，服务机构就必须根据服务的具体特点来进行科学的网点分布，并保证不同网点所提供的服务质量的统一性。

由于健康服务具有无形性、不可分离性、高技术性等特点。因此，物质商品领域通过中间商来完成营销目标的这些分销渠道和分销策略，就不可能完全适合健康管理服务的分销。一般可以采取以下三种方式：

1. 直销　健康管理服务机构通过门店方式与消费者直接接触来进行产品销售，也可以通过工作场所健康管理项目的开展来直接为目标消费者提供产品。

2. 分销代理　通过社区卫生服务机构和医院体检中心为体检后的消费者以及慢性病高风险人群提供健康管理延伸服务。这些医疗机构既是服务提供者,又是产品的推荐人。

3. 网络营销　随着互联网经济的快速发展,越来越多的信息终端成为个人与互联网连接的手段,移动健康物联网战略将成为中国人群慢性病风险管理的主要手段。在中国有7亿人使用手机和13亿人会通过电视获取信息,所以网络营销是未来主要的互动式销售平台。

(四) 促销

促销是指营销者向消费者传递有关本服务机构及产品的各种信息,说服或吸引消费者购买其产品,以达到扩大销售量的目的。比如,一个健康顾问公司可以采用传统的促销方式,如在电视、网络或杂志上做广告,也可以举办有关健康维护与健康管理的公开学习班。由此可见,促销的方式是多种多样的,关键是要保证各种促销活动向公众展示一致的产品形象和核心信息。

(五) 物理特性

物理特性弥补了健康管理服务作为无形商品无法被公众直接感知的不足,无论是健康服务中心还是健康管理咨询公司,消费者都希望能从一些物理特征上推断出服务质量。因此,一个良好的健康管理服务产品展示还应包括服务流程的挂图、健康监测工具和设备、个人健康信息展示方式以及效果评价方法等。这些信息能让消费者了解自己依靠服务机构获得的帮助情况,也能让消费者积极主动配合健康管理提供者的工作。

(六) 流程

流程指的是一个健康服务机构如何有效地进行健康管理服务的过程,让购买者看后一目了然。流程可以十分复杂,也可以非常简单;可以是发散式,也可以是集中统一式。

(七) 人员

任何一种服务产品,人员配备非常重要。在健康管理服务营销过程中,因为服务是无形商品,而消费者总是希望能借助一些可感知因素来获得较高的收益,比如,医生、护士、健康管理师、营养师或健康顾问。所以,健康管理服务机构中必须配备一些经过国家专业机构专业培训并获得国家认证的健康管理师,这也是未来专业化健康管理服务机构必须配置的人力资源。

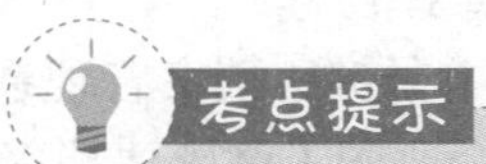

健康管理服务营销策略

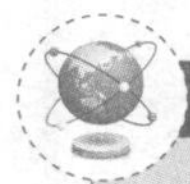

知识链接

化整为零出奇效

1945年战败的德国一片荒凉,一个德国年轻人在街上叫“卖收音机,卖收音机!”可由于当时在联军占领下的德国,已禁止制造收音机,卖收音机已属于违法行为。后来,这位年轻人将组合收音机的所有零件全部准备好,一盒一盒以玩具卖出,让顾客自己动手组装。这一做法果然奏效,一年内卖掉了数十万组,因此,它奠定了德国最大电子公司的基础。

第五节 健康管理服务实例

一、项目背景

山东潍坊供电“三位一体化”人力资源健康管理试点项目在青州供电公司正式启动。在健康管理上,潍坊供电公司强化全员对待健康问题要早觉悟、早发现、早干预、早治疗的“四早”意识,从健康管理架构、管理平台、管理方法三方面入手,通过实施心理健康管理、体能健康管理和饮食健康管理三项内容,实现员工心理平衡、饮食合理和生活规律的健康目标,并打造出“三位一体化”健康管理品牌和“阳光财富”健康文化品牌。在健康管理思维方法上,该公司大力倡导“放宽心、管住嘴、迈开腿、常动脑、勤劳作”的健康理念。在行为方法上,他们力推“七个一”工程,即员工每人每年制定一份健康管理目标、员工每人每天完成一套健康管理作业、员工每家每年订阅一份健康知识类读物、公司每月组织一次群体性健康活动、公司为员工每人配备一个健康习作工具包、公司为员工每人建一份动态健康管理档案、公司为每位员工每年查体一次。

二、项目实施

(一) 项目指导思想

通过全面建设全员健康管理信息系统,为企业提供一个“成本低、覆盖广”,适合于所有员工的自我健康管理平台。一方面,将健康生活方式理念导入到企业文化建设,全面提升“以人为本”的企业文化内涵,促进职工的健康素养不断提高。另一方面,通过行为危险因素的矫正性干预指导,降低慢性病发生风险,全面提升职工的健康水平,保持单位生产力的可持续增长。

(二) 项目的管理目标

1. 建立全员电子健康档案管理系统

(1) 目标值:企业职工健康建档率100%。

(2) 意义:建立完善的健康电子档案是开展工作场所健康管理的基础,企业每年将每位职工的健康体检信息管理起来,非常符合职工切身的健康利益。

(3) 措施:企业建立一个基于互联网信息技术的健康管理信息系统,将职工的健康体检信息、生活方式信息、健康风险的动态信息管理起来,可以给健康管理提供者提供一份清晰完整的健康需求,以做到实施个性化的健康管理服务。

2. 全面提升职工的健康认知和健康素养

(1) 目标值:健康教育覆盖率不少于90%。

(2) 意义:高血压、糖尿病、冠心病、脑卒中、肿瘤等是目前的高发疾病。通过健康教育来提高职工的健康认知能力是改变不健康生活行为,预防慢性病发生的必要条件。

(3) 措施:通过专家讲座、健康通讯、个人健康管理手册、健康教育专栏、健康常识讨论等多种形式,让健康知识覆盖到每一位职工,全面提升健康素养。

3. 在工作场所建立健康监测中心

(1) 目标值:职工自我健康监测率不低于90%。

(2) 意义:在我国2亿多的高血压、糖尿病、冠心病、肾病的患者人群中,有近50%的患

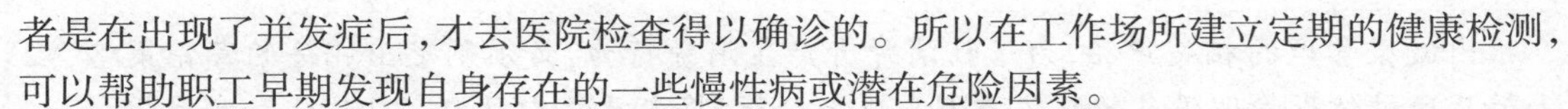

者是在出现了并发症后，才去医院检查得以确诊的。所以在工作场所建立定期的健康检测，可以帮助职工早期发现自身存在的一些慢性病或潜在危险因素。

(3) 措施：为方便职工测量血压、血糖、心电图、体重、尿常规等，企业可以在工作场所安装健康管理一体机，让健康管理医生能够及时掌握员工的健康信息。

4. 建立行为危险因素干预机制

(1) 目标值：行为危险因素矫正率不低于80%。

(2) 意义：不良的饮食习惯和睡眠习惯、吸烟酗酒、缺乏必要的体力活动是导致慢性病发生的行为危险因素。世界卫生组织（WHO）专家提出，对行为危险因素的有效干预可以大大降低心脑血管疾病的死亡率，也是预防肿瘤、糖尿病、心脑血管疾病、慢性阻塞性肺疾病等慢性病最重要的措施。

(3) 措施：专业健康管理医生进行一对一指导，监测行为改变的专业工具，健康绩效奖励机制等。

三、项目效果

干预对象干预前后危险因素的详细分布存在明显变化（%）（图9-2）。

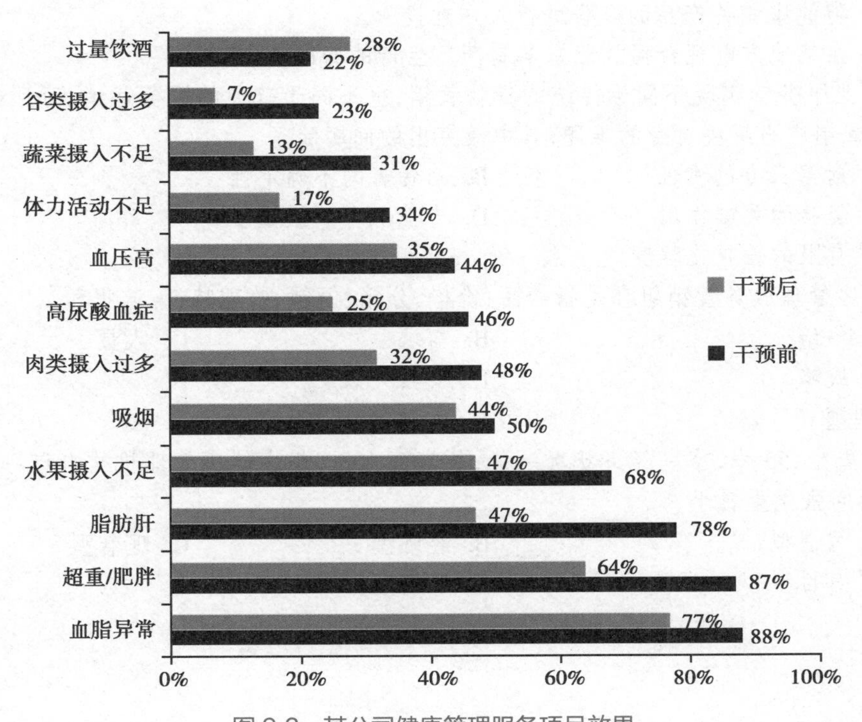

图9-2 某公司健康管理服务项目效果

本章小结

本章主要介绍了健康管理服务、健康管理相关产品、健康管理消费行为和健康管理服务营销的相关内容，只有在了解健康管理服务的基础上，健康管理服务机构才能推出健康管理的相关产品，为了让消费者产生消费行为，必须制定出相关的营销策略，最后通过健康管理服务的具体事例来进行分析，将本章的学习内容具体化和实践化。

（李　莉）

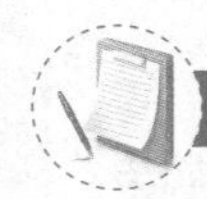

目标测试

A1 型题

1. 健康管理服务营销计划是基于一个特定消费者群的
   A. 需要、欲望或需求而制定的　　B. 购买力而制定的
   C. 特殊需求制定的　　D. 愿景而制定的
   E. 服务需求而制定的
2. 属于合法健康相关产品广告的是
   A. 健康相关产品内容超出国家食品药品监督管理局批准的说明书，但是客观真实
   B. 健康相关产品含有表示功效的断言或保证
   C. 健康相关产品利用中国医学科学院的名义做证明
   D. 将健康相关产品的广告进行入户直投
   E. 在某地方电视台播放北京某制药厂生产的 OTC 的广告
3. 专业服务营销既不同于传统的货物营销，也不同于普通的服务营销，而且难度更大，专业服务营销应当解决自身的难题，其中最突出的问题除了
   A. 对第三方的责任　　B. 消费者的不确定性
   C. 经验的关键作用　　D. 专业服务的质量
   E. 有限的差异化程度
4. 健康管理服务营销组合是指产品、价格、分销、促销、物理特征、流程和
   A. 供给　　B. 需求　　C. 人员
   D. 战略　　E. 公共关系

A2 型题

5. 张先生，55 岁，家庭经济状况一般，长期高血压，想去健康管理机构自订一套健康管理服务，请问张先生属于
   A. 习惯型　　B. 经济型　　C. 理智型
   D. 盲目型　　E. 躲闪型

第十章 医学伦理学与健康管理职业道德

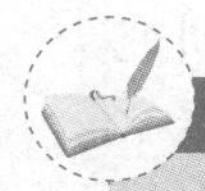

学习目标

1. 掌握：医学伦理学的具体原则；健康管理中的伦理原则；服务对象在健康管理中的权利；健康管理提供者在健康管理中的义务；职业道德的基本内容。
2. 熟悉：医学伦理学基本原则的内容和要求；健康管理提供者在健康管理中的权利；健康管理基本职业守则。
3. 了解：医学伦理学和健康管理伦理的定义；健康管理伦理规范的含义。

无论是健康管理机构还是健康管理提供者，在为服务对象提供服务的过程中，都应严格遵守健康管理伦理学与健康管理职业道德，以保护双方的共同利益，并将利益最优化和最大化。

第一节 医学伦理与健康管理伦理概述

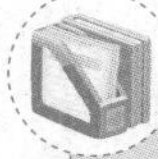

案例

患者王某，女性，40岁，因车祸导致脾脏破裂，送至医院已发现大出血，在急诊室，医生进行紧急抢救，决定给病人输血，其刚赶到医院的丈夫拒绝了医生的要求。提出他们是耶和华作证派的忠实信徒，坚信如果输了别人的血，那是一种罪恶，终身乃至死后都不得安宁，坚决反对输血。无论在场的医护人员和其他病友家属怎样说明不输血的严重后果，但是其丈夫仍然不同意。此时，患者面色苍白，血压下降，呼吸急促，脉搏快而弱，神志改变。其丈夫听从了医护人员的决定，而患者却用很低弱的声音哀求道"求求医生不要违背我的信仰，谢谢您们……"

请问：1. 作为医生，应该强行救治病人的生命，还是尊重病人的信仰而放弃输血？

2. 医生做出行为选择的依据是什么？

医学伦理学是人文的最重要构成部分，自20世纪90年代开始，医学伦理学成为发展最快和相对比较系统和成熟的研究领域。同样在健康管理服务行业，也需要健康管理伦理来约束健康管理服务人员，以保障服务对象的利益。

一、医学伦理学与健康管理伦理的定义

（一）医学伦理学的定义

伦理学是以道德现象作为自己研究的客体，即研究有关道德和伦理问题的学科，包括道德和伦理问题的理论和实践。而医学伦理学是研究医疗实践活动中的医学道德产生、发展和变化的科学，是运用一般伦理学的原理和道德原则来研究、解决和调整医疗卫生实践和医学发展过程中的医学道德问题和医学道德现象的学科，即是研究医学领域中人与人、人与社会、人与自然关系的道德问题的一门学问。

由于医学不同于其他科学技术，其本身就含有伦理因素，临床医学实践、医学科学研究和其他医学活动过程中均体现了伦理价值和道德追求。因此，医学伦理学是伦理学与医学相互交融的一门学科，它既是医学的一个重要组成部分，又是伦理学的一个分支，其对医疗活动起着重要的指导和约束作用。传统的医学伦理学也称医德学，它的范围局限在医疗执业内，只研究医务人员如何遵循以及遵循什么样的道德规范和准则，其核心是医患关系。现代的医学伦理学超出了医疗职业范围，扩大到整个卫生保健，除了可以研究医生与患者的关系，作为医生观察和处理问题的标准和准绳，调整医生怎样对待患者等医患关系道德外，还随着医学的发展和社会的进步增加了很多新的内容。

（二）健康管理伦理的定义

健康伦理是关于健康的伦理学研究，它旨在研究与健康相关的所有伦理问题，并解决这些问题所奉行的伦理原则和道德规范。健康属于伦理领域，是因为它不仅仅关系到要对社会中出现的疾病进行解释，也关系到对这一状况的改善。

健康管理伦理是指个体、群体、国家在健康管理中应遵守的行为准则和规范，以及对公共健康应承担的道德责任。健康管理伦理是医学伦理的重要组成部分和丰富发展。

二、医学伦理与健康管理伦理的基本原则

（一）医学伦理学的基本原则

1. 医学伦理学基本原则的定义　医学伦理学的基本原则是指调节医学职业过程中各种医学伦理关系所应遵循的根本原则或标准。它贯穿于医学实践的始终，是衡量医务人员的个人行为和道德品质的最高道德标准。

医学伦理学原则是评价医务人员行动是非对错的框架。在伦理学推理中，原则不是出发点，出发点应该是伦理问题，而原则和理论是解决伦理问题的指南，为伦理问题的解决提供伦理辩护。

2. 医学伦理学基本原则的内容　现代意义的医学伦理学原则，并不是伴随着医学和医德一起来到人间的，而是随着医学的发展和社会的进步，将其推进到一定的历史阶段而慢慢形成的。在医学形成之初以至相当漫长的时间里，医学伦理学的基本原则只是以萌芽形态存在于医学职业和医者个体主观意识中。最后，凭借这些积累和成果，由专门的研究者概括出反映医学道德基本精神和统帅一系列医学伦理准则的基本原则。社会主义医学伦理学的基本原则内容可归纳为“救死扶伤、防病治病、实行社会主义人道主义、全心全意为人民的身心健康服务”。

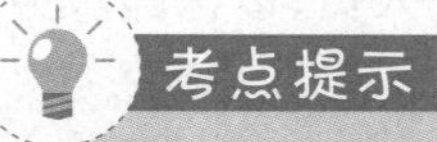

医学伦理学的具体原则

3. 医学伦理学的具体原则　医学伦理学的基本原则是具有指导性的根本原则，但比较概括和抽

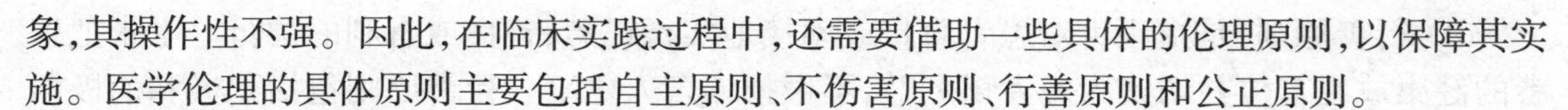

象，其操作性不强。因此，在临床实践过程中，还需要借助一些具体的伦理原则，以保障其实施。医学伦理的具体原则主要包括自主原则、不伤害原则、行善原则和公正原则。

(1) 自主原则：是指自我选择、自主行动或是依照个人意愿做出自我的管理和决策。即尊重患者自己做主选择医疗方案、选择医疗机构和医护人员以及同意或拒绝医护人员建议的权利。医生在为患者提供医疗技术之前，应给患者解释医疗目的、操作要点、各种治疗方案、注意事项及可能的结果，帮助他们了解情况，由患者自己做出合理性的决定。但自主权并不是绝对的，不是所有患者都适用的，它只适用于能自己做出理性决定的患者，而不适用于自主能力减弱或者没有自主能力的患者，如：婴幼儿严重精神病、昏迷的患者等，对于他们不但不能授予自主权，反而应加以保护、监督与协助。

在自主原则中，最能代表患者的自主方式是"知情同意"。知情同意是指某人被告知事实后，自愿同意或答应某事。在医疗实践中，具有法律效力的同意也是"知情同意"。在工作过程中，首先，医生应尊重患者的知情同意或选择权利，让患者感受到自身的价值，增强对医生的信任，从而有利于建立和谐的医患关系。其次，应切实履行自身的责任，协助患者行使自主权，对于有选择能力而放弃选择或拒绝治疗的患者，应深入了解患者的心理动因，如果患者的选择与他人或社会的利益发生矛盾，医生应协助患者调整选择。最后，应正确行使医疗自主权，如果患者的生命处于危机时刻，医生可以依照自身的专业知识，行使自主权，选择正确的医疗措施，从而保护患者的利益和履行自己的责任。

(2) 不伤害原则：不伤害原则就是不做伤害患者的事，不使患者的身心遭受伤害的原则，是一系列原则中的底线原则。不伤害原则不是"绝对不伤害"的原则，任何事物都具有双向性，因为临床上给患者治疗时，有时根本无法避免地会对患者的身体或心理带来伤害，例如化疗，化疗能抑制肿瘤，同时也会给造血系统和免疫系统带来不良影响。不伤害原则是"权衡利害"的原则，也就是说，医生在工作过程中，要选择利益大于危险或利益大于伤害的行为，坚持"疗效最佳、损害最小、痛苦最轻以及耗费最少"的最优化原则，争取以最小的代价获得最大的效果。不伤害原则是"双重影响"的原则，是指在对患者的诊疗过程中，某一个医疗行为的结果会产生某种有害的影响，这种有害影响是间接的且提前可以预知的，但绝不是恶意或故意的，是为了正当的医疗行为所产生的附带影响。

一般情况下，不伤害原则会与其他原则发生冲突，具体表现是：

1) 不伤害原则与有利原则的冲突：在医疗工作中，遇到此类情况，要做到"两益相权取其大，两害相权取其小"。如一位糖尿病患者，足部有严重溃疡，经治疗病情未减轻，有发生败血症的危险，此时为了保住患者的生命而需要对患者截肢。在这种情况下，施行截肢对于患者所获得利益远远大于伤害。

2) 不伤害原则与公正原则的冲突：在稀有医疗卫生资源的分配与享有的问题上常出现此类情况。如某医院有 8 个肾衰竭患者同时急需做肾移植手术，但供体肾只有 1 个，此时不可能满足 8 个人的需求，只能按公正原则选择最合适的患者，相应的，其他患者因得不到救治在身心上将受到伤害。

3) 不伤害原则与自主原则的冲突：这种冲突多表现在医生如果一味地遵从患者及其家属的错误决定，就会给患者带来伤害，相反，为了使患者不受伤害，就要否定患者及其家属的错误决定。如：对于呼吸衰竭的病人，血氧饱和度快速下降，需进行气管切开，但病人家属不希望进行有创的治疗，这就需要做好解释工作，争取患者和家属的积极配合，为进一步治疗赢得时间。

(3) 行善原则:是指医生对患者直接或间接地实行仁慈、善良或有利的德行。主张把患者的健康放在首位并切实为患者谋利益,不做损人害人之事。行善原则包括积极和消极两个方面:积极方面是指为了促进或增进患者的健康和幸福,消极方面是指减少或预防对患者的伤害。由此可见,行善原则比不伤害原则更加广泛。行善原则包括不应施加伤害原则、应预防伤害原则、应去除伤害原则和应做或促进善事原则。

行善原则要求医生在工作过程中应权衡利害的大小,尽可能地减轻对患者造成的伤害,认真评估利益与伤害孰轻孰重,不能使行善的危险性超过给患者带来的益处,要使自己的行为给患者带来最大的益处和最小的危害。另外还需积极做一些对患者有益的事情,防止可能发生的伤害,慎重地做出伦理决策,尽可能解除患者的痛苦。

(4) 公正原则:公正即公平和正义,没有偏私,不偏不倚。"普同一等"这是中外历代医家倡导的医德原则。公正原则主要包括人际交往公正和医疗卫生资源分配公正。

人际交往公正是指在临床实践活动中,医生对患者及家属的人格尊严要同等地予以尊重,以同样的热忱态度和认真负责的医疗作风平等地对待每一位患者及家属。尊重和维护患者平等的基本医疗权,做到一视同仁,平等相待。

医疗卫生资源分配公正是指每一个社会成员都具有平等享受医疗卫生资源的权利,而且对于医疗卫生资源的使用和分配,也具有参与决定的权利。但在现实环境中,有些医疗卫生资源是无法充分供应的,供不应求,如骨髓、移植的器官等,针对这种现象,健康照顾提供者、医疗机构或其他相关机构,必须决定由哪位患者来使用这种稀少资源,往往会牵涉到伦理道德上的考虑。

知识链接

有两位患者都需要进行肝移植:60 岁的王某,因多年酗酒导致严重肝硬化,20 岁的大三学生罗某,因劝架不小心被同学误伤而使肝脏破裂。现有一个肝脏可供移植,与两位患者的配型都符合。你认为这一肝脏应给谁移植呢?

在医疗工作中,有些资源是供不应求的,当这种情况发生时,只能对这种资源做最合理的分配。首先根据医学标准进行筛选,再参照社会价值标准进行公正分配,如根据个人需要、个人能力、对社会的贡献、家庭的角色地位和疾病的科研价值等,所以应该给罗某移植。

(二) 健康管理中的伦理原则

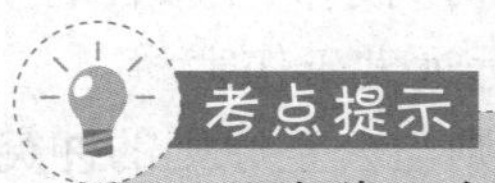

健康管理中的伦理原则

健康管理中的伦理原则一直受医学伦理学基本原则的引导,是我国健康管理的道德关系及要求的集中概括,是处理健康管理领域中复杂利益关系的标准,是医学伦理基本原则在健康管理领域中的具体体现,也是健康管理提供者在执业活动中必须遵守的基本原则。从伦理学的角度对健康管理各个环节进行分析思考,不仅有助于强化健康管理机构的伦理观念,更有利于健康管理提供者和服务对象的沟通,可见切实可行的健康管理伦理原则是保证健康管理发展和进步的基础,还能提高健康管理的效果。健康管理中的伦理原则主要包括以下几个方面:

1. 以人为本,以健康为中心的原则 为社会服务是健康管理的根本,健康管理机构需以维护大众健康为己任。因此,健康管理机构和从业人员要强化服务意识,竭尽全力为社会提供最佳最优质的服务。广大的健康管理提供者要在健康管理的日常工作中切实做到以下几点：

(1) 服务语言：服务语言是服务行为的第一项，也是为促进健康管理领域的一道门面。在工作过程中，健康管理提供者应在语言上，甚至第一句话都应充分体现出来，如在服务对象的称呼上，用“您”而不用“你”，体现出对服务对象的尊重，同时服务语言也是避免纠纷的有效方法。当然各个环节也有不同的语言，如上门服务语言、接电话语言、服务结束语言等，需要很多实用技巧。

(2) 了解服务对象：管理学家彼得·德鲁克指出“营销的目的在于充分认识和了解顾客，以使产品或服务能适合顾客需要”。健康管理服务营销也不例外，只有真正了解服务对象的需要和期望，才能提供优质的服务，保证服务对象的满意。因此，我们对服务对象的研究有必要从了解其要求和期望开始。

(3) 尊重服务对象：健康管理提供者在为服务对象提供服务之前，应解释本次服务的目的、操作要点、各种方案、注意事项及可能的结果，如实告知服务对象相关信息，征求服务对象的意见，并及时解答服务对象的疑问，由服务对象自己做出合理的决定。即尊重服务对象自己做主选择服务方案、管理人员等的权利。

(4) 面向社区各个层次提供不同服务：社区是由很多的家庭、机关和团体组成，是构成社会的基本单位，是与人们的生活和健康息息相关的场所。作为健康管理服务机构，可以与社区医院合作，了解辖区内群体健康资料、社区群体健康状况及分布情况，注意发现社区群体的健康问题和影响因素，整理归类，做好健康档案，根据不同层次的人群提供不同的服务，设计出个性化的专项服务，提供可参考的健康信息，从多方面去避免疾病的发生和发展。

(5) 正确判断，及时处理服务对象的相关健康问题。

2. 公平、合理的原则

(1) 服务对象应该平等享有健康保健服务：健康管理的最终目标是提高全民健康水平，健康管理的对象不应该只是“高端”人群。所以在工作过程中，健康管理提供者应以同样认真负责的工作作风平等地对待每一位服务对象。做到一视同仁，平等相待，不因国籍、种族、信仰、政治、经济、文化、教育、发展、人格、角色、性别的不同而有所不同。

(2) 服务对象平等使用卫生资源：卫生资源分配公正是指每一个社会成员都具有平等享受卫生资源的权利，而且对于卫生资源的使用和分配，健康管理提供者也有参与决定的权利。但在现实环境中，有些卫生资源是无法充分供应的，供不应求，针对这种现象，健康管理提供者、健康管理服务机构或其他相关机构，必须决定由哪位服务对象来使用这种稀少资源，往往会牵涉到伦理道德上的考虑。

(3) 健康管理提供者与服务对象应该形成服务与被服务的双向互动关系：在健康管理服务中，健康管理机构要管的是服务对象的健康事务。但这种管理不是我来管你，你被我管的方式。服务对象的健康事务，也不是由管理机构越俎代庖直接代替包办，而是由健康管理机构向服务对象传输健康知识，启发健康意识，产生健康管理的欲望。同时，健康管理机构还应提供咨询、指导和帮助，以培养服务对象良好的生活习惯及自我管理的行为。这不是被动受管，而是一种自我管理的主动行为。这种双向互动彼此相助的服务方式，其前提和基础是服务对象对服务需求的自觉性，最优的管理质量离不开服务对象主观能动性的充分发挥。而服务对象自觉性的产生和主观能动性的激发，须依靠健康管理机构具备最佳的服务和运营效率。

(4) 优先考虑服务对象的需要:相比其他行业、部门所归属的范畴,“健康管理”虽是新兴行业,却明显有“服务”胎记,是服务经济的一种形态,直而言之,“健康管理”就是一种服务经济。因此,在为服务对象提供指导和帮助前,健康管理提供者应优先考虑服务对象的各种需求,须与服务对象对工作的重点进行讨论并达成一致意见,必要时(如采用某些干预措施时)应与服务对象签订书面协议。如果服务对象的需求与自身健康或社会利益发生冲突时,健康管理提供者应耐心解释,结合实例协助患者调整自身需求。

(5) 公开收费标准:健康管理机构公开收费标准,可以让服务对象心中有数,在知情、同意的基础上接受方便、经济、综合和有效的健康管理服务,也可以增进彼此的信任感。

3. 保守秘密的原则 保守秘密是医护人员对患者应尽的责任和义务,健康管理服务中也要坚守这一原则。但健康管理服务的保密不是临床保密的生搬硬套,而应结合健康管理实践过程中的实际情况,不但要对“有关患者疾病信息”保守秘密,还要正确对待“有关社区居民健康信息”。

(1) 建立并妥善保管健康档案:健康档案的建立和保管是健康管理中所必需的程序,我们可以通过服务对象的既往健康史、现在健康状况及未来健康走向来进行预测分析,以帮助服务对象更加了解自身的健康,可为疾病预防控制工作提供可靠的参考依据,从多方面去避免疾病的发生和发展。健康管理服务机构应严肃认真建立服务对象的健康档案,注意更新,配备档案库房,指定专(兼)职人员负责健康档案管理工作,保证健康档案的完整和安全。

(2) 不泄露服务对象的健康信息:在健康管理服务过程中,针对一些特殊的服务对象,出于保护性医疗的要求,凡是不利于其身心健康的或有可能产生不良影响的事情,都应保守秘密。若发现服务对象有危害自身或他人的情况,必须采取必要的措施,防止意外事件的发生(必要时应通知有关部门或家属),但应将有关保密的信息暴露限制在最低范围之内。

(3) 保护服务对象的隐私:在进行健康管理过程中,由于工作的需要,健康管理提供者可能了解和掌握了服务对象的隐私和秘密,如:性传播疾病、性功能障碍等,健康管理提供者有为服务对象保守秘密的义务。未经同意不得将服务对象的隐私和秘密随意向外泄露或作为茶余饭后笑话的资料,否则将侵害服务对象的名誉权,要受到法律的制裁。

(4) 服务对象有知情同意权:在服务对象知情并同意的情况下,健康管理提供者才能对工作或危险因素干预过程进行录音和录像。若因专业需要进行案例讨论,或采用案例进行教学、科研、写作等工作时,应隐去可能会据此辨认出服务对象的相关信息。

4. 有利和主体原则 有利原则是指是指健康管理提供者应保护服务对象的利益,以恢复健康和增进其幸福为目的。主体原则是指应健康管理提供者应承认、重视并坚持自己在整个过程中的地位和作用的原则。

(1) 让健康管理“花钱少,获益大”:作为一名健康管理提供者,不能将经济利益放在首位,而应同情和理解服务对象,为其提供医疗保健、健康咨询等服务,竭尽全力解除服务对象躯体和精神方面的痛苦,使其在花钱最少的情况下,恢复健康,效果明显,获得最大化利益。

(2) 维护服务对象利益:健康管理提供者在健康管理过程中应了解并发现服务对象的健康需求,以维护服务对象的个人利益。若服务对象因个人健康原因而危害社会利益时,健康管理提供者要以社会利益为重,说服服务对象的个人利益服从社会利益。

(3) 争取服务对象的配合,发挥服务对象的主体作用:健康管理的宗旨是调动服务对象的积极性,变被动的疾病治疗为主动的预防管理,以有效地利用有限资源来达到最大的效果,提高健康质量。所以,作为一名健康管理提供者,我们应激发服务对象对健康管理的热情,增强自我保健意识,积极参与健康管理工作。

5. 优质服务的原则 优质服务原则是指在符合行业标准或机构规章等的前提下,任何单位或机构所提供的服务能够满足服务对象的合理需求,保证一定的满意度。

(1) 在工作过程中,健康管理提供者应做到仔细询问,耐心解释,不厌其烦,热情而周到地对待每位服务对象。

(2) 以生活方式疾病为管理重点,加强对慢性非传染性疾病的预防与控制。

(3) 加强对健康管理提供者的培养,使健康管理队伍尽快从以治疗为主转变为具有较高健康管理能力和水平的健康管理提供者,以提高健康管理质量。

知识链接

美国医生特鲁多的墓志铭上说:"有时,去治愈;常常,去帮助;总是,去安慰。"其意思是说,医生也不能治好所有病人的病,但是却可以经常去安慰病人,帮助病人与疾病作斗争。我们的健康管理服务也何尝不是这样,我们并非能帮助所有的服务对象完全恢复健康。但是,因为我们不尊重服务对象,我们的服务对象拒绝我们的健康管理,那将是我们最大的失败。

第二节 健康管理的规范及权利、义务

案例

张某,女,29 岁。曾因患妄想型精神分裂症入院治疗,1 年前出院回家。患者现已怀孕 7 周,其母亲和丈夫担心怀孕和分娩的痛苦对她的精神状态有不良的影响,于是都劝她到医院做流产手术,但她坚决要求继续妊娠。

请问:1. 作为健康管理提供者,你会给他们提供什么样的咨询?

2. 你做出此项咨询的依据是什么?

一、健康管理的伦理规范

(一) 健康管理的伦理规范含义

健康管理的伦理规范是指在健康管理实践中,健康管理提供者与服务对象双方应共同遵守的道德标准和行为准则。健康管理的伦理规范是医学伦理学研究的重要方面,是医学伦理学的丰富和发展。

(二) 健康管理的伦理规范作用

健康管理的伦理规范旨在规范健康管理提供者与服务对象双方的行为,协调健康管理提供者与服务对象间的关系,实质是为了提高健康管理质量。在健康管理提供者与服务对象的关系中,健康管理提供者往往处于主导地位,是主要道德责任方,服务对象处于接受服务地位,是次要道德责任方。因此,健康管理提供者的道德水平决定着社会对健康管理行业的评价,直接影响着健康管理的发展。

(三) 健康管理的伦理规范内容

1. 健康管理提供者应遵守的规范　爱岗敬业、自尊自强；面向社会、态度和蔼；以人为本、一视同仁；增进责任、积极主动；尊重个性、保护隐私；钻研业务、精益求精；通力协作、密切配合；健全机制、规范制度；有效评价、完善监督；坚持原则、保障健康。

2. 服务对象应遵守的规范　与时俱进、科学理念；重视权利、履行义务；配合管理、体现主体；彰显责任、实践健康。

3. 健康管理提供者与服务对象应共同遵守的规范　以诚相待、彼此尊重；遵守法律、实践规范；各司其职、相互监督；相互理解、团结协作；密切配合、健康和谐。

二、健康管理中的相关权利和义务

权利和义务是健康管理中的一对范畴，权利和义务是相对应的，但也不是绝对的，法律上权利是可以放弃的，义务是需要履行的。

(一) 健康管理中的权利

1. 健康管理中的权利含义　权利是法学和伦理学的重要范畴，通常有两个含义：一是指法律上的权利，即公民依法行使的权利和应享受的利益；二是指伦理学上的权利，即伦理上允许的权利和应享有的利益。而健康管理伦理学中所指的权利是指服务对象应享有的权利和利益以及健康管理提供者在工作过程中应享有的权利和利益。

健康管理中的权利一般是指服务对象在健康管理过程中可以行使的权利和必须保障的利益，它不同于法律上的权利。在健康管理实践中，无论是健康管理提供者还是服务对象，若脱离和超出社会现实的权利，是不可能得到伦理支持的。

2. 健康管理中的权利作用　在健康管理的实践过程中，必须重视服务对象和健康管理提供者双方的权利和义务，其目的是让双方在自我准确定位的基础上做好防护措施，最终使服务对象、健康管理提供者及广大社会人群能更好地恢复健康、维护健康和促进健康，以提高生活质量。

3. 健康管理中的权利内容　在健康管理的实践过程中，健康管理服务对象与健康管理提供者之间由于拥有的医学知识、所处地位、职责的不同，从而在健康管理关系中承担着不同的责任并享有相应的权利。

(1) 服务对象在健康管理中的权利：服务对象的权利是指服务对象在接受健康管理服务过程中可以行使的权利和应享有的利益，主要包括以下几点：

1) 有享受合理的、平等的健康保健权：享受平等的医疗保健服务，是社会人群最基本的权利和正当要求，任何健康管理机构和健康管理提供者不得以任何理由拒绝服务对象的要求，应对所有服务对象一视同仁，平等地对待每一位服务对象，在任何情况下都应坚持给予咨询和帮助，自觉维护服务对象的权利。

2) 有获得健康管理相关措施及进程的权利：在健康管理的实践过程中，服务对象有权要求健康管理提供者告知有关自身的情况、保健措施及进程，健康管理提供者应如实告知，及时解答各种疑问，以便服务对象做出选择和决定。另外，服务对象有权随时核对账单和了解付费的情况。

3) 有保护自身正当利益的权利：在健康管理的实践过程中，服务对象一旦发现自己医疗保健的权利、名誉、身体等受到损害，有权提出批评、建议和意见，甚至终止损害。

4) 有选择健康管理服务的权利：在健康管理实践过程中，服务对象享有比较和选择健康管理机构、检查项目、治疗方案及健康管理提供者的权利。因此,健康管理服务机构必须帮助服务对象了解相关信息,以便其做出正确的判断和选择,切忌不可强迫服务对象做任何决定。

5) 有要求保守秘密和隐私的权利:健康管理提供者享有为服务对象提供医疗卫生保健服务的特殊职权,由于工作的需要,可以了解和掌握服务对象身体、心理甚至隐私和秘密等信息。服务对象为了诊治疾病而信任健康管理提供者,将必要的信息告诉对方,但其有权要求健康管理提供者保守秘密和隐私。

6) 有监督健康管理服务的权利:服务对象有权对健康管理机构的整个服务过程进行监督,这是服务对象不可剥夺的基本权利,健康管理服务机构和健康管理提供者应予以充分尊重。事实证明,服务对象拥有此权利,对提高健康管理服务机构的服务质量和促进社会主义精神文明建设有很大作用。

7) 有获得赔偿健康损害的权利:健康管理提供者在健康管理中因违反规章制度,或在治疗、护理等方面出现过失或过错,造成了服务对象身心损害等不良后果,服务对象有权上诉,追究健康管理提供者或健康管理服务机构的责任,得到相应的赔偿。

考点提示

服务对象在健康管理中的权利

(2) 健康管理提供者在健康管理中的权利:健康管理提供者的权利即健康管理提供者在服务过程中应享有的权利和利益,主要包括了以下几点:

1) 有获得国家规定的工资报酬、享受福利待遇和参加社会保险的权利:任何单位或个人不得克扣健康管理提供者的工资,降低或取消其福利待遇,不承担其社会保险。

2) 有维护服务对象健康的权利:健康管理提供者作为健康服务专业人员,有权获得服务对象健康相关信息以及其他与履行职责相关的信息,利用自己的专业知识为服务对象提供健康服务,做到未病先防,防患于未然。

3) 有恰当地使用干涉权和拒绝权的权利:这是健康管理提供者的特殊权利,是对服务对象进行否定和限制的权利。当服务对象做出的选择与生命价值原则和社会公益原则发生冲突和矛盾时,健康管理提供者有限制服务对象的干涉权和拒绝权,从而对服务对象负责。

4) 有个人尊严和人身安全不受侵犯的权利:对扰乱工作秩序,阻碍健康管理提供者依法开展职业活动,侮辱、威胁和殴打健康管理提供者的服务对象,由公安机关根据《治安管理处罚条例》给予处罚;构成犯罪的,依法追究刑事责任。

(二) 健康管理中的义务

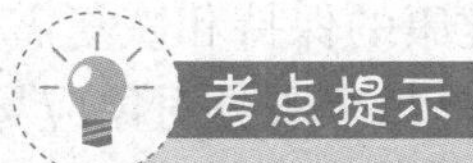

健康管理提供者在健康管理中的义务

健康管理提供者与服务对象的权利与其须承担的义务是相对应的,健康管理提供者和服务对象在享有一定权利的同时,也必须承担相应的义务才能保证健康管理的正常进行。

1. 健康管理提供者在健康管理中的义务　是指健康管理提供者对服务对象、他人、集体和社会所承担的道德责任,也是服务对象、他人、集体和社会对健康管理提供者在工作中各种行为的基本要求。其有利于增强健康管理提供者自身的责任感,可分为健康管理提供者对服务对象和对社会的义务两个方面。

(1) 健康管理提供者在健康管理中对服务对象的义务:①为服务对象提供健康保健服务

的义务:健康管理提供者必须运用所掌握的健康知识和专业技能为服务对象提供健康保健服务,这是健康管理提供者对服务对象义不容辞的责任和义务。②为服务对象解除痛苦的义务:服务对象的痛苦包括躯体和精神的痛苦,健康管理提供者在解除和控制服务对象躯体痛苦的同时,更应该以深切的同情心理解和关心服务对象,做好服务对象的心理疏导工作,使其达到最佳身心状态。③对服务对象进行宣传和教育的义务:健康管理提供者要以服务对象和社会利益为重,对服务对象进行及时科学的健康宣传、健康教育、健康干预等措施,耐心解答服务对象的各种疑问,以提高服务对象的健康意识。④为服务对象保守秘密和保护隐私的义务:在健康管理实践过程中,保护服务对象的隐私和秘密是维护服务对象利益的需要,是一种传统美德,同时也是建立良好人际关系的重要保障。这既是一种职业道德方面的要求,也是法定义务的要求。⑤满足服务对象正当需求的义务:在健康管理实践过程中,健康管理提供者对服务对象有关健康的正当要求和建议应该尽量满足,不得以任何理由拒绝,因特殊原因难以满足的,应给予耐心解释,避免发生不必要的冲突。

(2) 健康管理提供者在健康管理中对社会的义务:①有面向全社会、全人类提供预防保健的义务:健康管理提供者要面向社会,主动宣传普及疾病预防知识和医药卫生知识,提高人们自我保健和预防疾病的能力。②有提高社会人群生命质量的义务:健康管理提供者要尽可能为广大社会人群提供医疗保健、健康咨询、计划免疫等服务,关注亚健康管理、临终关怀、安乐死等医学和社会问题,以提高社会人群的生命质量。③有推进健康事业发展的义务:健康管理提供者在健康管理中还要兼顾社会整体的健康,在服务对象因个人健康原因而危害社会利益时,健康管理提供者要以社会利益为重,说服服务对象的个人利益服从社会利益,必要时进行干涉和终止服务对象的不良行为。④有促进健康管理服务科学发展的义务:健康管理服务是造福全社会的事业,健康管理提供者有责任和义务促进其发展,应参加专业培训,从事学术研究和交流、参加行业协会和专业学术团体,以不断提高自己的专业知识,做到精益求精,从而顺应社会需求和发展,提高健康管理质量。同时,还应加强对健康管理团队的培养,使健康管理队伍中的成员能尽快转变为具有较高健康管理能力和水平的健康管理师。

2. 服务对象在健康管理中的义务　在健康管理实践过程中,服务对象的各项权利必须得到保障,但服务对象的权利是与义务相对应的,服务对象在关注自身权利实现的同时也要明确自身在健康管理中的义务。主要包括了以下几个方面:

(1) 有保持和恢复自身健康的义务:服务对象首先要明确个人的健康是对家庭和社会负责的体现,一旦生病,会给家庭和社会增加负担。个人应该努力消除导致疾病发生或影响健康的重要因素。健康的保持和恢复需要服务对象的积极参与,建立科学的生活方式,养成良好的生活习惯,这是每个服务对象应尽的义务。

(2) 有承担相关费用的义务:根据我国国情,每个服务对象在健康管理中都要承担相应的医药和保健费用,以支持健康管理事业的发展,维护自身健康。

(3) 有支持和配合健康管理提供者进行健康管理工作的义务:服务对象在健康管理中必须遵守相关的规章制度,尊重健康管理提供者的人格,配合健康管理提供者的工作。在实施服务过程中,服务对象有义务如实表述自己的情况,正确回答健康管理提供者的问题,尽可能详细真实地提供信息,在同意实施方案后,应遵照执行,配合完成健康管理工作。

第三节 健康管理职业道德

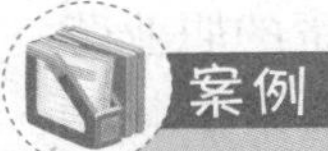

案例

一个中国留学生在日本一家餐馆打工，老板要求洗盆子时要刷6遍。一开始他还能按照要求去做，刷着刷着，发现少刷一遍也挺干净，于是只刷5遍；后来，发现再少刷一遍还是挺干净，于是又减少了一遍，只刷4遍，他在暗中留意到另外一位打工的中国人，发现他还是老老实实地刷6遍，速度自然要比自己慢许多，便出于“好心”，悄悄地告诉那个人说：“你可以少刷一遍，反正也看不出来的”。谁知那个人一听，竟惊讶地说：“规定要刷6遍，就应该刷6遍，怎么能少刷一遍呢？”

请问：1. 如果你是老板，你希望用哪种心态的员工？

2. 在你看来，老板雇佣员工最优先考虑的应该是什么？

一、职业道德基础知识

(一) 职业道德的概念

道德是社会学意义上的一个基本概念。不同的社会制度、不同的社会阶层都有不同的道德标准。所谓道德，就是由一定的社会经济基础所决定，以善恶为标准，以法律为保证并依靠社会舆论、传统习惯和人们内心信念来维系的，调整人与人、人与社会及社会各成员之间关系的行为原则和规范的总和。

职业道德是一般道德在职业行为中的反映，是社会分工的产物。所谓职业道德，就是人们在进行职业活动过程中，一切符合职业特点和要求的心理意识、行为准则、道德情操和道德品质的总和，是一种内在的、非强制性的约束机制。职业道德既是本职人员在职业活动中的行为标准和要求，又是职业对社会所负的道德责任与义务，从而用来调整职业个人、职业主体和社会成员之间关系的行为准则和行为规范。

(二) 职业道德的本质

1. 职业道德是生产发展和社会分工的产物 自从人类社会出现了农业和畜牧业、手工业的分离以及商业的独立，社会分工就逐渐成为普遍的社会现象。由于社会分工、人类的生产必须通过各行业的职业劳动来实现，加之生产发展的需要和科学技术的不断进步，导致社会分工越来越细。

分工不仅没有把人们的活动分成彼此不相联系的独立活动，反而使人们的社会联系日益加强，人与人之间的关系越来越紧密，范围也越来越大。经过无数次的分化与组合，形成了如今生活中各种各样的职业和人们之间错综复杂的职业关系。这种与职业相关联的特殊社会关系，需要与之相适应的特殊的道德规范来调整，职业道德就是作为适应并调整职业生活和职业关系的行为规范而产生和形成的。可见，生产的发展和社会分工的出现是职业道德形成和发展的历史条件。

2. 职业道德是人们在职业实践活动中形成的规范 人们在各种各样的职业活动实践中，进一步地认识到人与人之间、人与自然之间、个人与社会之间的道德关系，最终形成了与职业实践活动相联系的特殊的道德心理、道德观念和道德标准。由此可见，有了职业就有了职业道德,出现一种职业就随之有了关于这种职业的道德。随着职业的出现和人们在职业实践活动中的提炼,职业道德逐渐形成和发展起来。

3. 职业道德是职业活动的客观要求　职业是人的第二生命,职业活动是人类社会活动的重要组成部分,是人们由于特定的社会分工而从事的具有专业业务和特定职责的职业劳动,并以此作为主要生活来源的社会活动,它集中地体现在社会关系的以下三大要素中。

(1) 责:每种职业都意味着承担一定的社会责任,即职责。如完成岗位任务的责任,承担职责范围内社会后果的责任等。人们对职业责任的完成,需要通过具有一定权威的政令或规章制度来维持正常的职业活动和职业秩序,强制人们按一定规定办事,并通过内在的职业信念和职业道德情感来进行约束。当人们以什么态度来对待和履行自己的职业责任时,就赋予职业责任相关的道德意义,最终成为职业道德责任。

(2) 权:每种职业都意味着享有一定的社会权利,即职权。职权不论大小均来自于社会,是社会整体和公共权利的一部分,如何承担和行使职业权力,必然与社会道德问题相联系。

(3) 利:每种职业都体现和处理着一定的利益关系,即利益。职业劳动既是为社会创造经济效益和文化效益的主渠道,也是个体主要的谋生手段。因此,职业是社会的整体利益、职业服务对象的公众利益和从业者的个人利益等多种利益的交汇点。如何处理好他们之间的关系,不仅是职业的责任和权利之所在,也是职业内在的道德内容。

总之,没有相应的道德规范,职业就不可能真正担负起它的社会职能。职业道德是职业活动自身必要的生存与发展条件之一。

4. 职业道德是社会经济关系决定的特殊社会意识形态　职业道德虽然是在特定的职业生活中形成的,但它作为一种社会意识形态,则深深根植于社会经济关系之中,决定社会经济关系的性质,并随着社会经济关系的变化而变化和发展。

在人类历史上,社会的经济关系归根到底只有两种形式:一种是以生产资料私有制为基础的经济结构;另一种是以生产资料公有制为基础的经济结构。与这两种经济结构相适应而产生了两种不同类型的职业道德:一种是私有制社会的职业道德,包括奴隶社会、封建社会和资本主义社会;另一种是公有制社会即社会主义社会的职业道德。以公有制为基础的社会主义的职业道德与私有制条件下的各种职业道德有着根本性的区别。

社会主义社会人与人之间的关系,不再是剥削与被剥削、雇佣与被雇佣的职业关系。从事不同的职业活动,只是社会分工不同,而没有高低贵贱之分,每个职业工作者都是平等的劳动者,不同职业之间是相互服务的关系。每个职业活动都是社会主义事业的一个组成部分。各种职业的职业利益同整个社会的利益从根本上说是一致的。因此,各行各业有可能形成共同的职业道德规范,这是以私有制为基础的社会的职业道德难以实现的。

(三) 职业道德的特征

1. 职业性　职业道德的内容与职业实践活动紧密相连,反映着特定职业活动对从业人员行为的道德要求。每一种职业道德都只能规范本行业从业人员的职业行为在特定的职业范围内发挥作用。

2. 实践性　职业行为过程,就是职业实践过程,只有在实践过程中,才能体现出职业道德的水准。职业道德的作用是调整职业关系,对从业人员职业活动的具体行为进行规范和约束,解决现实生活中的具体道德冲突。

3. 继承性　继承性是在长期实践过程中形成的,被作为经验和传统而继承下来。即使在不同的社会经济发展阶段,同样一种职业因服务对象、服务手段、职业利益、职业责任和义务相对稳定，职业行为的道德要求的核心内容也将被继承和发扬，从而形成了被不同社会发展阶段普遍认同的职业道德规范。

4. 多样性　不同的行业和不同的职业有不同的职业道德标准，从而体现出职业道德的多样性。

(四) 职业道德的基本要求

《中华人民共和国公民道德建设实施纲要》中明确指出："要大力倡导以爱岗敬业、诚实守信、办事公道、服务群众、奉献社会为主要内容的职业道德，鼓励人们在工作中做一个好建设者。"因此，我国现阶段各行各业普遍适用的职业道德的基本内容，即"爱岗敬业、诚实守信、办事公道、服务群众、奉献社会"。

1. 爱岗敬业　通俗地说就是"干一行爱一行，爱一行钻一行"，这是人类社会所有职业道德的一条核心规范。爱岗敬业是职责，也是人类社会最为普遍的奉献精神。它看似平凡，实则伟大，因为爱岗敬业不仅是个人生存和发展的需要，也是社会存在和发展的需要。

所谓爱岗，就是热爱自己的工作岗位，并为做好本职工作尽心尽力。爱岗是对人们工作态度的一种普遍要求，既要让职业工作者以正确的态度来对待各种职业劳动，又要努力培养自己所从事工作的幸福感和荣誉感。

敬业是爱岗的升华，所谓敬业，就是用一种恭敬严肃的态度来对待自己的职业，对本职工作一丝不苟。敬业可分为两个层次，即功利的层次和道德的层次。任何时候用人单位只会倾向于选择那些既有真才实学又踏踏实实工作，并持良好工作态度的人。这就要求从业者专心致志搞好工作，并在平凡的岗位上创造出奇迹，才能真正达到敬业的道德层次。一个人如果看不起本职岗位，心浮气躁，好高骛远，不仅违背了职业道德规范，而且会失去自身发展的机遇。虽然社会职业在外部表现上存在差异性，但只要从业者热爱自己的本职工作，并能在自己的工作岗位上兢兢业业，终有机会创出一流的佳绩。

爱岗敬业是职业道德的基础，是社会主义职业道德所倡导的首要规范。爱岗敬业，就要对自己的岗位职责负责到底，无论在任何时候，都尊重自己的岗位职责，它不仅是社会对每个从业者的要求，更应当是每个从业者对自己的自觉约束。

2. 诚实守信　"诚实"即忠诚老实，不隐瞒自己的真实思想，不掩饰自己的真实感情，不说谎，不作假，不为不可告人的目的而欺瞒别人，真正做到实事求是地待人做事，不弄虚作假，做到表里如一。在职业行为中最基本的体现就是诚实劳动。每一名从业者，只有为社会多工作、多创造物质或精神财富，并付出卓有成效的劳动，社会所给予的回报才会越多，即"多劳多得"。

"守信"就是讲信用、重信誉、信守承诺，忠实于自己承担的义务，答应了别人的事一定要去做，也就是"言而有信"、"诚实不欺"。能够忠诚地履行自己承担的义务是每一个现代公民应有的职业道德。

诚实守信是为人之本，从业之要，是人和人之间正常交往、社会生活能够稳定、经济秩序得以保持和发展的重要力量。对一个人来说，诚实守信既是一种道德品质和道德信念，也是每个公民的道德责任，更是一种崇高的人格力量。对一个企业和团体来说，它是一种形象，一种品牌，一种信誉，一个使企业兴旺发达的基础。所以，在工作中，每名从业者应严格遵守国家的法律、法规及本职工作的条例、纪律，做到秉公办事，坚持原则，不以权谋私；做到实事求是、信守诺言，对工作精益求精，注重产品质量和服务质量，并同弄虚作假、坑害人民的行为进行坚决的斗争。

3. 办事公道　办事公道是指从业人员在办事和处理问题时，需站在公正的立场上，按照同一标准和同一原则办事的职业道德规范。即处理各种职业事务要公道正派、不偏不倚、客观公正和公平公开。对不同的服务对象一视同仁、秉公办事，不因职位高低、贫富亲疏的差别而区别对待。

如一个服务员接待顾客不以貌取人，无论对于衣着华贵的大老板还是对衣着平平的乡下人，对不同国籍、不同肤色、不同民族的宾客能一视同仁，同样热情服务，这就是办事公道，无论是对于一次购买上万元商品的大主顾，还是对于一次只买几元钱小商品的人，同样周到接待，这就是办事公道。

4. 服务群众　指听取群众意见，了解群众需要，急群众之所急，想群众之所想，端正服务态度，改进服务措施，提高服务质量。做好本职工作是服务群众最直接的体现。要有效地履职尽责，必须高标准地完成工作。工作的高标准是单位建设的客观需要，是强烈的事业心和责任感的具体体现，也是履行岗位责任的必然要求。

5. 奉献社会　奉献社会是社会职业道德的最高境界和最终目的，也是职业道德的出发点和归宿。奉献社会就是要履行对社会和对他人的义务，自觉地、努力地为社会和他人做出贡献。

奉献社会是一种对事业忘我的全身心投入，这不仅需要有明确的信念，更需要有崇高的行动。当一个人任劳任怨，不计较个人得失，甚至不惜献出自己的生命从事于某种事业时，他关注的其实是这一事业对人类和对社会的意义。

考点提示

职业道德的基本内容

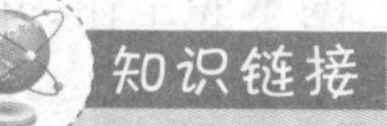

知识链接

有一个青年人去问大画家阿道夫·门采尔："我画一幅画往往只用一天的时间，可为什么卖掉它却要等一年？"门采尔回答道："请倒过来试试！你花一年的功夫去画，那么，你只要一天的时间就可以卖掉它"。

其实创作成功的方法很简单，只要勤奋就可以了。多走几步即可与成功有约。只有流勤劳的汗水，才能吃勤劳的饭。一分耕耘，一分收获，世上没有轻而易举而得到的本领，天才来源于勤奋。

二、健康管理基本职业守则

1. 健康管理提供者不得在性别、年龄、职业、民族、国籍、宗教信仰、价值观等方面歧视个体或群体，应做到一视同仁，不偏不倚。

2. 健康管理提供者首先应该让个体或群体了解健康管理服务的性质、特点以及个体或群体自身的权利和义务，避免后续服务过程中发生不必要的冲突或矛盾。

3. 健康管理提供者在对个体或群体进行健康管理服务时，应与个体或群体对工作的重点和关键点进行讨论并达成一致意见，必要时(如采用某些干预措施时)应与个体或群体签订书面协议。

4. 健康管理提供者应始终严格遵守保密原则，具体措施如下：①健康管理提供者有责任向个人或群体说明健康管理工作的相关保密原则，以及应用这一原则时的限度。②在健康管理服务中，一旦发现个人或群体有危害自身或他人的情况时，必须采取相应的措施，防止不良事件的发生。③健康管理服务中的有关信息，包括个案纪律、检查资料、信件、录音、录像和其他资料，均属专业信息，应在严格保密的情况下进行保存，不得泄露。④健康管理提供者只有在个体同意的情况下收集有关个人隐私等相关信息，若移做其他用途，必须征得个体的同意。

本章小结

本章主要介绍了医学伦理学与健康管理伦理的概述，健康管理的规范及权利、义务及健康管理职业道德。医学伦理学与健康管理伦理是健康管理提供者在执业行为中必须遵守的基本原则，也是衡量健康管理提供者道德水平高低的最高道德标准，健康管理提供者应在各个环节进行伦理学的分析思考，将伦理理念融入整个健康管理的全过程。健康管理规范及权利、义务是健康管理伦理的具体体现和进一步发展，是每位健康管理提供者必须熟悉的内容，以避免在工作过程中产生不必要的矛盾。健康管理职业道德的内容包括了爱岗敬业、诚实守信、办事公道、服务群众、奉献社会，这也是我国公民道德建设实施纲要中明确指出的职业道德的主要内容。

（李　莉）

目标测试

A1 型题

1. 以下**不属于**医学伦理学基本原则的内容是
   A. 救死扶伤
   B. 促进健康
   C. 防病治病
   D. 实行社会主义人道主义
   E. 全心全意为人民的身心健康服务
2. 下列认识中，你认为可取的是
   A. 树立干一行、爱一行、钻一行的思想
   B. 因为找工作不容易，所以干一行就要干到底
   C. 谁也不知道将来会怎样，因此要多转行，多受锻炼
   D. 我是一块砖，任凭领导搬
   E. 敬业一般意味着会失去很多工作和生活的乐趣
3. 坚持办事公道的职业道德，要努力做到
   A. 公私分开　　B. 有求必应　　C. 公平公正
   D. 公开办事　　E. 奉献精神
4. 下列做法中并不违背不伤害原则的是
   A. 因急于抢救患者，做手术前未经家属或患者签手术同意书
   B. 发生故意伤害
   C. 造成本可避免的患者自杀
   D. 造成本可避免的人格伤害

E. 以上情况都是

A2 型题

5. 患者,男性,48 岁,足部有严重溃疡的糖尿病患者,经治疗病情未减轻,且有发生败血症的危险,此时为保住患者的生命需要对患者截肢。这里包含的冲突是

A. 行善原则与公正原则的冲突

B. 行善原则与尊重原则的冲突

C. 不伤害原则与行善原则的冲突

D. 不伤害原则与公正原则的冲突

E. 不伤害原则与尊重原则的冲突

6. 李某工作很出色,但他经常迟到早退,一段时间里,老板认为他的工作能力强就没有责怪他。有一次,老板与他约好去与客户签合同,老板千叮万嘱不可以迟到,可最终李某还是迟到了半个小时,等到达与客户约好的地点时,客户已经离开。李某因为迟到,让公司到手的好项目丢失,造成了很大损失,老板一气之下辞退了李某。对以上案例反映出来的问题,你认同下列说法的是

A. 李某的老板不懂得珍惜人才,不体恤下属

B. 客户没有等待,表明他缺乏修养

C. 李某应该是去找客户讲理,觉得他应该把项目继续给公司

D. 李某的工作能力强,即使离开此公司,在其他单位也会得到重用

E. 作为一名优秀的员工,不但要有较强的能力,还应具有良好的敬业精神

第十一章　健康管理相关法律、法规知识

学习目标

1. 掌握：劳动合同的订立、履行、变更条款；消费者的权利条款。
2. 熟悉：劳动合同的解除和终止条款；劳动合同法、消费者权益保护法的适用范围。
3. 了解：劳动合同法、消费者权益保护法的立法宗旨；经营者的义务条款。

世界卫生组织将健康权定义为：政府必须创造条件使人人能够尽可能健康。这些条件包括确保获得卫生服务，健康和安全的工作条件，适足的住房和有营养的食物。健康管理是现阶段保护和促进人类健康的有效手段之一，我国目前尚未出台国家健康管理专门法律，本章主要介绍健康管理服务机构及其服务人员在实施健康管理服务过程中所涉及的主要法律法规。

第一节　《中华人民共和国劳动合同法》相关知识

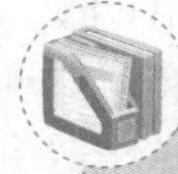

案例

2015 年 1 月 10 日，小王入职时，公司告知他有三个月的试用期，但是没有与小王签订书面的劳动合同。2015 年 3 月 15 日，公司通知小王，由于他在试用期表现不佳，所以公司决定辞退他。小王觉得很委屈，因为在试用期内他确实努力工作而且自认为表现是很好的。

请问：1. 该公司的做法是否违法？

2. 在这种情况下，小王应该怎么办？

一、《中华人民共和国劳动合同法》的立法宗旨

为了完善劳动合同制度，明确劳动合同双方当事人的权利和义务，保护劳动者的合法权益，构建和发展和谐稳定的劳动关系。

二、《中华人民共和国劳动合同法》的适用范围

中华人民共和国境内的企业、个体经济组织、民办非企业单位等组织（以下称用人单位）与劳动者建立劳动关系，订立、履行、变更、解除或者终止劳动合同，适用本法。国家机关、事业单位、社会团体和与其建立劳动关系的劳动者，订立、履行、变更、解除或者终止劳动合同，

依照本法执行。

三、劳动合同的订立

用人单位自用工之日起即与劳动者建立劳动关系。用人单位招用劳动者时，应当如实告知劳动者工作内容、工作条件、工作地点、职业危害、安全生产状况、劳动报酬，以及劳动者要求了解的其他情况；用人单位有权了解劳动者与劳动合同直接相关的基本情况，劳动者应当如实说明。用人单位招用劳动者，不得扣押劳动者的居民身份证和其他证件，不得要求劳动者提供担保或者以其他名义向劳动者收取财物。

建立劳动关系，应当订立书面劳动合同。已建立劳动关系，未同时订立书面劳动合同的，应当自用工之日起一个月内订立书面劳动合同。用人单位与劳动者在用工前订立劳动合同的，劳动关系自用工之日起建立。

劳动合同分为固定期限劳动合同、无固定期限劳动合同和以完成一定工作任务为期限的劳动合同。劳动合同应当具备的条款：用人单位的名称、住所和法定代表人或者主要负责人；劳动者的姓名、住址和居民身份证或者其他有效身份证件号码；劳动合同期限；工作内容和工作地点；工作时间和休息休假；劳动报酬；社会保险；劳动保护、劳动条件和职业危害防护；法律、法规规定应当纳入劳动合同的其他事项。劳动合同除前款规定的必备条款外，用人单位与劳动者可以约定试用期、培训、保守秘密、补充保险和福利待遇等其他事项。

劳动合同对劳动报酬和劳动条件等标准约定不明确，引发争议的，用人单位与劳动者可以重新协商；协商不成的，适用集体合同规定；没有集体合同或者集体合同未规定劳动报酬的，实行同工同酬；没有集体合同或者集体合同未规定劳动条件等标准的，适用国家有关规定。

劳动合同期限三个月以上不满一年的，试用期不得超过一个月；劳动合同期限一年以上不满三年的，试用期不得超过两个月；三年以上固定期限和无固定期限的劳动合同，试用期不得超过六个月。同一用人单位与同一劳动者只能约定一次试用期。劳动者在试用期的工资不得低于本单位相同岗位最低档工资或者劳动合同约定工资的百分之八十，并不得低于用人单位所在地的最低工资标准。

用人单位为劳动者提供专项培训费用，对其进行专业技术培训的，可以与该劳动者订立协议，约定服务期。用人单位与劳动者可以在劳动合同中约定保守用人单位的商业秘密和与知识产权相关的保密事项。

下列劳动合同无效或者部分无效：以欺诈、胁迫的手段或者乘人之危，使对方在违背真实意思的情况下订立或者变更劳动合同的；用人单位免除自己的法定责任、排除劳动者权利的；违反法律、行政法规强制性规定的。对劳动合同的无效或者部分无效有争议的，由劳动争议仲裁机构或者人民法院确认。

四、劳动合同的履行和变更

用人单位应当按照劳动合同约定和国家规定，向劳动者及时足额支付劳动报酬。用人单位应当严格执行劳动定额标准，不得强迫或者变相强迫劳动者加班。用人单位安排加班的，应当按照国家有关规定向劳动者支付加班费。

劳动者拒绝用人单位管理人员违章指挥、强令冒险作业的，不视为违反劳动合同。劳动者对危害生命安全和身体健康的劳动条件，有权对用人单位提出批评、检举和控告。

用人单位变更名称、法定代表人、主要负责人或者投资人等事项，不影响劳动合同的履行。用人单位发生合并或者分立等情况，原劳动合同继续有效，劳动合同由承继其权利和义务的用人单位继续履行。用人单位与劳动者协商一致，可以变更劳动合同约定的内容。变更劳动合同，应当采用书面形式。

五、劳动合同的解除和终止

用人单位与劳动者协商一致，可以解除劳动合同。

在一定情形下，劳动者和用人单位可以分别解除劳动合同。

在一定情形下，用人单位提前三十日以书面形式通知劳动者本人或者额外支付劳动者一个月工资后，可以解除劳动合同。

劳动者有下列情形之一的，用人单位不得解除劳动合同：从事接触职业病危害作业的劳动者未进行离岗前职业健康检查，或者疑似职业病患者在诊断或者医学观察期间的；在本单位患职业病或者因工负伤并被确认丧失或者部分丧失劳动能力的；患病或者非因工负伤，在规定的医疗期内的；女职工在孕期、产期、哺乳期的；在本单位连续工作满十五年，且距法定退休年龄不足五年的；法律、行政法规规定的其他情形。

有下列情形之一的，劳动合同终止：劳动合同期满的；劳动者开始依法享受基本养老保险待遇的；劳动者死亡，或者被人民法院宣告死亡或者宣告失踪的；用人单位被依法宣告破产的；用人单位被吊销营业执照、责令关闭、撤销或者用人单位决定提前解散的；法律、行政法规规定的其他情形。

用人单位应当在解除或者终止劳动合同时出具解除或者终止劳动合同的证明，并在十五日内为劳动者办理档案和社会保险关系转移手续。

六、劳动合同的监督和检查

国务院劳动行政部门负责全国劳动合同制度实施的监督管理。县级以上地方人民政府劳动行政部门负责本行政区域内劳动合同制度实施的监督管理。县级以上各级人民政府劳动行政部门在劳动合同制度实施的监督管理工作中，应当听取工会、企业方面代表以及有关行业主管部门的意见。

第二节 《中华人民共和国消费者权益保护法》相关知识

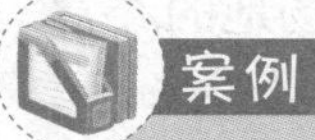

母亲节前，小张在某网站购买了数盒保健品想送给母亲，隔天收到货品送往母亲家，没承想小张的姐姐也为母亲购买了同品牌的保健品数盒，这下小张发了愁，这么多保健品要吃到什么时候呢，于是想到了退货。她联系网店店主，而店主却拒绝了她，店主称："我们不是七日无条件退换货的店，在小店购物不退不换"。

请问：1. 网店店主的说法是否正确，小张可以主张无条件退换货吗？

2. 如果可以退货，小张需要履行哪些义务？

一、《中华人民共和国消费者权益保护法》的立法宗旨

为保护消费者的合法权益，维护社会经济秩序，促进社会主义市场经济健康发展。

二、《中华人民共和国消费者权益保护法》的适用范围

消费者为生活消费需要购买、使用商品或者接受服务，其权益受本法保护。经营者为消费者提供其生产、销售的商品或者提供服务，应当遵守本法。

三、消费者的权利

消费者在购买、使用商品和接受服务时享有人身、财产安全不受损害的权利。消费者享有知悉其购买、使用的商品或者接受的服务的真实情况的权利。消费者享有自主选择商品或者服务的权利。消费者在自主选择商品或者服务时，有权进行比较、鉴别和挑选。

消费者享有公平交易的权利。消费者因购买、使用商品或者接受服务受到人身、财产损害的，享有依法获得赔偿的权利。

消费者享有依法成立维护自身合法权益的社会组织的权利。消费者享有获得有关消费和消费者权益保护方面的知识的权利。消费者在购买、使用商品和接受服务时，享有人格尊严、民族风俗习惯得到尊重的权利，享有个人信息依法得到保护的权利。消费者享有对商品和服务以及保护消费者权益工作进行监督的权利。

四、经营者的义务

经营者向消费者提供商品或者服务，应当依照本法和其他有关法律、法规的规定履行义务。经营者和消费者有约定的，应当按照约定履行义务，但双方的约定不得违背法律、法规的规定。经营者向消费者提供商品或者服务，应当恪守社会公德，诚信经营，保障消费者的合法权益；不得设定不公平、不合理的交易条件，不得强制交易。

经营者应当听取消费者对其提供的商品或者服务的意见，接受消费者的监督。经营者应当保证其提供的商品或者服务符合保障人身、财产安全的要求。宾馆、商场、餐馆、银行、机场、车站、港口、影剧院等经营场所的经营者，应当对消费者尽到安全保障义务。

经营者发现其提供的商品或者服务存在缺陷，有危及人身、财产安全危险的，应当立即向有关行政部门报告和告知消费者，并采取停止销售、警示、召回、无害化处理、销毁、停止生产或者服务等措施。经营者向消费者提供有关商品或者服务的质量、性能、用途、有效期限等信息，应当真实、全面，不得作虚假或者引人误解的宣传。租赁他人柜台或者场地的经营者，应当标明其真实名称和标记。

经营者提供商品或者服务，应当按照国家有关规定或者商业惯例向消费者出具发票等购货凭证或者服务单据；消费者索要发票等购货凭证或者服务单据的，经营者必须出具。经营者应当保证在正常使用商品或者接受服务的情况下其提供的商品或者服务应当具有的质量、性能、用途和有效期限；但消费者在购买该商品或者接受该服务前已经知道其存在瑕疵，且存在该瑕疵不违反法律强制性规定的除外。

经营者提供的商品或者服务不符合质量要求的，消费者可以依照国家规定、当事人约定退货，或者要求经营者履行更换、修理等义务。

经营者采用网络、电视、电话、邮购等方式销售商品，消费者有权自收到商品之日起七日

内退货，且无需说明理由，但下列商品除外：消费者定做的；鲜活易腐的；在线下载或者消费者拆封的音像制品、计算机软件等数字化商品；交付的报纸、期刊。

经营者在经营活动中使用格式条款的，应当以显著方式提请消费者注意商品或者服务的数量和质量、价款或者费用、履行期限和方式、安全注意事项和风险警示、售后服务、民事责任等与消费者有重大利害关系的内容，并按照消费者的要求予以说明。经营者不得对消费者进行侮辱、诽谤，不得搜查消费者的身体及其携带的物品，不得侵犯消费者的人身自由。

采用网络、电视、电话、邮购等方式提供商品或者服务的经营者，以及提供证券、保险、银行等金融服务的经营者，应当向消费者提供经营地址、联系方式、商品或者服务的数量和质量、价款或者费用、履行期限和方式、安全注意事项和风险警示、售后服务、民事责任等信息。

经营者收集、使用消费者个人信息，应当遵循合法、正当、必要的原则，明示收集、使用信息的目的、方式和范围，并经消费者同意。

五、争议的解决

消费者和经营者发生消费者权益争议的，可以通过下列途径解决：与经营者协商和解；请求消费者协会或者依法成立的其他调解组织调解；向有关行政部门投诉；根据与经营者达成的仲裁协议提请仲裁机构仲裁；向人民法院提起诉讼。

消费者在购买、使用商品时，其合法权益受到损害的，可以向销售者要求赔偿。消费者在接受服务时，其合法权益受到损害的，可以向服务者要求赔偿。

消费者因经营者利用虚假广告或者其他虚假宣传方式提供商品或者服务，其合法权益受到损害的，可以向经营者要求赔偿。广告经营者、发布者不能提供经营者的真实名称、地址和有效联系方式的，应当承担赔偿责任。

消费者向有关行政部门投诉的，该部门应当自收到投诉之日起七个工作日内，予以处理并告知消费者。对侵害众多消费者合法权益的行为，中国消费者协会以及在省、自治区、直辖市设立的消费者协会，可以向人民法院提起诉讼。

本章小结

本章主要介绍了最新的《中华人民共和国劳动合同法》和《中华人民共和国消费者权益保护法(2014)》的立法宗旨、适用范围和具体内容。对中职学生提高对法律重要性的认识和遵法守法意识，在今后从业中严格执行法律规定具有重要的意义。

（陈　方）

目标测试

A1 型题

1. 根据《劳动合同法》的规定，建立劳动关系，应当订立

A. 书面劳动合同　　B. 口头劳动合同

C. 书面或者口头劳动合同　　D. 电子劳动合同

E. 电子或口头劳动合同

2. 根据《劳动合同法》规定，用人单位未在用工的同时订立书面劳动合同，与劳动者约定的劳动报酬不明确的，新招用的劳动者的劳动报酬的支付标准是

A. 按集体合同规定的标准执行，没有集体合同或者集体合同未规定的，按最低工资标准支付
B. 按集体合同规定的标准执行，没有集体合同或者集体合同未规定的，按本单位同岗位劳动者工资的80%支付
C. 按集体合同规定的标准执行，没有集体合同或者集体合同未规定的，实行同工同酬
D. 按职工平均工资执行
E. 按集体合同规定的标准执行，没有集体合同或者集体合同未规定的，按本单位同岗位劳动者工资的75%支付

3. 根据《劳动合同法》规定，用人单位自用工之日起满____不与劳动者订立书面劳动合同的，视为用人单位与劳动者已订立无固定期限劳动合同。
A. 1个月　B. 6个月　C. 1年
D. 2年　E. 3年

4. 根据《劳动合同法》规定，劳动合同期限三个月以上不满一年的，试用期不得超过
A. 1个月　B. 2个月　C. 3个月
D. 4个月　E. 半年

5. 按照《劳动合同法》规定，用人单位拖欠或者未足额支付劳动报酬的，劳动者可以向____申请支付令，应当依法发出支付令。
A. 当地人民法院　B. 当地劳动保障行政部门
C. 当地民政部门　D. 当地人社部门
E. 当地检察院

6. 消费者为____消费需要购买，使用商品或接受服务，其权益受《消费者权益保护法》保护。
A. 生产　B. 生活　C. 生产和生活
D. 个人　E. 集体

7. 消费者对商品进行比较、鉴别和挑选的权利属于
A. 自主选择权　B. 公平交易权　C. 知悉权
D. 求偿权　E. 知情权

8. 经营者应当保证其提供的商品或者服务符合保障人身、财产安全的要求，对____的商品，应当向消费者作出真实的说明和明确的警示，并说明和标明正确使用商品的方法以防止危害发生的方法。
A. 不合格　B. 未经检验
C. 数量不足　D. 可能危及人身、财产安全
E. 不安全

9. 一般说来，消费者享有对____进行监督的权利。
A. 商品
B. 服务
C. 商品和服务以及保护消费者权益的工作
D. 不合格商品
E. 经营者

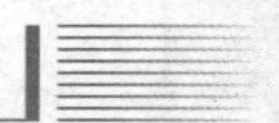

10. 根据消费者权益保护法规定，经营者提供的商品或者服务不符合质量要求的，没有国家规定和当事人约定的，消费者可以自收到商品之日起____日内退货。(《消费者权益保护法》第二十四条)

A. 3　　B. 5　　C. 6

D. 7　　E. 10

实训指导

实训1　健康信息收集

【实训目的】

1. 掌握常用健康信息记录表的填写要求，熟练填写这些表格。

2. 掌握体格测量的方法。

【实训准备】

1. 物品　各类健康调查表格、体重计、测量尺、血压计。

2. 环境　学校体检室、健康咨询室或社区。

【实训学时】

2学时。

【实训方法与结果】

(一) 实训方法

1. 熟悉常用健康调查表的填写

(1) 个人基本信息表(表3-2)。

(2) 生活方式记录表(表3-3)。

(3) 健康体检表(表3-4)。

(4) 疾病管理随访表　高血压管理随访表(实训表1-1)、糖尿病管理随访表(实训表1-2)

2. 体重的测量　体重是体内蛋白质、矿物质、水分、脂肪与碳水化合物的总和。如果水分不变，体重可反映身体营养水平，尤其是蛋白质和脂肪含量。

(1) 体重测量方法：测量前应将体重计放在硬地面上，并使其平衡避免撞击、受潮。电子体重计使用前检验其工作状态、准确度和灵敏度，打开电源开关，按下启动键，屏幕显示2次"8888"后，显示0.0，进入工作状态。受检者脱鞋、帽、外衣，全身放松，自然站立在计量盘的中央，保持身体平稳，待显示的数值稳定后再读数，应双眼直对指针。

(2) 评价体重状况表示方法

1) 年龄组别体重：主要用于儿童，以实测体重与同年龄组的标准体重进行比较，正常应在标准体重均值的2个标准范围内。

2) 身高组别体重：以实测体重与同身高组的标准体重相比较，正常应在标准体重均值的2个标准范围内。如达不到标准，表示消瘦，近期营养状况不佳，对区分儿童急性营养不良和慢性营养不良有较大意义。

实训表 1-1　高血压管理随访表

姓名：　　　　　　　　　　　编号：□□□□□□-□□□-□□-□□□□□

<table>
<tr><td colspan="2">随访时间</td><td>年　月　日</td><td>年　月　日</td><td>年　月　日</td></tr>
<tr><td colspan="2">随访方式</td><td>1门诊　2家庭　3电话</td><td>1门诊　2家庭　3电话</td><td>1门诊　2家庭　3电话</td></tr>
<tr><td rowspan="8">症状</td><td>1没有症状</td><td rowspan="8">□□□□□□□□□
其他：</td><td rowspan="8">□□□□□□□□□
其他：</td><td rowspan="8">□□□□□□□□□
其他：</td></tr>
<tr><td>2头痛头晕</td></tr>
<tr><td>3恶心呕吐</td></tr>
<tr><td>4眼花耳鸣</td></tr>
<tr><td>5视物模糊</td></tr>
<tr><td>6感染</td></tr>
<tr><td>7手脚麻木</td></tr>
<tr><td>8下肢水肿</td></tr>
<tr><td rowspan="4">体征</td><td>血压</td><td></td><td></td><td></td></tr>
<tr><td>体重</td><td></td><td></td><td></td></tr>
<tr><td>BMI</td><td></td><td></td><td></td></tr>
<tr><td>足背动脉搏动</td><td></td><td></td><td></td></tr>
<tr><td rowspan="6">生活方式指导</td><td>吸烟</td><td>支/天</td><td>支/天</td><td>支/天</td></tr>
<tr><td>饮酒</td><td>两/天</td><td>两/天</td><td>两/天</td></tr>
<tr><td>运动</td><td>次/周，　分/次</td><td>次/周，　分/次</td><td>次/周，　分/次</td></tr>
<tr><td>主食(g/d)</td><td></td><td></td><td></td></tr>
<tr><td>心理调整</td><td>1良好　2一般　3差</td><td>1良好　2一般　3差</td><td>1良好　2一般　3差</td></tr>
<tr><td>遵医行为</td><td>1良好　2一般　3差</td><td>1良好　2一般　3差</td><td>1良好　2一般　3差</td></tr>
<tr><td rowspan="2">检查</td><td>空腹血糖</td><td></td><td></td><td></td></tr>
<tr><td>糖化血红蛋白</td><td></td><td></td><td></td></tr>
<tr><td rowspan="8">用药情况</td><td>服药依从性</td><td>1规律　2间断　3不服药</td><td>1规律　2间断　3不服药</td><td>1规律　2间断　3不服药</td></tr>
<tr><td>药物名称1</td><td></td><td></td><td></td></tr>
<tr><td>用法1</td><td>次/日　mg(片)/次</td><td>次/日　mg(片)/次</td><td>次/日　mg(片)/次</td></tr>
<tr><td>药物名称2</td><td></td><td></td><td></td></tr>
<tr><td>用法2</td><td>次/日　mg(片)/次</td><td>次/日　mg(片)/次</td><td>次/日　mg(片)/次</td></tr>
<tr><td>胰岛素</td><td></td><td></td><td></td></tr>
<tr><td>用法</td><td>次/日　单位/次</td><td>次/日　单位/次</td><td>次/日　单位/次</td></tr>
<tr><td>低血糖反应</td><td>1无　2轻微　3严重</td><td>1无　2轻微　3严重</td><td>1无　2轻微　3严重</td></tr>
<tr><td rowspan="2">转诊</td><td>科别</td><td></td><td></td><td></td></tr>
<tr><td>原因</td><td></td><td></td><td></td></tr>
<tr><td colspan="2">此次随访分类</td><td>1控制满意　2控制不满意
3不良反应　4并发症</td><td>1控制满意　2控制不满意
3不良反应　4并发症</td><td>1控制满意　2控制不满意
3不良反应　4并发症</td></tr>
<tr><td colspan="2">下次随访时间</td><td></td><td></td><td></td></tr>
<tr><td colspan="2">随访医师签名</td><td></td><td></td><td></td></tr>
</table>

（摘自国家卫生和计划生育委员会健康档案规范，有删减）

实训表 1-2 糖尿病管理随访表

姓名: 编号:□□□□□□-□□□-□□-□□□□□

	随访时间	年 月 日	年 月 日	年 月 日
	随访方式	1门诊 2家庭 3电话	1门诊 2家庭 3电话	1门诊 2家庭 3电话
症状	1无症状	□□□□□□□□□ 其他:	□□□□□□□□□ 其他:	□□□□□□□□□ 其他:
	2多饮			
	3多食			
	4多尿			
	5视物模糊			
	6感染			
	7手脚麻木			
	8下肢水肿			
体征	血压			
	体重			
	BMI			
	足背动脉搏动			
生活方式指导	吸烟	支/天	支/天	支/天
	饮酒	两/天	两/天	两/天
	运动	次/周, 分/次	次/周, 分/次	次/周, 分/次
	主食(g/d)			
	心理调整	1良好 2一般 3差	1良好 2一般 3差	1良好 2一般 3差
	遵医行为	1良好 2一般 3差	1良好 2一般 3差	1良好 2一般 3差
检查	空腹血糖			
	糖化血红蛋白			
用药情况	服药依从性	1规律 2间断 3不服药	1规律 2间断 3不服药	1规律 2间断 3不服药
	药物名称1			
	用法1	次/日 mg(片)/次	次/日 mg(片)/次	次/日 mg(片)/次
	药物名称2			
	用法2	次/日 mg(片)/次	次/日 mg(片)/次	次/日 mg(片)/次
	胰岛素			
	用法	次/日 单位/次	次/日 单位/次	次/日 单位/次
	低血糖反应	1无 2轻微 3严重	1无 2轻微 3严重	1无 2轻微 3严重
转诊	科别			
	原因			
此次随访分类		1控制满意 2控制不满意 3不良反应 4并发症	1控制满意 2控制不满意 3不良反应 4并发症	1控制满意 2控制不满意 3不良反应 4并发症
下次随访时间				
随访医师签名				

(摘自国家卫生和计划生育委员会健康档案规范,有删减)

3）理想体重：主要用于成人，计算方法为身高（cm）–100（身高165cm以下者减105），实测体重在理想体重±10%范围内为正常，10%~20%为消瘦或超重，超过20%为肥胖，低于20%为严重消瘦。

4）体质指数（BMI）：是评价18岁以上成人群体营养状况的常用指标，不仅对反映体型胖瘦程度较为敏感，而且与皮褶厚度、上臂围等营养状况指标的相关性也较高。计算方法为体重（kg）/［身高（m）］^{2}，BMI，18.5为体重过低，18.5~23.9为正常体重，24~27.9为超重，≥28为肥胖。

3. 身高的测量　测量时受检者应脱鞋、帽、外衣。测量尺与地面垂直固定或贴在墙上，受检者背对测量尺，双脚并拢，头、后背、足跟紧贴测量尺。测量人员用一个直角三角板放在受检者的头顶，使直角的两个边一边紧靠量尺，另一边接近受检者的头皮，读取量尺上的读数，每次测量身高最好连续测2次，间隔30秒，取2次平均值。

4. 腰围的测量　腰围是临床上估计患者腹部脂肪过多的最简单和实用的指标，不仅可用于对肥胖者的最初评价，在治疗过程中也是判断减肥效果的良好指标。测量时受检者应穿贴身单衣单裤，直立，双手下垂，双足并拢，保持正常呼吸。在腰部肋下缘与髂骨上缘中点（近似于受检者做侧弯腰时的折线）水平进行测量，使用软尺重复测量两次，取平均值。男性腰围≥85cm、女性≥80cm患肥胖相关疾病的危险性增加。

5. 血压的测量　血压是指血液在血管内流动时对血管壁产生的单位面积侧压，动脉血压分收缩压和舒张压，心脏收缩时产生的压力称收缩压，也称高压；心脏舒张时动脉弹性回缩产生的压力称为舒张压，也称低压。收缩压和舒张压之差称为脉压。具体操作要求如下：

（1）使用血压计前要进行校正，统一使用汞柱式血压计。测量应在安静的房间内，测量前一小时停止较强体力活动，禁止吸烟、喝咖啡，并排空膀胱，至少安静休息5分钟以上。

（2）受检者取坐位，最好坐靠背椅，测量右肱动脉压，充分暴露右上臂，与心脏处于同一水平，若怀疑外周血管病，首次就诊时应测量双臂血压。特殊情况可取卧位，老年人、糖尿病患者及常出现直立性低血压者，应测立位血压，立位血压应在卧位改为站立位2分钟后再测量，无论采取哪种体位，血压计应放在心脏水平。

（3）使用大小合适的袖带，扎绑松紧适宜，距肘窝2cm，将听诊器探头置于肘窝肱动脉处。

（4）测量时快速充气，先加压到脉搏音消失再加压30mmHg，然后将袖带放气，以恒定速率（2~6mmHg/s）缓慢放气，心率较慢时放气速率也慢，收缩压以听到的第一个声音为准，舒张压以所有声音消失为准，如有个别声音持续不消失，则采用变调音。获取舒张压读数后快速放气至零。

（5）至少测量2次，测量之间应将袖带中气体完全排空，右臂上举5秒，休息25秒后再测量，取平均值，如果测量的收缩压或舒张压读数相差>5mmHg，则应隔2分钟后再次测量，取2次或3次读数相近的结果的平均数值。

（二）实训结果

1. 学会填写常用健康信息记录表。

2. 学会体重、身高、腰围及血压测量的方法。

【实训评价】

1. 常用的健康信息记录表有哪些?

2. 如何填写常用健康信息记录表?

3. 如何进行体重、身高、腰围及血压?

(王彩霞)

实训2　健康干预方案设计

【实训目的】

1. 掌握健康干预方案设计的基本步骤。

2. 能为不同个体或群体设计健康干预方案。

【实训准备】

1. 物品　宣传单。

2. 环境　实训室或社区。

【实训学时】

2学时。

【实训方法与结果】

(一) 实训方法

1. 制定健康干预计划

(1) 社区需求评估:了解目标社区人群的生活质量和社会环境,发现健康问题;分析健康问题对目标人群躯体健康、心理健康及社会健康产生的影响,可采用"5D"指标:社区人群死亡率、疾病发病率、社区人群伤残率、社区人群不适和不满意;行为危险因素是导致目标健康问题发生和恶化的行为与生活方式,区分引起健康问题的行为与非行为因素、区分重要行为与不重要行为、区分高可变行为与低可变行为。能够影响行为发生发展的因素很多,将这些因素分为倾向因素、强化因素和促成因素三类。

(2) 确定优先项目:通过健康教育诊断,往往发现社区目标人群的健康需求是多方面、多层次的,健康教育项目只能选择其中一个作为优先项目,通过重要性原则、有效性原则、可行性原则及成本 - 效益原则来确定。

2. 制定健康干预目标　健康教育是以传授知识、建立卫生行为、改善环境为核心内容的教育。在小学中增进儿童的卫生知识,明确健康的价值和意义,提高儿童自我保健、预防疾病的意识。使儿童逐步建立、形成有益健康的行为,自觉选择健康的生活方式,从而促进身心健康,改善生活质量,从而提高健康水平。

(1) 总目标:预防常见病,降低小学生常见病的发病率。

(2) 具体目标:分为教育目标、行为目标和健康目标三类。

1) 教育目标:在项目执行2年后,使项目小学90%的学生对龋齿、贫血、营养不良和肥胖、沙眼、视力低下等常见病的知识知晓率达90%。

2) 行为目标:在项目执行2年后,使项目地区项目小学90%的学生预防龋齿、贫血、营养不良和肥胖、沙眼、视力低下等常见病的行为形成率达85%,能做到每年体检一次。

3) 健康目标:在项目执行2年后,使项目小学龋齿、贫血、营养不良和肥胖、沙眼、视力低下等常见病的发病率下降15%。

3. 制定干预策略与活动

(1) 以课堂教学为主渠道,抓好健康知识的普及。

(2) 通过宣传栏、板报宣传相关健康知识。

(3) 利用校园广播宣传健康小常识。

(4) 通过大型活动向学生宣传健康知识:如

1) 专题讲座:爱护自己的牙齿,预防龋齿。

2) 演讲比赛:明亮的眼睛,灿烂的笑容。

3) 班会:我胖吗?

4) 队会:沙眼,请远离我!

4. 监测与评价　根据制定的具体指标进行监测与评价

(1) 建立参加课间操登记制度,每天上报少先队,每月由健康管理机构进行统计,计算每年参加课间操人群的比例。

(2) 每次参加专题活动要有点名表,健康管理机构每季度进行统计,计算每年专题活动参与率。

(3) 每年体检时,完成健康知识与行为调查问卷,由健康管理机构统计龋齿、贫血、营养不良和肥胖、沙眼、视力低下等常见病发病率、参加运动锻炼的比例和合理膳食的比例。

(二) 实训结果

1. 学会健康干预计划的制定方法。

2. 学习健康干预策略的选择原则。

【实训评价】

1. 为某小学设计预防常见病的健康干预方案。

2. 如何针对不同目标人群选择干预策略?

(王彩霞)

实训 3　吸烟的干预

【实训目的】

1. 掌握烟草对人体产生的危害。

2. 熟悉戒烟意愿调查和戒烟的好处。

3. 学会通过吸烟"5A"干预方法对打算吸烟者进行干预。

【实训准备】

1. 物品　吸烟者信息记录表、烟草相关知识健康宣传手册或海报、禁止吸烟的标志,其他戒烟相关物品。

2. 环境　戒烟干预咨询室。

【实训学时】

2 学时。

【实训方法与结果】

(一) 实训方法

1. 简短戒烟干预介绍。

全世界的烟草危害:《世界卫生组织 2015 年全球烟草流行报告》称,烟草相关疾病是有史以来世界上面临的最大公共卫生威胁之一。每6秒钟约有1人死于一种烟草相关疾病,几乎相当于一年600万人,其中有500多万人缘于直接使用烟草,有60多万人属于接触二手烟雾的非吸烟者。据预测,到2030年时每年的死亡人数将升至800万人以上。

中国的烟草危害:我国是世界上最大的烟草生产国和消费国,也是受烟草危害最严重的国家之一。2014年国家卫生和计划生育委发布全国吸烟人数超过3亿,15岁以上的人群吸烟率为28.1%,7.4亿非吸烟人群遭受二手烟的危害,烟草消费带来了沉重的疾病负担。每年死于吸烟相关疾病的人数达到136.6万,约10万人死于二手烟的"暴露"导致的相关疾病。

2. 戒烟意愿调查 并非每一个吸烟者都想戒烟,戒烟意愿改变模型是用于判断吸烟者是否准备戒烟,以及吸烟者处于戒烟行为改变哪一阶段的简易模型(实训表3-1)。

实训表3-1 戒烟意愿改变模型

阶段	戒烟意愿
尚未准备戒烟期	在未来六个月内尚未打算戒烟
戒烟思考期	打算在未来六个月内戒烟
戒烟准备期	打算在未来一个月内戒烟
戒烟行动期	已经戒烟,但时间少于六个月
戒烟维持期	保持戒严状态六个月以上
复吸期	戒烟一段时间后重新规律吸烟

3. 对于愿意戒烟的吸烟者干预 采用5A法进行治疗,即:询问(ask)、建议(advice)、评估(assess)、帮助(assist)和安排随访(arrange)。

(1) 询问:在每次见面时都询问吸烟者的烟草使用情况。主要目的是了解吸烟者的吸烟年限、烟草使用量、是否尝试过戒烟、尝试戒烟的次数、最长戒烟维持时间、曾经采用的戒烟方法,以及复吸的原因等(实训图3-1)。无论吸烟者以往采取过何种戒烟尝试,都应该对他们做出的尝试给予鼓励。

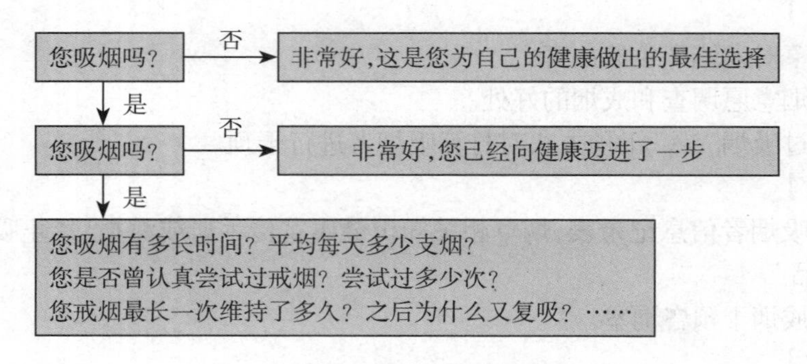

实训图3-1 询问步骤推荐

(2) 建议:以清晰、强烈且个性化的方式建议吸烟者戒烟。从吸烟者的身体健康状况等实际情况出发,并根据吸烟者的戒烟意愿或动机的不同给予清晰、强烈且有针对性的戒烟建议(实训图3-2)。

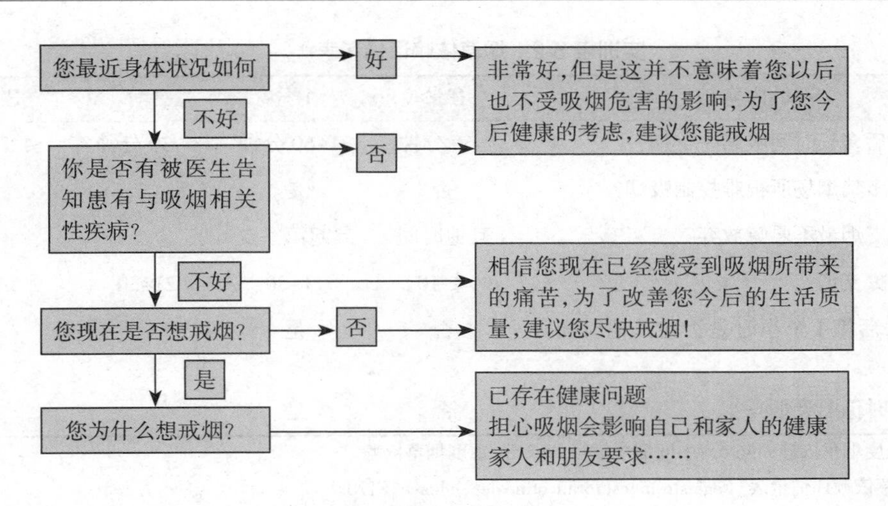

实训图 3-2　建议步骤推荐

吸烟者在戒烟后其体内器官会发生一系列有益的变化，其变化大致表现如下：

20 分钟内：血压降到标准水平；脉搏降到标准速度；手、脚的温度升到标准体温。

8 小时内：血液中一氧化碳的含量降低到正常水平；血液中氧的含量增至正常水平。

24 小时内：心肌梗死危险性降低。

48 小时内：神经末梢的功能逐渐开始恢复；嗅觉和味觉对外界物质敏感性增强。

72 小时内：支气管不再痉挛，呼吸大为舒畅，肺活量增加。

2 周至 1 个月：血液循环稳定；走路稳而轻；肺功能改善 30%。

1~9 个月：咳嗽、鼻窦充血、疲劳、气短等症状减轻；气管和支气管的黏膜上出现新的纤毛，处理黏液的功能增强；痰减少，肺部较干净，感染机会减少；身体的能量储备提高；体重可增加 2~3kg。

1 年内：冠状动脉硬化危险减至吸烟者的一半。

5 年内：比一般吸烟者（每天一包）的肺癌死亡率下降，即由 1.37% 降至 0.72%，或近于不吸烟者的死亡率；口腔、呼吸道、食管癌发生率降到吸烟者发病率的一半；心肌梗死的发病率几乎降低到非吸烟者的水平上。

10 年内：癌前细胞被健康的细胞代替，肺癌的发生率降至非吸烟者的水平；口腔、呼吸道、食管、膀胱、肾脏、胰腺的癌症发病率明显下降。

15 年内：冠状动脉硬化的危险与不吸烟者相同。

(3) 评估：评估吸烟者的戒烟意愿和烟草依赖程度。确定吸烟者的戒烟意愿，并根据需要来评估吸烟者的尼古丁依赖程度以及吸烟者相信自己能够成功控制烟瘾的信念（实训图 3-3）。对于烟草依赖患者，可以评估其严重程度（实训表 3-2）。

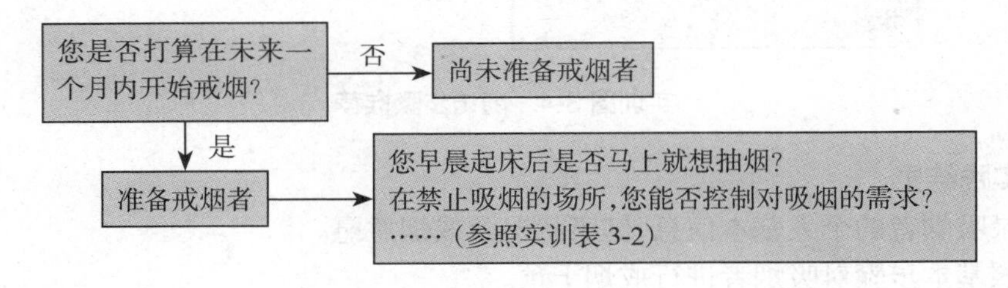

实训图 3-3　评估步骤推荐

实训表 3-2　烟草依赖评估量表 *

评估内容	0 分	1 分	2 分	3 分
您早晨醒来后多长时间吸第一支烟?	>60 分钟	31~60 分钟	6~30 分钟	≤ 5 分钟
您是否在许多禁烟场所很难控制吸烟?	否	是		
您认为哪一支烟最不愿意放弃	其他时间	晨起第一支		
您每天吸多少支烟?	≤ 10	11~20	21~30	>30
您早晨醒来后第 1 个小时是否比其他时间吸烟多?	否	是		
您患病在床时仍旧吸烟吗?	否	是		

0~3 分:轻度烟草依赖;4~6 分:中度烟草依赖;≥7 分:重度烟草依赖

* 法氏烟草依赖评估量表(Fagerström test for nicotine dependence,FTND)

(4) 帮助:在戒烟过程中对吸烟者予以行为支持和帮助。对准备戒烟者,与戒烟者共同讨论一份适合他们的戒烟计划、提供相应的戒烟材料并建议到戒烟门诊进行治疗;对于尚未准备戒烟者,主要提供自助材料,根据“5R”建议模型对吸烟者进行动机干预,并鼓励吸烟者今后考虑戒烟。

(5) 随访:在开始戒烟后,进行定期随访。随访的目的是了解吸烟者在采取戒烟行动后是否仍在吸烟。吸烟者开始戒烟后,应安排随访至少 6 个月,近期的随访应频繁,安排在戒烟日之后的第一个星期、第二个星期和第一个月内,总共随访次数不少于 6 次。对于戒烟维持者,祝贺他们并鼓励他们继续坚持;对于复吸者,对他们的戒烟尝试给予肯定、鼓励他们重新开始戒烟,并对戒烟过程中出现的戒断症状予以指导和帮助,以防复吸(实训图 3-4)

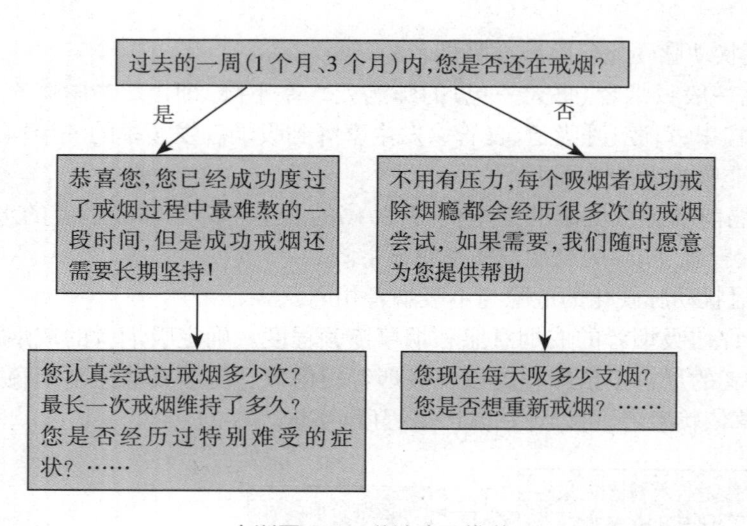

实训图 3-4　随访步骤推荐

(二) 实践结果

1. 记录吸烟者的个人基本信息、健康状况及戒烟意愿。
2. 按照基本步骤对吸烟者进行戒烟干预。

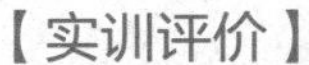

1. 回顾你身边的吸烟者，判断他们当中是否有准备戒烟者，你决定采取什么方式帮助他们戒烟?

2. 男性，36岁，吸烟20年，每天吸烟1包半，一般在工作闲暇的时候吸烟，尝试过戒烟2个月，戒断症状严重。但因为身边经常有朋友给其递烟，复吸。身体状况良好，家人也要求其戒烟，自己觉戒烟太难，未开始，半年内打算戒烟，最近来咨询。请你模拟对其开展戒烟干预。

（陈　方）

实训4　原发性高血压的健康干预

【实训目的】

1. 掌握对原发性高血压患者的健康教育、健康促进与健康管理的基础知识。

2. 掌握普通人群及高危人群高血压的教育、健康促进与健康干预的基本技能。

3. 基本掌握针对高血压患者的健康咨询，健康干预及疾病管理的基础知识与技能。

【实训准备】

1. 物品　原发性高血压的案例、血压计、笔、记录纸及相关表格和档案。

2. 环境　学校体检室、健康咨询室、社区卫生服务中心、门诊、医院等。

【实训学时】

2学时。

【实训方法与结果】

(一) 实训方法(包括内容与步骤)

1. 参考案例　患者，张某，在一次常规体检测得血压为180/95mmHg，而且头晕、头痛等不适感比较明显，遂来医院就诊，医务人员采集案例如下：

主诉：男性，52岁，间断性头晕、头痛、全身乏力，视物模糊2年，加重3天。

现病史：患者6年前体检测血压增高，自述170/90mmHg，因无临床不适症状，没引起重视，也没有进一步的诊治。3年前患者无明显诱因出现间断性头昏、头痛，不伴恶心、呕吐、耳鸣；激动或劳累后症状明显加重，休息后可缓解，在当地诊所检查发现血压160/100mmHg，间断服用中药治疗，血压波动较大，最高达180/100mmHg。3天前，患者再次出现头昏、头痛不适，休息后缓解不明显。自发病以来精神、食欲、睡眠可，易疲劳，大小便正常。既往史、个人史：平素健康状况良好，无冠心病、糖尿病病史。长期从事财会工作，经济状况良好。吸烟28年，每天2/3~1包；有时饮酒，以啤酒、白酒为主，量不定，偶尔白酒超过2斤；平时工作比较紧张；喜静不喜动；胃口好，饮食嗜好咸、辣，偏好油腻饮食；睡眠尚可，家人反映有睡觉打鼾情况。未到过疫区。

家族史：母亲身体健康。父亲曾患“高血压”15年，2年前因高血压致脑出血去世。否认其他家族遗传病史。

检查结果显示：体温：36.7℃(正常)，心率：80次/分(正常)，呼吸：18次/分(正常)，血压：182/110mmHg。身高1.70m，体重：86kg，腰围86cm。脂肪肝。血脂未查，空腹血糖正常；余无异常。

2. 对患者的健康管理过程

(1) 收集资料,筛选病人。应用个人健康档案、健康检查记录、慢性病病人门诊随访记录、高血压规范管理随访表格。主要目标为:评估是否为易患个体;确定是否为原发性高血压;排除继发性高血压。主要方法和步骤是:

1) 首次访视:应充分了解患者病情,倾听患者的诉说,拉近和患者的关系,以提高患者依存性。

2) 初步诊断:根据该患者主诉、病史,初步诊断:原发性高血压?脂肪肝,中心性肥胖(该患者计算 BMI $\geqslant 28kg/m^2$,腰围≥85cm)。要详细、耐心地告诉患者高血压诊断依据)。

3) 健康教育:①无症状的高血压需干预:因为没有症状,此类患者往往忽略高血压的干预治疗;告知患者我国高血压"三高"和"三低"的特点;高血压是最常见的心血管病,同时又是引起脑卒中、冠心病等的重要危险因素;血压增高所致的并发症是影响高血压人群预后的主要原因,因此血压增高的患者无论有无症状,都需要干预。②高血压的危害:高血压早期无明显病理改变,长期的高血压可引起全身小动脉病变,及中、大动脉动脉粥样硬化的形成。③高血压的危险因素:有很多,以不健康的生活方式为主。案例中患者有性别、遗传,不可干预的危险因素,也有吸烟、过量饮酒、不合理饮食、不爱运动、肥胖,可干预的危险因素。④高血压的治疗目标和预后:高血压患者一经确诊,往往需要终身坚持治疗,患者应该在改变不良生活方式等非药物治疗的基础上,使用安全、有效的降压药物,使血压达到治疗目标,同时尽可能控制其他的可干预的危险因素。高血压的治疗目标是:降低血压,防止或减少心、脑、肾并发症,降低病死率和致残率。预后:如果患者血压水平可以达到控疗目标并保持稳定,则患者可以有质量的生活很多年。本例患者血压控制不理想。

经健康教育后,患者对高血压相关知识与个人病情表示理解,完全遵从健康管理专业人员的医嘱与要求进行相关检查与治疗。

(2) 患者血压水平分级。根据病人血压水平(参见表 7-1)分级。

(3) 完善相关检查、资料,以评估心血管疾病的危险因素和是否存在靶器官损害及其他并发症。

完善检查:建议患者到心血管专科门诊,完善血脂、血糖、血尿酸、肾功能、心电图、心脏彩超、动态血压等检查;完善肾动脉彩超、甲状腺功能、肾上腺彩超等检查,排除继发性高血压。检查结果:空腹血清胆固醇(TC):6.8mmol/L,甘油三酯:3.4mmol/L;其余均正常。

则该患者为原发性高血压。有吸烟、肥胖、遗传、血脂异常≥3 个心脑血管的危险因素。

(4) 确定高血压心血管危险分层(参见表 7-4)。

(5) 制订个体管理方案,定期随访。根据以上信息,健康管理专业人员制订健康干预计划,制订适合患者的具体方案,定期随访,以便指导患者有效的实施健康管理的方案并及时监测病情和调整方案。原发性高血压健康干预具体措施如下:

1) 非药物治疗(主要是生活方式干预)①限盐、限钠。②控制体重:减重的速度通常以每周减重 0.5~1kg 为宜。③戒烟。④限酒。⑤增加体育锻炼。⑥学会放松,必要时寻求专业心理辅导或治疗。

2) 药物等规范化治疗:该患者为确诊的 3 级高血压患者,需考虑规范的药物治疗。患者为很高危险组,表明 10 年内患者发生心脑血管意外概率 30% 以上,需要 24 小时专人看护,以预防意外的发生,同时积极治疗血脂异常等伴随疾病。

3）监测血压：家庭血压监测需要选择合适的血压测量仪器，并进行血压测量知识与技能培训（知识链接：血压的测量）。

家庭血压适用于自我血压监测、辅助降压疗效评价。最好能够详细记录每次测量血压的日期、时间以及血压读数（包括脉搏）。如精神高度焦虑，不建议自测血压。家庭测血压注意事项：①测量前：静坐休息5分钟以上，半小时内禁烟、禁咖啡、排空膀胱。②至少测量2次，间隔1~2分钟，如2次测量结果相差5mmHg以上，应再次测量。③测量时应充分裸露上臂。④建议患者每天早晨和晚上测量血压，每次测2~3遍，取平均值；血压控制平稳者，可每周1天测量血压。

4）复诊：患者2周后复诊。诉专科检查后排除继发性高血压，现已服用钙离子拮抗药、β受体阻滞药两种降压药，自测血压在130~140/80~90mmHg，已按要求低盐饮食、限酒、加强锻炼等，吸烟减为半包/日，体重为85kg。实验室检查：糖耐量试验餐后2小时血糖8.4mmol/L，其余无特殊。根据患者血压控制及相关检查情况，建议患者：①在上次建议生活方式基础上，建议患者低脂饮食，减少饱和脂肪酸和胆固醇的摄入（煎炸类食品、奶油糕点等），增加新鲜蔬菜。同时限制碳水化合物摄入量，尽量不吃甜食。建议患者完全戒烟并适当增加运动量。②嘱患者规律监测血压并记录，规律服用降压药，定期门诊，根据血压情况调整降压药物使用。嘱家属或监护人员对患者做好看护。

5）定期随访：对很高危患者至少一个月随访一次，以便及时发现高血压危象，了解血压控制水平。强调按时服药，密切注意患者的病情发展和药物治疗可能出现的不良反应，发现异常情况，及时向患者提出靶器官受损的预警与评价，督促患者到医院进一步诊治。

(6)效果评价：效果评价：根据个体情况，一般每半年到一年做一次。主要是进行眼底和实验室检查复查以及定期的生活质量评价、危险因素评价。效果评价常用的方法有：①据血压控制情况进行评价，分为优、良和差。②根据危险分层标准进行重新评价。③根据重新评价的级别出具个体管理方案。

（二）实训结果

1. 病理结果

(1) 诊断：原发性高血压3级，很高危，脂肪肝，中心性肥胖，血脂异常。

(2) 健康干预措施为：非药物治疗（主要是生活方式干预）；药物等规范化治疗；患者家庭血压监测；复诊；定期随访；效果评价。

2. 通过以上有效措施，可使患者控制血压和体重达到理想水平。

【实训评价】

1. 原发性高血压健康干预的最终目标是什么？

2. 为降低心脑血管意外发生的风险，在控制血压水平的同时，还应考虑哪些因素？

（杨苗苗）

实训5　中医理疗术

【实训目的】

1. 掌握艾灸的操作方法。

2. 掌握拔火罐的操作方法。

【实训准备】

1. 物品　粗细艾绒、生姜、艾条、线香、各种规格的玻璃罐、95% 酒精棉球、酒精灯、镊子。

2. 环境　中医实训室。

【实训学时】

2 学时。

【实训方法与结果】

(一) 实训方法

1. 艾灸法

(1) 制作艾炷:将适量艾绒放在手掌,用拇、示、中三指边捏边旋转,形成大小不同的圆锥形艾炷,要紧实不松散,大艾炷如蚕豆大,中艾炷如黄豆大,小艾炷如麦粒大。

(2) 非化脓灸:在施灸部位涂润滑剂,放上小艾炷点燃,当感觉灼烫时用镊子将艾炷夹去,不能烧到皮肤,连续灸 3~5 壮。

(3) 悬灸:常用的有三种:

1) 温和灸:将点燃的艾条对准施灸部位,距皮肤 2~3cm 进行熏灸,使局部有温热感,每穴灸 3~5 分钟,皮肤出现红晕为度。

2) 雀啄灸:将点燃的艾条在施灸部位一上一下连续移动,像鸟啄食一样。

3) 回旋灸:在施灸部位将艾条均匀地向左右方向移动或旋转施灸。

(4) 隔姜灸:将新鲜生姜切成 0.3cm 厚的薄片,中间以针刺孔,放在施术部位,将艾炷放上施灸,要是病人感到灼痛,可将姜片轻轻上提,片刻后再施灸,直到皮肤潮红为止。

2. 拔火罐疗法

(1) 闪罐:用镊子夹 95% 的酒精棉球,点燃后在罐中绕 1~2 圈或做短暂停留后取出,迅速将火罐扣在施术部位上。若罐子吸附后,立即起罐,再拔再起,重复至皮肤潮红。

(2) 走罐:选用口径较大的玻璃罐,先在罐口涂润滑剂,将罐拔住后,用手握住罐底,后半边着力,前半边略提起,慢慢向前推动,在皮肤表面上下或左右来回推拉,反复移动数次,直至皮肤潮红。

(3) 留罐:罐子吸附后,在局部留置 10~20 分钟称为留罐,以患者皮肤反应潮红为度。

(二) 实训结果

1. 学会艾灸操作方法,填写实训表 5-1。

实训表 5-1　艾灸操作实训结果

施灸穴位	灸法名称	艾炷大小、壮数(或时间)	灸感

2. 学会拔火罐的操作方法,填写实训表 5-2。

实训表 5-2　拔火罐实训结果

拔罐部位	拔罐方法	吸力大小	留罐时间	皮肤变化

【实训评价】

1. 如何进行艾灸的操作?
2. 如何进行拔火罐操作?

(王彩霞)

参 考 文 献

1. 王陇德 . 健康管理师基础知识 . 北京:人民卫生出版社,2013.
2. 王培玉 . 健康管理学 . 北京:人民卫生出版社,2012.
3. 郭清 . 健康管理学概论 . 北京:人民卫生出版社,2011.
4. 章文春 . 中医学 . 北京:人民军医出版社,2013.
5. 王琦 . 中医临床病证护理学 . 北京:人民卫生出版社,2007.
6. 李立明 . 流行病学 . 第 6 版 . 北京:人民卫生出版社,2007.
7. 傅华 . 预防医学 . 第 5 版 . 北京:人民卫生出版社,2008.
8. 王培玉 . 健康管理学 . 第 2 版 . 北京:北京大学医学出版社,2014.
9. 陈君石,黄建始 . 健康管理师 . 第 7 版 . 北京:中国协和医科大学出版社,2009.
10. 张开金,夏俊杰 . 健康管理理论与实践 . 第 2 版 . 南京:东南大学出版社,2013.
11. 孙振球 . 医学统计学 . 第 3 版 . 北京:人民卫生出版社,2012.
12. 李晓淳 . 健康管理 . 北京:人民卫生出版社,2012.
13. 王琦 .2008 中医体质学 . 北京:人民卫生出版社,2009.
14. 陈君石,黄建始 . 健康管理师 . 第 7 版 . 北京:中国协和医科大学出版社,2009.
15. 张先庚 . 社区护理学 . 第 2 版 . 北京:人民卫生出版社,2013.
16. 李春玉 . 社区护理学 . 第 3 版 . 北京:人民卫生出版社,2014.
17. 沈健,冯磊 . 社区护理学 . 北京:人民卫生出版社,2012.
18. 杜雪平,王永利 . 实用社区护理 . 北京:人民卫生出版社,2013.
19. 张开金,夏俊杰 . 健康管理理论与时间 . 第 2 版 . 南京:东南大学出版社,2013.
20. 葛均波,徐永健 . 内科学 . 第 8 版 . 北京:人民卫生出版社,2013.
21. 中华人民共和国卫生部疾病控制司 . 中国成人超重和肥胖症预防控制指南 . 北京:人民卫生出版社,2013.
22. 中华人民共和国卫生部疾病控制司 . 中国学龄儿童少年超重和肥胖预防与控制指南 . 北京:人民卫生出版社,2008.
23. 李可基,纪颖,王培玉 . 健康管理实践中体力活动的测量和干预 . 中华健康管理学杂志,2009,3(5):308-312.
24. 王炳元 . 酒精依赖症的预后和预防 . 中国实用乡村医生杂志,2010,17(2):16-19.

目标测试参考答案

第一章

1. A　2. E　3. B

第二章

1. C　2. B　3. C　4. D　5. E　6. B　7. C

第三章

1. C　2. A　3. E　4. A、C　5. B　6. D

第四章

1. B　2. E　3. C

第五章

1. A　2. B　3. D　4. D　5. C　6. B　7. C　8. A　9. B　10. C
11. E　12. A　13. B

第六章

1. C　2. B　3. C　4. D　5. E　6. A

第七章

1. B　2. A　3. A　4. C　5. A　6. C　7. B　8. D　9. E　10. B
11. D　12. C　13. E　14. C　15. D

第八章

1. C　2. B　3. D　4. A　5. A　6. A

第九章

1. A　2. E　3. D　4. C　5. B

第十章

1. B　2. C　3. B　4. A　5. C　6. E

第十一章

1. A　2. C　3. C　4. C　5. A　6. B　7. A　8. D　9. C　10. D

《健康管理》教学大纲

一、课程性质

《健康管理》是中等卫生职业教育营养与保健专业一门重要的专业核心课程。本课程主要内容包括健康管理概述、流行病学和统计学基础、健康监测、健康风险评估和分析、健康干预、健康危险因素干预、健康管理的应用、中医学与健康管理、健康管理服务与健康产品、医学伦理学与健康管理职业道德及健康管理相关法律、法规知识。本课程的主要任务是使学生树立健康管理理念,掌握健康管理的基本步骤,能运用健康管理理论对群体和个体提供健康健康、健康风险评估及健康干预,提高人口健康素质。

二、课程目标

通过本课程的学习,学生能够达到下列要求:

(一)职业素养目标

1. 具有良好的职业素养,能将健康监测、健康风险评估及健康干预作为自己的职业责任;
2. 具有良好的人际沟通能力,能与社区居民、患者及家属进行有效沟通,与相关医务人员进行专业交流;
3. 具有良好的职业道德,重视医学伦理,自觉尊重患者人格,保护患者隐私;
4. 具有良好的法律意识,自觉遵守医疗、食品卫生相关法律法规。

(二)职业知识和技能目标

1. 具有健康管理基础知识,能进行群体或个人的健康管理工作;
2. 具备社区人群或个体健康监测及对健康档案管理的能力;
3. 具备健康风险评估、健康干预及健康评价的能力;
4. 具备常见慢性病及重点人群的健康管理能力。

三、学时安排

教学内容	学时		
	理论	实践	合计
一、健康管理概述	4	0	4
二、流行病学和统计学基础	10	0	10
三、健康监测	4	2	6
四、健康风险评估和分析	4	0	4
五、健康干预	6	2	8

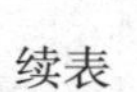

续表

教学内容	学时		
	理论	实践	合计
六、健康危险因素干预	6	2	8
七、健康管理的应用	12	2	14
八、中医学与健康管理	8	2	10
九、健康管理服务与健康产品	6	0	6
十、医学伦理学与健康管理职业道德	6	0	6
十一、健康管理相关法律、法规知识	2	0	2
机动	2	0	2
合计	70	10	80

四、主要教学内容和要求

单元	教学内容	教学目标		教学活动参考	参考学时	
		知识目标	技能目标		理论	实践
一、健康管理概述	(一) 概述 1. 健康管理的定义和特点 2. 健康与亚健康 3. 健康管理的科学基础	熟悉		理论讲授	4	0
	(二) 健康管理的兴起与发展 1. 健康管理的兴起 2. 健康管理在我国的发展 3. 健康管理的应用前景	了解		理论讲授		
	(三) 健康管理的基本步骤 1. 健康监测 2. 健康风险评估和分析 3. 健康指导	掌握		案例教学		
	(四) 健康管理的服务流程 1. 健康体检 2. 健康评估 3. 健康管理咨询 4. 健康管理后续服务 5. 专项健康管理服务	掌握		案例教学		
	(五) 健康管理的基本策略 1. 生活方式管理 2. 需求管理 3. 疾病管理 4. 灾难性病伤管理 5. 残疾管理 6. 综合的人群健康管理	掌握		理论讲授		

续表

单元	教学内容	教学目标		教学活动参考	参考学时	
		知识目标	技能目标		理论	实践
二、流行病学和统计学基础	（一）医学统计学基础知识 1. 统计学方法概述 2. 数值变量资料的统计描述 3. 分类变量资料的统计描述 4. 数值变量资料的统计推断 5. 分类变量资料的统计推断 6. 常用统计表和统计图	熟悉		案例教学	10	0
	（二）流行病学基础知识 1. 流行病学的基本概念与任务 2. 流行病学基本研究方法及用途 3. 常用指标 4. 现况调查 5. 案例对照研究 6. 队列研究 7. 筛检试验	熟悉		案例教学		
三、健康监测	（一）概述 1. 健康信息 2. 数据	了解		理论讲授	4	2
	（二）健康信息的收集与管理 1. 信息来源与收集方法 2. 信息录入与更新	熟悉		情境教学		
	（三）健康档案的建立与管理 1. 建立健康档案的意义 2. 建立健康档案的基本要求 3. 建立健康档案的方法 4. 健康档案管理的基本原则	掌握		项目教学		
	实训1:健康信息收集		能进行健康信息收集	技能实践		
四、健康风险评估和分析	（一）概述 1. 健康风险评估的定义 2. 健康风险评估的种类 3. 健康风险评估的主要作用	了解		理论讲授	4	0
	（二）健康风险评估的技术与方法 1. 问卷 2. 风险的计算 3. 评估报告	熟悉		项目教学		
	（三）健康风险分析 1. 健康风险的表示方法 2. 健康风险评估工具的选择与使用 3. 健康风险评估报告的内容与解释	掌握		PBL 教学		

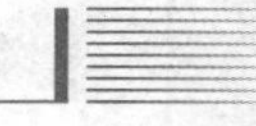

续表

<table>
<tr><th rowspan="2">单元</th><th rowspan="2">教学内容</th><th colspan="2">教学目标</th><th rowspan="2">教学活动参考</th><th colspan="2">参考学时</th></tr>
<tr><th>知识目标</th><th>技能目标</th><th>理论</th><th>实践</th></tr>
<tr><td rowspan="4">五、健康干预</td><td>(一) 健康干预计划的设计
1. 健康干预计划的设计概述
2. 制定健康干预计划设计的基本步骤
3. 计划设计在健康管理中的应用</td><td>掌握</td><td></td><td>案例教学</td><td rowspan="4">6</td><td rowspan="4">2</td></tr>
<tr><td>(二) 健康干预计划的实施
1. 制定实施的工作时间表
2. 健康干预实施的质量控制
3. 组织机构建设
4. 实施人员培训
5. 设施设备与材料</td><td>掌握</td><td></td><td>项目教学</td></tr>
<tr><td>(三) 健康干预效果的评价
1. 评价的种类和内容
2. 评价设计方案
3. 影响评价结果的因素</td><td>掌握</td><td></td><td>启发教学</td></tr>
<tr><td>实训 2:健康干预方案设计</td><td></td><td>能设计健康干预方案</td><td>技能实践</td></tr>
<tr><td rowspan="6">六、健康危险因素干预</td><td>(一) 健康危险因素
1. 行为生活方式因素
2. 环境因素
3. 生物学因素
4. 卫生服务因素</td><td>熟悉</td><td></td><td>讨论教学</td><td rowspan="6">6</td><td rowspan="6">0</td></tr>
<tr><td>(二) 行为生活方式干预
1. 烟草使用的干预
2. 酗酒的干预</td><td>掌握</td><td></td><td>角色扮演</td></tr>
<tr><td>(三) 膳食干预
1. 平衡膳食
2. 保健食品
3. 食品安全</td><td>掌握</td><td></td><td>案例教学</td></tr>
<tr><td>(四) 心理干预
1. 心理健康
2. 心理咨询
3. 常见心理问题</td><td>掌握</td><td></td><td>情境教学</td></tr>
<tr><td>(五) 身体活动
1. 身体活动与身体活动水平
2. 身体活动与健康
3. 身体活动干预</td><td>掌握</td><td></td><td>项目教学</td></tr>
<tr><td>实训 3:吸烟的干预方案</td><td></td><td>会进行吸烟的干预</td><td>案例分析</td></tr>
</table>

续表

<table>
<tr><th rowspan="2">单元</th><th rowspan="2">教学内容</th><th colspan="2">教学目标</th><th rowspan="2">教学活动参考</th><th colspan="2">参考学时</th></tr>
<tr><th>知识目标</th><th>技能目标</th><th>理论</th><th>实践</th></tr>
<tr><td rowspan="3">七、健康管理的应用</td><td>(一) 常见慢性病的健康管理
1. 恶性肿瘤健康管理
2. 原发性高血压健康管理
3. 糖尿病健康管理
4. 冠心病健康管理
5. 脑卒中健康管理
6. 慢性阻塞性肺疾病健康管理
7. 肥胖症健康管理</td><td>掌握</td><td></td><td>案例教学</td><td rowspan="3">12</td><td rowspan="3">2</td></tr>
<tr><td>(二) 重点人群的健康管理
1. 老年人群健康管理
2. 儿童、青少年人群健康管理
3. 妇女人群健康管理</td><td>熟悉</td><td></td><td>案例教学</td></tr>
<tr><td>实训 4:原发性高血压的健康干预</td><td></td><td>能对原发性高血压人群进行健康管理</td><td>案例分析</td></tr>
<tr><td rowspan="4">八、中医学与健康管理</td><td>(一) 中医学概述
1. 中医基础理论
2. 中医诊疗方法</td><td>了解</td><td></td><td>理论讲授</td><td rowspan="4">8</td><td rowspan="4">2</td></tr>
<tr><td>(二) 中医养生学
1. 概述
2. 中医养生学的基本理论
3. 中医养生学的基本原则
4. 常用中医养生学方法</td><td>熟悉</td><td></td><td>PBL 教学</td></tr>
<tr><td>(三) 中医体质辨识
1. 概述
2. 基本中医体质类型及特征
3. 基本中医体质类型调护</td><td>熟悉</td><td></td><td>PBL 教学</td></tr>
<tr><td>实训 5:中医理疗术</td><td></td><td>会艾灸、拔火罐疗法</td><td>临床见习</td></tr>
<tr><td rowspan="3">九、健康管理服务与健康产品</td><td>(一) 概述
1. 健康管理服务概念
2. 健康管理服务特性
3. 健康管理的行业体质</td><td>了解</td><td></td><td>理论讲授</td><td rowspan="3">6</td><td rowspan="3">0</td></tr>
<tr><td>(二) 健康相关产品及健康管理相关产品
1. 健康相关产品
2. 健康管理相关产品</td><td>熟悉</td><td></td><td>案例教学</td></tr>
<tr><td>(三) 健康管理消费行为
1. 健康管理需求特征
2. 健康管理消费行为特征</td><td>熟悉</td><td></td><td>情境教学</td></tr>
</table>

续表

单元	教学内容	教学目标		教学活动参考	参考学时	
		知识目标	技能目标		理论	实践
九、健康管理服务与健康产品	3. 健康管理消费者的购买决策过程 (四)健康管理服务营销 1. 健康管理服务营销过程 2. 健康管理服务营销策略	熟悉		案例教学		
	(五)健康管理服务实例 1. 项目背景 2. 项目实施 3. 项目效果	了解		情境教学		
十、医学伦理学与健康管理职业道德	(一)医学伦理与健康管理伦理概述 1. 医学伦理与健康管理伦理的定义 2. 医学伦理的健康管理伦理的基本原则	熟悉		案例教学	6	0
	(二)健康管理的规范及权利、义务 1. 健康管理的伦理规范 2. 健康管理中的相关权利和义务	了解		案例教学		
	(三)健康管理职业道德 1. 职业道德基本知识 2. 健康管理基本职业守则	熟悉		讨论教学		
十一、健康管理相关法律、法规知识	(一)《中华人民共和国劳动合同法》相关知识 1.《中华人民共和国劳动合同法》的立法宗旨 2.《中华人民共和国劳动合同法》的适用范围 3. 劳动合同的订立 4. 劳动合同的履行和变更 5. 劳动合同的解除和终止 6. 劳动合同的监督和检查	熟悉		案例教学	2	0
	(二)《中华人民共和国消费者权益保护法》相关知识 1.《中华人民共和国消费者权益保护法》的立法宗旨 2.《中华人民共和国消费者权益保护法》的适用范围 3. 消费者的权利 4. 经营者的义务 5. 争议的解决	熟悉		案例教学		

五、说明

(一)见习安排

本课程标准主要供中等卫生职业教育营养与保健专业教学使用,第4学期开设,总学时为 80 学时,其中理论教学 68 学时,实践教学 10 学时,机动 2 学时。学分为 5 学分。

（二）教学要求

1. 本课程对知识部分教学目标分为掌握、熟悉、了解三个层次。掌握:指对基本知识、基本理论、有较深刻的认识,并能综合、灵活地运用所学的知识解决实际问题。熟悉:指能够领会概念、原理的基本含义,解释现象。了解:指对基本知识、基本理论能有一定的认识,能够记忆所学的知识要点。

2. 本课程重点突出以岗位胜任力为导向的教学理念,在技能目标分为能和会两个层次。能:指能独立、规范地解决实践技能问题,完成实践技能操作。会:指在教师的指导下能初步实施实践技能操作。

（三）教学建议

1. 本课程依据营养与保健岗位的工作任务、职业能力要求,强化理论实践一体化,突出“做中学、学中做”的职业教育特色,根据培养目标、教学内容和学生的学习特点以及执业资格考试要求,提倡项目教学、案例教学、任务教学、角色扮演、情境教学等方法,利用校内外实训基地,将学生的自主学习、合作学习和教师引导教学等教学组织形式有机结合。

2. 教学过程中,可通过测验、观察记录、技能考核和理论考试等多种形式对学生的职业素养、专业知识和技能进行综合考评。应体现评价主体的多元化,评价过程的多元化,评价方式的多元化。评价内容不仅关注学生对知识的理解和技能的掌握,更要关注知识在临床实践中运用与解决实际问题的能力水平,重视职业素质的形成。

28杉